B. Schmailzl

Der lange Atem

Dieses Buch widme ich in größter Liebe und Dankbarkeit
meinen wunderbaren Töchtern
Lisa Marlene Schmailzl
und
Sophia Valentina Schmailzl
Ebenso dient es der ewigen Erinnerung an
Dr. med. Manfred Schmailzl
Gerwald Wirnhier
und
Icoon Savage Run

Brigitte Schmailzl

Der lange Atem

Sport-Atemphysiotherapie für Profis und Amateure

1. Auflage

Mit Beiträgen von: Dr. rer. nat. Silvia Achtzehn, Köln (Kap. 7.6); Andreas Birnbacher, Schleching (unter Vorbemerkungen); Roman Böttcher, Kirchzarten (in Kap. 4.1.1); Elena Czeschner, München (in Kap. 5.5.4); Prof. Dr. med. Everhard van de Flierdt, München (Kap. 1.3, Kap. 7.5); Dr. rer. nat. Jens Freese, Köln (Kap. 7.6); Francesco Friedrich, Pirna (unter Vorbemerkungen); Ulrike Gräßler, Eilenburg (in Kap. 2.3.8); Michael Greis, München (in Kap. 3.3.1); Anne Herr, Reutlingen (in Kap. 2.1.2, in Kap. 4.1.2); Dr. med. Dieter Hoffmann, München (Kap. 4.6); Karolin Horchler, Ruhpolding (in Kap. 2.1.9); Kaillie Humphries, San Diego, Ca./USA (unter Vorbemerkungen); Barbara Kaiser, München (Kap. 7.4); Sebastian Kienle, Mühlacker (in Kap. 2.1.4); Prof. Dr. phil. Franziska Lautenbach, Berlin (Kap. 7.6); Christoph Langen, Berchtesgaden (unter Vorbemerkungen); Michael Lederle, München (Kap. 7.2); Dr. med. Kathrin Leibig, Ebersberg (Kap. 5.1, Kap. 5.3, Kap. 5.4); Prof. Dr. med. Martin G. Mack, München (Kap. 2.1.2); Heike Priess, Rostock (in Kap. 3.3.3); Alexander Rödiger, Oberhof (Kap. 6.3); Dr. rer. nat. Anja B. Scheiff, Bonn (Kap. 7.7); Marco Stahnke, Berchtesgaden (in Kap. 2.1.6); Prof. Dr. Rainer Staudenmeier, München (in Kap. 2.1.1); Susanne Wolf, Köln (Kap. 7.3);

Mit einem Geleitwort von: Dr. med. Christian Schneider, München

ELSEVIER

Elsevier GmbH, Bernhard-Wicki-Str. 5, 80636 München, Deutschland
Wir freuen uns über Ihr Feedback und Ihre Anregungen an kundendienst@elsevier.com

ISBN 978-3-437-45142-3
eISBN 978-3-437-18891-6

Wichtiger Hinweis für die Benutzer
Die medizinischen Wissenschaften unterliegen einem sehr schnellen Wissenszuwachs. Der stetige Wandel von Methoden, Wirkstoffen und Erkenntnissen ist allen an diesem Werk Beteiligten bewusst. Sowohl der Verlag als auch die Autorinnen und Autoren und alle, die an der Entstehung dieses Werkes beteiligt waren, haben große Sorgfalt darauf verwandt, dass die Angaben zu Methoden, Anweisungen, Produkten, Anwendungen oder Konzepten dem aktuellen Wissensstand zum Zeitpunkt der Fertigstellung des Werkes entsprechen.
Der Verlag kann jedoch keine Gewähr für Angaben zu Dosierung und Applikationsformen. Es sollte stets eine unabhängige und sorgfältige Überprüfung von Diagnosen, Therapien, Arzneimitteldosierungen sowie möglicher Kontraindikationen erfolgen. Jede Dosierung oder Applikation liegt in der Verantwortung der Anwenderin oder des Anwenders. Die Elsevier GmbH, die Autorinnen und Autoren und alle, die an der Entstehung des Werkes mitgewirkt haben, können keinerlei Haftung in Bezug auf jegliche Verletzung und/oder Schäden an Personen oder Eigentum, im Rahmen von Produkthaftung, Fahrlässigkeit oder anderweitig übernehmen.

Für die Vollständigkeit und Auswahl der aufgeführten Medikamente übernimmt der Verlag keine Gewähr.
Geschützte Warennamen (Warenzeichen) werden in der Regel besonders kenntlich gemacht (®). Aus dem Fehlen eines solchen Hinweises kann jedoch nicht automatisch geschlossen werden, dass es sich um einen freien Warennamen handelt.

Bibliografische Information der Deutschen Nationalbibliothek
Die Deutsche Nationalbibliothek verzeichnet diese Publikation in der Deutschen Nationalbibliografie; detaillierte bibliografische Daten sind im Internet über https://www.dnb.de abrufbar.

22 23 24 25 26 5 4 3 2 1

In ihren Veröffentlichungen verfolgt die Elsevier GmbH das Ziel, genderneutrale Formulierungen für Personengruppen zu verwenden. Um jedoch den Textfluss nicht zu stören sowie die gestalterische Freiheit nicht einzuschränken, wurden bisweilen Kompromisse eingegangen. Selbstverständlich sind immer alle Geschlechter gemeint.

Herstellung: Dietmar Radünz, Leipzig
Satz: abavo GmbH, Buchloe/Deutschland; TnQ, Chennai/Indien
Druck und Bindung: Drukarnia Dimograf Sp. z o. o., Bielsko-Biała/Polen
Umschlaggestaltung: SpieszDesign, Neu-Ulm
Titelfotografie: Esad Cicic, München; © Colourbox.de; kleine Fotos: Ulrich Wagner, Tutzing (Fußball); Nordic Fokus GmbH, Rickenbach/Schweiz (Biathlon); Marco Preller, Volkach (Radfahren)

Aktuelle Informationen finden Sie im Internet unter **www.elsevier.de**

Geleitwort

Herzlichen Glückwunsch – Sie haben sich entschieden, tiefer in die Atemphysiotherapie speziell im Sport einzusteigen. In diesem Buch liegen Ihnen nun die Grundlagen der Atmung und diverser Krankheitsbilder von Infekten über Allergien bis hin zu Atemfunktionsstörungen vor. Die einzelnen Symptome müssen sinnvoll evaluiert und in objektivierbare Befunde überführt werden. Verschiedene äußere Einflussfaktoren und Umgebungsvariablen beeinflussen diese Symptome und gerade im Sport kann die richtige Interpretation der Zusammenhänge entscheidend für den Erfolg sein.

Die einzelnen Abschnitte in diesem Buch werden durch Erfahrungsberichte von aktiven Sportlern anschaulich in den Betreuungsalltag des Sports eingebaut. Der interessierte Therapeut kann nun die vorhandenen Informationen in der Praxis einordnen und diese mit eigenen Erfahrungen vergleichen sowie neue Anregungen sammeln.

Das gemeinsame Ziel aller in die Betreuung eingebundenen Partner ist es, dem Sportler die ungetrübte Ausübung seines Sports zu ermöglichen. Ein Baustein kann die Atemphysiotherapie sein, lassen Sie sich darauf ein und nutzen Sie Elemente in Ihrer täglichen Arbeit. Ihr Sportler, egal welcher Leistungsklasse, wird es Ihnen danken.

München, im Herbst 2021
Dr. med. Christian Schneider

Vorwort

Sport ist Emotion – eine Form von Emotion, die nur derjenige verstehen kann, der selbst einmal gefühlt hat, wie weh und gut zugleich es körperlich und emotional tut, aus Selbstantrieb das Letzte aus sich herausgeholt zu haben. Muskeln und Lunge brennen und es gibt nur das eine Ziel vor Augen.

Ob allein oder als Teil einer Mannschaft – um den inneren Schweinehund zu überwinden und individuelle Ziele zu erreichen, braucht es Passion und sportliche Vorbilder. Profis sind sich im Idealfall zugleich Freunde, Konkurrenten, Inspiration und Motivation. Dass dies nie nur den Sportler selbst bis in die letzte Zelle bewegt, sondern auch Techniker, Trainer, Betreuer, Physiotherapeuten, Ärzte, Ausstatter und jeden, der damit zu tun hat, lässt sich leicht an den Zuschauern und der Berichterstattung der Medien erkennen.

Sport hat eine lange Historie. Sport ist Olympischer Gedanke. Sport ist Bewegung für Körper, Geist und Seele. Sport ist Atmung, Vorfreude, Entbehrung und dennoch Belohnung. Sport ist Anspannung, Sieg und Niederlage. Sport findet seine Form im Ausdruck von Vorlieben und Konstitutionen. Sport ist Weg, Ventil und auch Heilung. Sport ist Aufgabe, Erkenntnis, Adaptation und immer eine Herausforderung. Sport wird benutzt, instrumentalisiert und pervertiert.

In jungen Jahren kam ich zum Ausdauersport Triathlon. Meine Konstitution, die Verbindung von Ausdauersport und Atmung, ließen mich bis vor Kurzem neben Familie und Beruf Umfänge von 15 Stunden die Woche realisieren. Somit ist die Liebe zur Atmung, Sport und meinem Beruf sicher kein Zufall.

Vieles in diesem Buch haben die von mir betreuten Sportler über ihre Erfahrungen selbst eingebracht – ohne diese Athleten und den daraus resultierenden Bedarf der Sport-Atemphysiotherapie wäre das Buch nicht entstanden.

Wie hoch der Bedarf an Sport-Atemphysiotherapie ist, zeigt die Bereitschaft der Athleten, mich bei der Entstehung des Buches in diesem Projekt zu unterstützen. Sie wollen damit auch anderen Athleten weiterhelfen auf dem Weg zum Erfolg, ganz gleich ob Freizeitsportler, Nachwuchsathlet oder direkter Konkurrent.

Ich freue mich auf das, was sich durch die Integration der Sport-Atemphysiotherapie entwickeln wird. Das Interesse vieler kompetenter Kollegen, Trainer und Ärzte ist von Wichtigkeit, um Sport-Atemphysiotherapie zu etablieren. Spezialisten haben den Vorteil, dass sie Detailwissen und spezifische Erfahrung besitzen. Dies fortlaufend zu überprüfen und weiter zu entwickeln, zu hinterfragen und zu ergänzen ist unsere Pflicht. Wer im Sport über Jahre mit Leidenschaft tätig ist, weiß, was es einem für ein tiefes Gefühl von Verbundenheit mit „seinem" Athleten gibt, auf das Podest hinzuarbeiten.

Am Anfang stand die bewusste Entscheidung, ein Anwenderbuch zu schreiben. Nun möge die Reise beginnen und sich der Kreis der an Atmung und Sport zugleich interessierten Kollegen, Ärzte, Trainer und Sportverbände erweitern. Ich hoffe, hiermit möglichst viele Menschen zu erreichen und für dieses Thema zu begeistern oder zumindest zu sensibilisieren, damit wir ein gemeinsames Netzwerk aufbauen können.

Der Mittelweg zwischen Laiensprache und Fachjargon ist hoffentlich gefunden worden – und war nicht einfach! Irgendwo musste der Schnitt gemacht werden, obwohl noch so viele Zusammenhänge zu erklären, Möglichkeiten der Behandlung aufzuzeigen und noch mehr zu erforschen bliebe. Es gab Momente des Begreifens während der Literaturrecherche, in denen ich laut ausgerufen habe: „Oh mein Gott. Und Du (ein Buch) bist schon so lange in meinem Bücherschrank gestanden! Wieso hast Du nicht gerufen?" Ich fand Zeilen, die ganze Glühbirnenketten in mir aufgehen ließen und für mich persönlich auch heilende Worte enthielten. Nicht immer ist schneller, weiter und höher das wesentliche Ziel. „So, go back to your roots": Atme.

München, im Herbst 2021
Brigitte Schmailzl

Danksagung

Bis so ein Projekt wie dieses Buch beendet ist, hat man Tage, Wochen, Monate und letztlich Jahre in sich alles aufgesaugt, um es endlich zu Papier zu bringen. Dadurch, dass es sich letztlich über sechs Jahre zog, wurde das Projekt nicht einfacher. Wenn nun mit diesem Buch der Anfang geschafft ist, dass sich zunehmend mehr Ärzte, Physiotherapeuten, Athleten und Betreuer für das Thema Sport-Atemphysiotherapie begeistern und es bereichern wie ausbauen, so ist den Betroffen geholfen.

Ich möchte an dieser Stelle ganz besonders meinen Töchtern Lisa und Sophia danken, die eine Mutter haben, die keinen Beruf hat, sondern eine Passion lebt, was für Kinder nicht immer einfach ist.

Dem Elsevier Verlag danke ich für die Ermöglichung dieses Buches. Insbesondere den Mitarbeiter/innen gilt mein Dank für die fachliche wie organisatorische Betreuung und Begleitung über die vielen Jahre hinweg.

Ebenso einen großen Dank an meinen guten Freund und Lektor Marcus Bitterlich. Er hat mir unermüdlich geholfen meine Gedanken und Bilder zu diesem Thema zu erfassen und zu hinterfragen.

Großer Dank an Esad Cicic, der als Mode-Fotograf perfekt mein Thema umgesetzt hat. Esad, danke, für die gut organisierten Fotoshooting-Termine. Sie waren beeindruckend professionell und du deinerseits selbstlos. Die Fotos zeigen Gefühl und Kreativität, die dieser Kunst zu Grunde liegen. Kaillie Humphries, Andi Birnbacher, Thorsten Margis und Francesco Friedrich als Models für das Buch gewonnen zu haben, ist mir eine besondere Ehre. Danke! Kaillie, Andi und Francesco haben zusätzlich ihre persönlichen Erfahrungen auch in den Vorworten ausgedrückt. Vielen Dank dafür.

Besonders freue ich mich über die wertvollen Buchbeiträge von Prof. Dr. Mack, Prof. Dr. van de Flierdt, Dr. Achtzehn, Dr. Freese, Dr. Lautenbach, Dr. Leibig, Prof. Dr. Staudenmaier, Dr. Hofmann und Dr. Scheiff. Alle haben unentgeltlich nicht nur ihr Fachwissen, sondern vor allem ihre Zeit eingesetzt. Ganz herzlichen Dank für die Beiträge und die Überarbeitungen kurz vor dem Buchsatz.

Danke an Dr. Schneider, der das Geleitwort geschrieben hat und das Thema Sport-Atemphysiotherapie schon lange begleitet. Danke an Birte Steven-Vitense, Rabea Naber und Bärbel Bär beim DOSB (Deutscher Olympische Sportbund), die mir ermöglichen, dieses Thema auf Fortbildungen zu multiplizieren.

Meine Kollegen/innen, Barbara Kaiser, Susanne Wolf und Michi Lederle sowie Alexander Rödiger bereichern dieses Buch durch Einblicke in ihre Spezialgebiete. Auch dafür großen Dank.

Viele mutige und offene Athleten/innen und Betreuer haben mich begleitet sowie Wort im Buch ergriffen und ihre Geschichte erzählt, ohne dabei auf sportpolitische Nachteile zu achten. Durch ihre Beiträge erst wird das Buch lebendig und real. Anne Herr, Karolin Horchler, Ulrike Gräßler, Michael Greis, Heike Priess, Roman Böttcher, Elena Czschner, Marco Stahnke, Sebastian Kienle: Danke an euch.

Unter größtem Zeitdruck, kurz vor dem Buchsatz, musste zum Teil innerhalb von 24–48 Stunden noch eigentlich Unschaffbares bewerkstelligt werden. Artikel noch einmal überarbeitet und frei gegeben, sowie Fotorechte noch einmal „hergezaubert" werden. Allen Beteiligten: DANKE!!

Dominik Stahl, Profi-Fussballer lange Jahre Stammspieler bei TSV 1860 München und zuletzt beim SpVgg Unterhaching, Tanja Spielberger, ambitionierte Amateur Triathletin, Gewinnerin Ü30 Ironman Hamburg 2021 und damit Qualifikation für den Ironman Hawaii und Karolin Horchler suchten faktisch über Nacht noch passende Bilder für die Cover-Einklinker heraus und kommunizierten dies mit den Fotografen, die diese Bilder in der gleichen Nacht noch unentgeltlich für dieses Projekt zur Verfügung stellten. Danke an euch und vor allem auch an die Fotografen Ulrich Wagner, Marco Preller und Frederico Modica sowie Nordic Focus GmbH in Rickenbach für diese großzügige und „blitzartige" Freigabe. Netzwerken ist einfach alles.

Ich freue mich besonders über die ebenso rekordreife Ermöglichung der noch in letzter Minute eingeholten Model-Releases für das Foto ➤ Abb. 3.12.

Großen Dank an (v. l. n.r): Joshua Bluhm, Jan Speer, Kevin Korona, Andreas Bredau, Philipp Wobeto, Martin Grothkopp, Nico Walther und Ben Heber. Dieses Bild zeigt eine typische Wettkampfsituation: es ist intensiv, emotional und geprägt vom jeweiligen Fokus des Athleten. Die Ermöglichung der Veröffentlichung des Fotos durch die Athleten ist ein Ausdruck von Teamgeist.

Neben allen, die zum Buchentstehen beigetragen haben, bedanke ich mich besonders bei der gesamten deutschen Bob-Nationalmannschaft.

Nicht nur Athleten/innen haben sich ohne jedes Konkurrenzdenken an diesem Projekt beteiligt. An dieser Stelle möchte ich den ehemaligen Cheftrainer des Bob- und Schlittenverbandes, Christoph Langen, erwähnen. Christoph ist selbst einer der erfolgreichsten Bobfahrer der Sport-Geschichte. Er hat mich mutig und voller Offenheit mit meinem neuen Thema Sport-Atemphysiotherapie an die Mannschaft herangelassen und ich durfte auch bei anderen Nationalteams aushelfen und behandeln. Das ist im Spitzensport nicht unbedingt üblich. Christoph, auch vielen Dank für das großartige Vorwort im Buch.

Als Rene Spiess die Mannschaft als Cheftrainer von Christoph übernommen hat, ging die „Tradition“, dass sich alle Nationen untereinander helfen, weiter. Daher großer Dank an Rene Spiess.

Durch jede einzelne Begegnung lerne ich täglich hinzu. Diese Arbeit, die sehr persönlichen Geschichten, die mir in der täglichen Arbeit anvertraut werden, hinterlassen viele weitere Fragen und ein ständiges Motiv weiter zu suchen. Möge dieses Buch alle ermuntern, das Projekt Sport-Atemphysiotherapie weiter zu entwickeln und möge es allen Mut machen, was notwendig ist zu unternehmen, damit der Sportler/in unterstützt wird in seinem Tun, frei von Ego und Politik.

Die Olympischen Ringe, von Pierre de Coubertin 1913 entworfen, symbolisieren die fünf Kontinente auf dieser Erde, miteinander vereint. Miteinander verbunden, messen wir uns sportlich MITeinander, nicht GEGENeinander.

Atem, im Sanskrit: Atma oder Atman, ist ein Begriff aus der indischen Philosophie. Es bedeutet übersetzt: das absolute Selbst, die ewige Essenz des Geistes, unzerstörbar – unsere Seele.

München, im Herbst 2021
Brigitte Schmailzl

Abkürzungen

Art.	Articulatio – gelenkige Verbindung
AZV	Atemzeitvolumen
BWS	Brustwirbelsäule
CO_2	Kohlendioxid
COV-1	Coronavirus Typ 1
Covid-19	Erkrankung aufgrund des SARS-CoV-2
CRP	C-reaktives Protein
CT	Computer-Tomografie
DGP	Deutsche Gesellschaft für Pneumologie
DIN EN	Deutsche Industrienorm Europäische Norm
DNF	did not finish – Wettbewerb abgebrochen
DNS	Desoxyribonukleinsäure
EBV	Epstein-Barr-Virus
FDM	Fasziendistorsionsmodell
FFP2	Filtering Face Piece – partikelfiltrierende Halbmaske, Typ 2
GA	Grundlagenausdauer
GERD	Gastro-oesophageal reflux disease – gastroösophageale Refluxkrankheit
HEPA-Filter	High Efficient Particulate Air (filter) – hocheffizienter Partikelfilter
HNO	Hals-Nase-Ohren
HWS	Halswirbelsäule
IOC	International Olympic Committee – Internationales Olympisches Komitee
ISG	Iliosakralgelenk
L (1–5)	Lendenwirbel (1–5)
Lig.	Ligamentum (Band)
LWS	Lendenwirbelsäule
M.	musculus – Muskel
MCC	mucociliary clearance – mukoziliäre Clearance
Mm.	musculi – Muskeln
MRT	Magnetresonanztomografie
N.	Nervus
NaCl	Natriumchlorid – Kochsalz
NH_3	Ammoniak
NO_x	Stickoxide
O_3	Ozon
PIF control	Peak Inspiratory Flow control – Einatemspitzenflusskontrolle
ppm	parts per million – 1 : 1.000.000
Proc.	Processus – Vorsprung, Fortsatz
REKOM	regenerationsförderndes Kompensationstraining
REM	Rapid Eye Movement – rasche Augenbewegung (im Schlaf)
SARS-CoV-2	Severe Acute Respiratory Syndrome Coronavirus Type 2 – schweres, akutes Atemwegs-Syndrom Coronavirus Typ 2
SGB	Sozialgesetzbuch
T3	Trijodthyronin – Schilddrüsenhormon
T4	Thyroxin – Schilddrüsenhormon
UV-Strahlung	Ultraviolett-Strahlung
VCD	Vocal Cord Dysfunction – Dysfunktion der Stimmbänder
WHO	World Health Organization – Weltgesundheitsorganisation
ZNS	Zentrales Nervensystem

Abbildungsnachweis

Der Verweis auf die jeweilige Abbildungsquelle befindet sich bei allen Abbildungen im Werk am Ende des Legendentextes in eckigen Klammern.

F423–007	Lutz, A./et al.: Long-term meditators self-induce high-amplitude gamma synchrony during mental practice. In: Proceedings of the National Academy of Sciences. Volume 101, Issue 46, Pages 16369–16373, November 2004. Copyright (2004) National Academy of Sciences, U. S. A.
G522	Castro, M./Kraft, M.: Clinical Asthma. Elsevier/Mosby, 1. Aufl. 2008.
H228–001	Gesundheitliche Bewertung von Kohlendioxid in der Innenraumluft. In: Bundesgesundheitsblatt – Gesundheitsforschung – Gesundheitsschutz. Volume 51, Issue 11, Pages 1358–1369. Springer Nature, November 2008.
H229–001	Möller, W./et al.: Pulsating aerosols for drug delivery to the sinuses in healthy volunteers. In: Otolaryngology – Head and Neck Surgery. Volume 142, Issue 3, Pages 382–388. SAGE Publishers, March 2010.
J815–002	IMAGO/GEPA pictures/Mathias Mandl
J816	Frank Wechsel/spomedis
K416	Esad Cicic, München
L157	Susanne Adler, Lübeck
L190	Gerda Raichle, Ulm
L231	Stefan Dangl, München
L240	Horst Ruß, München
L254	Miles Hitchen
P1048	Brigitte Schmailzl, München
R320	Schleip, R./et al.: Lehrbuch Faszien, 1. Aufl. 2014
S700	Sobotta-Archiv
T1177	Prof. Dr. Martin G. Mack, Radiologie München
T1178	Prof. Dr. med. Everhard van de Flierdt, München
T1179	Jeff Miller/UNIVERSITY OF WISCONSIN-MADISON

Fehler gefunden?

An unsere Inhalte haben wir sehr hohe Ansprüche. Trotz aller Sorgfalt kann es jedoch passieren, dass sich ein Fehler einschleicht oder fachlich-inhaltliche Aktualisierungen notwendig geworden sind. Sobald ein relevanter Fehler entdeckt wird, stellen wir eine Korrektur zur Verfügung. Mit diesem QR-Code gelingt der schnelle Zugriff.

https://else4.de/978-3-437-45142-3

Wir sind dankbar für jeden Hinweis, der uns hilft, dieses Werk zu verbessern. Bitte richten Sie Ihre Anregungen, Lob und Kritik an folgende E-Mail-Adresse: kundendienst@elsevier.com

Inhaltsverzeichnis

Vorbemerkungen von Athleten und Trainern

Kaillie Humphries, Bobfahrerin

I first met Brigitte in November of 2015, and little did I know that she would influence my life and sporting career in a way that nobody could. She came along at a time in my life where I needed help, and her heart and brain have made me a more complete human. I owe my latest inspirations to her and look forward to what we can achieve together in the future. She opened my eyes to a world where information is power, and I am forever grateful.

Making history is something very few people will ever do in their lifetime. It's something most don't understand or can even comprehend. I often feel alone, outcast, or made to be different because my way of thinking seems not possible to them. A lot of people want to believe they have what it takes, when in fact there are many athletes not willing to give everything, go the extra mile, leave the comfort zone or challenge themselves hard enough. I have often wondered why it's so hard for most to accept my goals and dreams when I say it out loud. Most people (athletes and coaches alike) will doubt that anything better can be done. Everyone believes they are the best. Maybe it's ego that holds people back, jealousy, pride, or simply genetics. I think it comes down to understanding that at any given time we are not the best. That we must do everything in our power to chase perfection knowing it doesn"t exist, and to not get wrapped up in stuff we can't control. Very few people can learn from the past, live in the moment and work hard to challenge the future knowing we don't know what it holds. I have since learned there are a couple of people on this earth who are exactly like me or better. Not many, and it's a challenge to know and find them, but when a meeting of the minds comes together great things can be achieved.

Somehow the year after my 2nd Olympics had repeated itself, but in a totally foreign concept. I had my worst finish to a season in my entire career, and it had nothing to do with focus or preparation to competition. From the highest of highs, the year before, to finishing 7th at World Championship, sport can change in an instant if you're not prepared. This time I had gotten sick the week before World Championships and for whatever reason it wasn't getting better. The days before the competition I was the most sick I have ever been in my entire life, worst possible outcome for any athlete. I was lying in bed with the sweats, going between hot and cold every 30 minutes like a clock. I was throwing up, and overall my body ached. I started panicking, "How could this happen?" I thought, "what was I doing wrong?".

I had met Brigitte earlier that week, she was working with the German National Bobsleigh team, and Canada had reached out to get help. The Bobsleigh community is great when it comes to helping athletes, knowing at some point with all of us traveling the world, it's bound to happen that an athlete gets sick in someone else's country. She had come over, which I am so grateful for to this day, and educated me in many areas. We covered all topics from sanitizing hotel rooms, airplanes and travel, to breathing, and nose washing. We focused on helping the body to recover, and not thru massage therapy or body alignment which I knew, it wasn't about fixing the physical damage I had caused by sport and training, it was about recovery on the inside and preventing future illness. All stuff I had done for years before, but not to this extreme or with as much care.

Our immune systems are built to defend our bodies, but every day we all do little things to weaken that defense. Stress, pressure, nutrition, sleep, work, our bodies can only handle so much before something gives. We all do the big things to prevent a breakdown and be in peak shape, but usually ignore a lot of the little day to day stuff. As athletes we use our bodies as tools, we train hard to perfect all aspects inside and out. When illness happens on the world stage at a major event it's something we fear.

Your brain does'nt function properly, your body can't preform and there is little to do but ride out the storm inside. I think a big weakness for many athletes is illness. It's something we think we can't control the timing of, and for some reason is the first thing we forget about when it comes to recovery and high performance.

After a devastating 2015 World Championships I thought I had learned my lesson, I was going to be better. I took it as a big learning curve, and the start to a long road of information and power. I vowed to myself (and Brigitte) to wash my hands way more, travel with sanitary wipes, cleanse my nose out and use the breathing machine every day. I wasn't going to let an illness affect me again at a major competition, and recovery inside and out is something I can control.

This past year I was back on top of my game. I was winning World Cup races again, ranked #1 in the world heading into World Championships, and during Christmas break I went home to relax and recover. My immune system had fought hard to defend until then, everyone around the world was sick the whole first half of competition and I managed to avoid it. For a brief moment I was proud of myself, but when I got home and turned everything off I realized I am not invincible.

I find it easy when you're on top, staying focused, keep the momentum, but realistically we can't always be there. It's how we handle the hard that determines what kind of athlete and person we are. This lesson has been one of my biggest and most valuable. I grew up thinking being sick was part of life, i ate dirt as a kid, around animals all the time, I'm a habitual nail biter (and Brigitte yells at me for it every day) doesn't matter where I am or what I have touched. My whole career until now I have basically focused on getting stronger and faster because that's the only thing that was going to make the difference. What I have quickly learned is that it doesn't matter how much time I spend in the gym, on the track, or mental preparation I do, a cold/flu will destroy you and kill everything you work for. It's something we can't train to do well, how to be sick, but we can always do better in preventing it. This year has taught me it's not about hoping or trying to avoid it, but about taking responsibility and making sure it doesn't happen.

After getting sick that Christmas again, and feeling like maybe I still don't know everything, plus having symptoms 6 weeks later, I went back to Brigitte wanting answers. Many conversations we had led to us finding that I just never could breathe right, and that it wasn't just when I was sick. I had told her since I was born, I have always been a mouth breather, even to sleep. I don't snore, so never signs I struggled to breathe, but my nose seems to always feel plugged. Airplane rides provide a lot of sinus pressure, and when I swallow most days my ears pop every time. It's something I have adapted to, and to be honest never really thought about. I did find it strange that a common cold always took me forever to recover from, and I always figured I had allergies (which I was on medication for since I was a child). "what do you mean it's not normal to bite, bite, breathe while I eat food?" a concept I never even knew was different than the rest until this year. I have had asthma since I was 6 years old and my lungs work overtime when I'm sick, requiring inhalers to not feel like I'm choking to death. All of these underlying issues had started to arise once I took full responsibility for my health and breathing. Needing a full picture, and with Brigitte leading the way, I went and got an CT on my face to find out everything we could. What we found out was since birth I was born with bigger than normal turbinates in my nose. It makes the air hard to pass thru, which forces me to open my mouth so I can get enough air in my system. On a normal day I have 40 % nose function if I am feeling good, but otherwise I drop to less than 5 %. If I get sick, during allergy season, lay flat on the couch or in my bed, the turbinates inflame, and I can't breathe at all. It's also why I can't get rid of sickness easy, nothing goes in or out of my nose, and made me curious as to what effect this has on my asthma. Your nose is responsible for heating and cooling the air, it's a filter system for your body, and many other benefits. When you do all this thru your mouth your body is fighting something constantly, and your airways get damaged. As an athlete, not being able to breathe properly means my body is fighting itself to just get air, let alone cleaning and fighting airborne infections. All of this affects recovery to some extent and ultimately performance. I might not be an endurance athlete, which is surely why I have gotten this far, but it's not high performance function and something I need to address if I want to keep being the best I can be.

Since finding this out, I have had surgery to fix the problem, and now can breathe like a normal person. My hope is that my body won't get as sick as easy, it will recover faster with less effort, and my asthma will become less of an issue. The surgery was step 1, but how I continue to treat my body, but also how I choose to help it recover in all aspects will be what sets me apart from many others moving forward. Going the extra step, in all areas, is what allows me to know I am complete. A whole athlete is a dangerous athlete, knowing there is nothing in this world that can stop goals and dreams.

Kaillie Humphries

Andi Birnbacher, Biathlet

Ich absolvierte 2016 meine 14.Weltcup-Saison in Folge, was heißt, dass ich einige Jahre im Hochleistungssport aktiv bin und viele Trainingsjahre hinter mir habe. Meine Erfahrungen mit dem zeitlich straffen und körperlich stressigen Weltcup-Programm waren daher sehr umfangreich. Aufgrund der vielen Rennen, der Reisen, Zeitumstellungen sowie der allgemein sehr trockenen und kalten Luft im Winter, kommt man üblicherweise kaum ohne Infekt durch die Saison. So erging es auch mir. Ein- bis dreimal in jeder Saison hatte ich damit zu kämpfen. Meistens waren es banale Erkältungen der oberen Atemwege, die trotzdem jedes Mal mit einem Wettkampf- oder Trainingsausfall über mehrere Tage verbunden waren. Das ist natürlich besonders in der Vorbereitung auf die Saisonhöhepunkte sehr schmerzhaft, hat man doch im Sommer alles dafür getan, um im Winter auf den Punkt fit zu sein, um ganz vorne „mitzumischen".

Meine Infekte entwickelten sich eigentlich immer gleich: Es begann mit leichten, zunehmend stärker werdenden Halsschmerzen und wuchs sich dann als Schnupfen mit geschwollenen Lymphknoten aus. An sportliche Hochstleistung war dann nicht mehr zu denken. Besonders bitter war es im Winter 2009, als ich über Weihnachten in der Vorbereitung auf die Olympischen Spiele in Vancouver wieder eine solche Erkältung bekam. Das Trainingsjahr war bis dahin perfekt gelaufen, und ich fühlte mich topfit. Ich hatte im Sommer sogar einen Umzug gewagt, um bessere Trainingsmöglichkeiten zu haben und war voll motiviert, bei Olympia richtig anzugreifen. Alles passte, und dann kam dieser blöde Infekt der sich diesmal auch noch länger hinzog als gewöhnlich!

Ich versuchte alle mir bekannten Hausmittel, um so schnell wie möglich eine Verbesserung zu erreichen. Leider entwickelte sich stattdessen parallel zum Infekt auch noch eine Kehlkopfentzündung. Hierfür könnte ein leichtes Sodbrennen in der Vergangenheit den Nährboden gegeben haben. Um Antibiotika kam ich nun nicht mehr herum. Als ich dann die Kur hinter mir hatte und dachte, es überstanden zu haben, kam eine mir bis dahin völlig unbekannte, sehr unangenehme Stimmband-Funktionsstörung hinzu, die Vocal-Cord-Dysfunktion. Das erste Mal trat sie nachts auf, als ich im Schlaf plötzlich aufschreckte und mir für eine paar Sekunden die Luft wegblieb. Ich geriet in Panik, da ich plötzlich nicht mehr einatmen konnte. Nach ein paar Sekunden war der „Spuk" wieder vorbei, und ich dachte mir nichts weiter dabei. Vielleicht hatte ich falsch geatmet, oder sonst irgendetwas Komisches gemacht. Ich sollte aber leider eines Besseren belehrt werden, weil diese kurzen Atem-„Blackouts" jetzt immer wieder, aber völlig unvorhersehbar wiederkamen.

Nach überstandener Erkältung und Kehlkopfinfektion machte sich der Stimmbandverschluss VCD lästigerweise auch während der normalen sportlichen Belastung im Training und Wettkampf zunehmend bemerkbar. Bei einigen Abfahrtspositionen, die eine bestimmte Kopf-Hals-Rumpf-Position erfordern, verschloss sich die Stimmritze. Man kann sich vielleicht vorstellen, was es bedeutet, wenn man voll in Aktion und bei maximaler Sauerstoffaufnahme plötzlich mehrere Sekunden überhaupt nicht mehr einatmen kann.

Da ich so etwas noch nie erlebt hatte und auch nicht wusste, ob dieser „Atemstopp"nicht plötzlich einmal auf Dauer eintreten kann, war ich extrem verunsichert und kontaktierte meinen Mannschaftsarzt Dr. Bernd Wolfarth. Dieser verwies mich an Brigitte Schmailzl, bei der ich ein paar Tage später in der Praxis stand und ihr mein Problem erklärte. Sie wusste sofort, um was es sich handelte und klärte mich über die VCD und ihre Ursachen auf. Das Wichtigste für mich war, erst einmal zu wissen, dass dieser Stimmritzenkrampf und das Luftwegbleiben immer nur für kurze Zeit anhält und deshalb nicht weiter bedrohlich ist. Trotzdem musste das natürlich behoben werden, um wieder sorgenfrei und mit maximaler Leistungskraft Wettkämpfe bestreiten zu können. Wie gesagt: die Olympischen Spiele in Vancouver standen an!

Wir begannen deshalb sofort mit dem Erlernen der Bronchialtoilette, um sicher zu stellen, dass ich keine Sekretrückstände des letzten Infektes in den Atemwegen mehr hatte. Ich spürte auch ab und an kleine Fetzen davon im Hals kleben. Weiter ging es mit Übungen, um die Stimmritze während Belastung aktiv offen zu halten und Körperübungen für die Beweglichkeit. Anschließend wurde bei einem gemeinsamen Lauf im Grundlagenbereich das Gelernte unter Belastung erprobt und angewendet.

Als es im Januar 2010 mit der wichtigsten Weltcup-Phase in Oberhof, Ruhpolding und Antholz vor den olympischen Spielen losging, hatte ich bereits einige Sitzungen hinter mir, und meine Lage verbesserte sich zunehmend. Ich war in ständigem Skype-, WhatsApp- und Telefonkontakt mit Brigitte und befolgte „brav" ihre Ratschläge. Bei den ersten beiden Stationen in Oberhof und Ruhpolding hatte ich während der Rennen noch mit der VCD zu kämpfen. Aber auf der letzten Station vor Olympia in Antholz hatte ich es dann im Griff, die VCD war weg. In letzter Sekunde hatte ich es doch noch geschafft und völlig befreit konnte ich mir mit einem sehr guten Rennen den Startplatz für Olympia sichern.

Ohne die Hilfe von Brigitte wäre ich damals vermutlich verzweifelt und hätte die olympischen Spiele nur als Zuschauer erlebt. In den Jahren danach bekam ich immer wieder mit, dass es vielen Sportlern wie mir erging, und die mittlerweile auch von Brigitte betreut erfolgreich werden. Das Thema Sport-Atemphysiotherapie halte ich deswegen für extrem wichtig. Das Wissen darüber sollte viel weiter verbreitet sein, um gerade auch junge Athleten überhaupt nicht erst in solche krisenhaften Situationen kommen zu lassen.

Vorbeugen ist besser als „nachbiegen" – dass merke ich gerade auch dann, wenn ich wieder schlampig mit der eigenen Schleimhautpflege werde und mir eine Erkältung einfange, nur ist es dann meist zu spät… :-)

Euer Andi

Francesco Friedrich, Bobfahrer

Mit Mitte 20 fiel mir über die Jahre auf, dass ich zunehmend anfälliger für Infekte wurde. Zum ungünstigsten Zeitpunkt und gerne auch nach Saisonschluss wurde ich krank. Im deutschen Bobsport zählt neben dem besten Material natürlich auch die körperliche Fitness, daher ist es immer ärgerlich, wenn man durch Erkältungen körperliche Nachteile hat.

In den letzten Jahren sind immer mehr athletische, austrainierte Schnellstarter im Wettbewerb, sodass mittlerweile wirklich jede Hundertstelsekunde entscheidend ist. Jedes Hundertstel, das man am Start verliert, verdoppelt sich in etwa bis zur nächsten Zwischenzeit. Eine krankheitsbedingte Trainingspause oder durch einen Infekt schlechtere Leistungsfähigkeit hat deshalb verheerende Auswirkungen: Nicht einmal auf Fahrgefühl oder Geschick kann man sich dann mehr hundertprozentig verlassen!

Brigitte kam also genau zur rechten Zeit als Physiotherapeutin zur Nationalmannschaft. Schon unsere erste Begegnung war ein „kurioses" Ereignis. Bei den deutschen Ausscheidungsrennen in Königssee 2014 traf ich Brigitte, die mit einer seltsamen Plastikapparatur in der Hand ganz unbefangen aus der Herrentoilette kam. Sie stellte sich mir vor, schaute mich kurz an und sah sofort, dass ich ziemlich erkältet war. Unter den reichlich irritierten Blicken der umstehenden Athleten nahm sie mich mit in die Herrentoilette, stellte mir die Nasendusche vor und machte mir gleich eine Füllung fertig. Beim ersten Versuch lief keinerlei Flüssigkeit aus der Nase, da diese so verstopft war. Da Brigitte mich aber dazu anspornte durchzuhalten, habe ich nicht aufgegeben und „produzierte" nach einer Weile etwas nicht sehr Appetitliches ins Handwaschbecken. Das freute Brigitte überraschenderweise und wurde von ihr zufriedenen mit „Na, was hab' ich dir gesagt?!" quittiert. Meine Nase fühlte sich unmittelbar freier an und ich konnte wieder gut durchatmen. Am gleichen Abend fand sich das komplette Team Friedrich nicht nur zur Gewebepflege und Behandlung bei Brigitte ein, sondern alle führten an diesem Abend ihre erste Bronchialtoilette mit großem Erfolg durch. Wir spürten alle direkt, dass dies half.

Anschließend besorgte ich mir selbst eine Nasendusche und nutze diese seitdem täglich. Hinzu kam in dieser Saison noch ein Ultraschallvernebler für die Pflege der unteren Atemwege. Mit beiden Geräten pflege ich meine strapazierten Schleimhäute regelmäßig und pflege sie täglich.

In den mehr als sieben Jahren der Zusammenarbeit mit Brigitte bin ich längst nicht mehr so anfällig für Infekte. Wenn ich mir doch einmal etwas „einfange", ist der Verlauf mit Abstand nicht mehr so schlimm und vor allem deutlich kürzer als vor dem Beginn der Schleimhautpflege. Meist marschiere ich die komplette Saison völlig infektfrei durch. Da das Immunsystem von Leistungssportlern aufgrund der extrem hohen körperlichen Belastungen oft an seine Grenze kommt und zudem an manchen Wettkampforten auch noch sehr trockene und kalte Bedingungen herrschen, konnte ich mir so einen richtig guten Schutz vor Infekten zulegen.

Im Ergebnis kann ich jetzt über die ganze Saison hinweg umfangreicher und härter trainieren. Viel weniger Trainingsausfälle in der Vorbereitungszeit auf den Winter und durch die gesamte Wettkampfsaison sprechen eine deutliche Sprache. Von den sportlichen Erfolgen ganz zu schweigen.

Das sich „große, starke Bobfahrer" zum Nasespülen und Händedesinfizieren bewegen ließen, mag für manche Betrachter (selbst in den eigenen Reihen) komisch klingen. So etwas kannte ich bis dahin auch nicht. Wenn aber über einhundert Kilo Muskelmasse mit einem Infekt krank im Bett liegen, nützt das auch nichts. Mich hat jeder Schritt in diese Richtung positiv überzeugt. Yoga und Atemübungen integrierte ich ebenfalls in mein tägliches Training. Auch muskuläre Verletzungen profitieren von der Sport-Atemphysiotherapie. Jeder in meinem Umfeld, der mitgemacht hat, konnte „seine" Saison besser meistern und wird dies mit Sicherheit auch in Zukunft weiterführen.

Daher ganz lieben Dank an Dich, Brigitte. Du hast uns bereichert :) Brigitte, „stand by" :).

Francesco Friedrich

Christoph Langen, Bobfahrer und Trainer

Auch im Leistungssport gilt das Sprichwort „Viele Wege führen nach Rom." Um aber schneller an sein Ziel zu kommen, darf man sinnbildlich nicht hinter einem LKW herfahren, sondern muss gelegentlich ausscheren, um zu überholen. Damit steht man automatisch im Wind. Aber nur dadurch hat man die Chance, schneller das Ziel zu erreichen.

Der Leistungssport verändert sich zu schnell, um zu warten, bis etwas von allein passiert. Wir müssen in allen Bereichen handeln, die uns zur Verfügung stehen. Die Konkurrenz schläft bekanntlich auch nicht. Es reicht nicht, immer das Gleiche zu tun, auch wenn der zurückliegende Erfolg das nahelegt. Die Gesundheit der Athleten spielt eine entscheidende Rolle um den Sieg der Medaillen. Dieses Kapital ist den Sportlern, auch uns Trainern und den Verbänden meist nicht ausreichend bewusst.

Als Bobnationalmannschaft haben wir einen neuen Weg eingeschlagen, wir sind hinter dem LKW ausgeschert, um zu überholen. Die Bobfahrer stehen jeden Tag in engen Umkleidekabinen, verschwitzt in dünnen Rennanzügen in der Kälte, um dann noch jede Menge Zeit in Turnhallen und Krafträumen zu verbringen. Das macht uns ganz besonders anfällig für Infekte.

Mir als Trainer waren jedes Jahr immer wieder Sportler durch Infekte ausgefallen, und zwar immer dann, wenn es überhaupt nicht passte. Da kann man noch so planen und die besten Trainingspläne schreiben, die Mannschaft ist geschwächt.

Brigitte hat uns in die Sport-Atemphysiotherapie eingewiesen und uns darüber aufgeklart, was sie bewirken kann. Viele von uns waren anfangs sehr skeptisch und wollten das nicht glauben. Auch Jahre nach der Einführung des Konzeptes muss ich sagen, dass es voll „eingeschlagen" hat. Wir hatten in dieser Zeit kaum bis keine Wettkampfausfälle und keine großen Infektanteile in der Mannschaft. Allenfalls war vereinzelt mal ein kleiner Infektanflug zu verzeichnen. Ganz im Gegenteil würde ich behaupten, dass die durchgeführten Maßnahmen von Schleimhautpflege im sportlichen Alltag, über Atemübungen und ganz allgemein die Verbesserung der Beweglichkeit sogar die Heilung muskulärer Verletzungen beschleunigte, auch wenn das manche Ärzte womöglich nicht so gerne hören. Meine Beobachtungen sind nicht wissenschaftlich erhoben, sondern über die Zeit aus persönlichem Erleben entstanden.

Ich kann nur aus meiner Trainerzeit beurteilen und es empfehlen. So sind beispielsweise die Nasenspülung und Kochsalzinhalation aus der Nationalmannschaft nicht mehr wegzudenken.

Als Corona seine Reise auch durch die Sportwelt antrat, waren alle Hygienemaßnahmen, außer das Tragen der Maske, für uns keine Neuigkeiten mehr. Das war das, was wir seit Jahren von Brigitte gepredigt bekamen.

Es an der Zeit, Danke zu sagen. Brigitte, Du hast uns durch Dein Wissen und auch Deinen Ehrgeiz, die Mannschaft ständig weiter verbessern zu wollen, allen einen neuen Weg aufgezeigt. Du hast uns gezeigt, wie man seine Ziele einfacher und schneller erreichen kann. Dazu braucht es die Vision – aber auch den Mut, in gefestigten Strukturen notwendige Veränderungen offen anzusprechen.

Man darf nicht nur hinterherfahren, auch wenn es leichter ist – man muss ausscheren, um zu überholen, auch wenn man damit mal im Wind steht!

Christoph Langen

Einleitung

Mit diesem Buch wird der Versuch unternommen, den Schwerpunkt Atmung und Atembewegung als oft leistungsentscheidende Variable im „Gesamtkonzept Sportler", vorzustellen.

Es wird auf die häufigsten Atemwegserkrankungen und funktionellen Atemstörungen eingegangen, die insbesondere bei Leistungssportlern auftreten. Es werden die Ursachen und die Möglichkeiten der Vorbeugung und verschiedene Formen der Eigenbehandlung aufgezeigt. Yoga und Meditation sollen den verbindenden Bogen zwischen Leistungssport, Beweglichkeit und Atmung herstellen.

Das Buch ist gleichermaßen ein Anwenderbuch für Athleten, Betreuer, Trainer, Physiotherapeuten und Ärzte. Der Spagat zwischen Anwender- und Fachsprache war nicht immer einfach.

Gerade wenn Athleten über schwer erklärliche Beschwerden klagen, stehen die betreuenden Gesundheitsfachkräfte oft vor einem Geflecht von Ursachen und Einzeldiagnosen, die es zu entschlüsseln und zu gewichten gilt, bevor eine Therapieentscheidung getroffen werden kann. Da spielen vermeintlich banale Ursachen oft eine unerwartet große Rolle, etwa eine krumme Körperhaltung im Alltag, Unachtsamkeiten oder Nachlässigkeiten, die die Immunreaktion beeinflussen. Derartige Faktoren kommen in verschiedenen Kapiteln des Buches zur Sprache.

Die Befundung und Bewertung von Symptomen hat in der Medizin hohen Stellenwert. Leider wird z. B. die Sport-Atemphysiotherapie nicht regelmäßig in die Behandlung einbezogen, wenn auf den ersten Blick schwer erfassbare Beschwerdebilder abgeklärt werden sollten.

Der menschliche Körper reagiert auf Reize und passt sich ihnen an. Das gilt für Trainingsreize und Alltagsbelastungen, für Regeneration, Behandlung, Ernährung, Stress und unser Denken. Reaktions- und Adaptationsfähigkeit ist eine Grundvoraussetzung (nicht nur) für Leistungssportler, denn nur ein Mehr an Belastungsfähigkeit führt zur Leistungssteigerung. Für die Sportler selbst wie für deren Betreuer bedeutet das, sich auf einem schmalen Grat zu bewegen, denn das „Quäntchen zu viel" durch zu schnelle Progression, zu wenige Pausen im Training, zu wenig Regeneration insgesamt, kann zu einer Überlastung führen und Leistungsverlust nach sich ziehen. Nicht immer gelingt dem Körper autonom die Rückkehr auf ein förderliches, gesundes Niveau. In diesem Fall sollten Sport-Physiotherapie, Sport-Atemphysiotherapie, Osteopathie, Yoga und Pilates sowie Empfehlungen für eine anti-entzündliche Ernährung, für Alltagsverhalten, Stressabbau („Gedankenhygiene") und nicht zuletzt alle zum Individuum passenden Therapievarianten herangezogen werden.

Es lohnt, sich alle theoretischen und auch vielleicht trockenen Grundlagen anzueignen, um die Komplexität und die Faszination von Atmung, Atemwegserkrankungen und funktionellen Atemstörungen zu erfassen, fühlen und behandeln zu können, denn aufgrund von akuten viralen und bakteriellen Atemwegsinfekten fallen bedeutend mehr Athleten krankheitsbedingt aus als durch Verletzungen und Probleme des Bewegungsapparates. Der Athlet kann mit einem Infekt seinem Trainingsplan nicht nachgehen. Er verliert krankheitsbedingt Trainingstage, muss Umfänge und Intensitäten reduzieren. Schlimmstenfalls ist die Teilnahme an einem Wettkampf nicht nur gefährdet, sondern er kann an einem oder mehreren Wettkämpfen nicht teilnehmen.

Ist medizinisch durch das Abklingen eines Infekts nichts gegen eine Wettkampfteilnahme einzuwenden, kann der Athlet nicht immer seine Bestleistung erwarten. Selbst wenn es dem Athleten unter beginnender oder abklingender Infektion gelingt, hohe Leistungen zu erbringen, kann dadurch u. U. die Erkrankung schwerer, komplikationsreicher und langwieriger verlaufen.

Ein destabilisierender Teufelskreislauf beginnt, der sich unter Umständen über eine ganze Saison hinwegzieht.

Eigentlich übliche Hygienevorkehrungen sollten nicht mehr ausführlich diskutiert werden müssen. Ganz anders verhält es sich mit der Pflege der Schleimhäute der Atemwege und einer regelmäßigen Körperpflege im Sinne von Sport-Atemphysiotherapeutischen Maßnahmen. Dem tatsächlichen

Bedarf der Athleten, insbesondere wenn sie sich mit neuen Techniken und Belastungsformen auseinandersetzen müssen, stehen nicht selten mangelnde Einsicht, vor allem aber systemimmanente Hemmnisse einer effizienten Therapie entgegen. Dieser verbandspolitische Aspekt des Bereichs „Sportlergesundheit“ ist nicht Thema des vorliegenden Buches. Es sei aber den Berufs- wie Freizeitsportlern ans Herz gelegt, im Sinne ihrer Gesundheit und Leistungsfähigkeit selbstständig zu werden.

KAPITEL

1 Anatomie und Physiologie der Atmung – aus holistischer Sicht

Der Begriff „Anatomie" ist aus dem Altgriechischen („aná" = „auf" und „tomé" = „Schnitt) abgeleitet. Nicht nur die Medizin wurde von anatomischen Untersuchungen geprägt, auch große Künstler wie Michelangelo, da Vinci, Dürer und Raffael machten sie sich zunutze, um den Menschen in ihren Kunstwerken exakt und „vollkommen" darstellen zu können.

Unter „Physiologie" (zusammengesetzt aus „physis" = Natur und „lógos" = Lehre) wurde in der Antike die Wissenschaft von der belebten Natur verstanden. Heutzutage beschreibt der Begriff die „normalen" biophysikalischen Vorgänge des Organismus.

Um besser verständlich zu machen, warum gesunde und frei bewegliche Bindegewebestrukturen und der Bewegungsapparat generell die Grundvoraussetzung für eine störungsfreie und leistungsfähige Atem- und Körperfunktion sind, werden zunächst die hauptsächlich beteiligten Gewebe und ihre Funktion beschrieben und die Vorgänge, die eher der Physiologie zuzuordnen sind, am Ende des Kapitels vorgestellt.

Die Atemmechanik, das Atemmanöver der Ein- wie Ausatmung, gibt den notwendigen Rahmen und Raum für die in der Lunge stattfindende sogenannte äußere Atmung, während der in den Geweben ablaufende Vorgang als innere Atmung bezeichnet wird.

Es ist festzuhalten, dass die Atmung neben dem Gasaustausch der Dreh- und Angelpunkt für das Bewegungssystem ist. Karel Lewit beschreibt in seinem Buch „Manuelle Medizin" (2007) im Kapitel „Atmungsstereotypie" ganz deutlich, wie das Atemmanöver im Rahmen einer korrekten Ruheatmung in den Bauch Voraussetzung für einen störungsfreien und funktionierenden Bewegungsapparat und Körper ist.

1.1 Atemsynkinese

Alles unterliegt der Atmung und ihren Atemvorgängen. In der Osteopathie gibt es dafür sehr nachvollziehbare Modelle wie ➤ Abb. 1.1 zeigt. Mit der Einatmung, Guido Meert (2014) sagt dazu „Flut", richtet sich der Körper auf. Damit gehen Außenrotation und Streckung (Extension) einher. Mit der Ausatmung, Meert (2014) spricht von „Ebbe", beginnen Innenrotation und Beugung (Flexion). Je stärker die Atembewegung, desto größer die Rekrutierung der Muskeln und umso störungsfreier müssen die Gewebe sein. Dies bedeutet, dass gerade im Sport durch den erhöhten Atembedarf im Besonderen auf freie

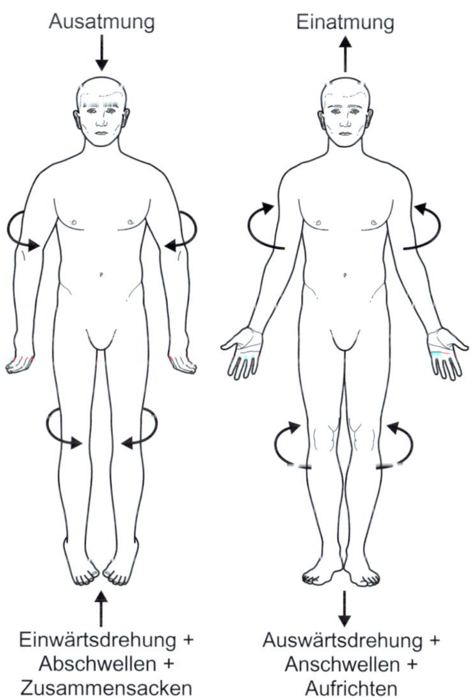

Abb. 1.1 Atemsynkinese, Gewebehydratation. [R320]

Gewebe geachtet werden muss, um die erhöhte Leistungsfähigkeit zu gewährleisten.

Der Begriff Synkinese ist zusammengesetzt aus: „syn", im Griechischen für „gemeinsam" „zusammen", und „kinesis" im Griechischen „Bewegung". In der germanischen Mythologie stellt „Syn" die Göttin der Gerechtigkeit dar, was wiederum ein schönes Bild für das notwendige synchrone Zusammenspiel von Atem und Bewegung ist, die Atemsynkinese (➤ Tab. 1.1) . In der Medizin sieht man diesen Begriff auch im Zusammenhang von unwillkürlichen Mitbewegungen von Muskulatur, was in Bezug auf die Atmung und ihre gekoppelten Bewegungen nicht zutrifft, denn die Atembewegung ist unter physiologischen Umständen koordiniert.

Ein Manualtherapeut kann sich die weiteren Effekte der Atemsynkinese bei seinen Mobilisationstechniken zunutze machen, indem er Gelenkstellungen unter der jeweiligen Atembewegung mit einbezieht. Hierzu haben sich Vladimir Janda und auch Karel Lewit (2007) in dem Buch „Manuelle Medizin" in Kapitel „Einfluss der Atmung auf das Bewegungssystem" geäußert.

Auch die Organe selbst folgen dem Gesetz der Atembewegung, wie auch Jean-Pierre Barral (2013) und Guido Meert (2014) verschiedentlich betonen. Die Lunge und Luftröhre zum Beispiel rutschen in sich öffnender Weise auf ihren Gleitschichten bei der Einatmung wie bei der Ausatmung. Die Leber wird bei jedem freien Atemzug bis zu 8 cm auf und ab bewegt, ebenso wie die Nieren und alle anderen Organe durch den Atem bewegt, massiert und somit durchblutet und versorgt werden.

Nicht nur die oben aufgeführten Strukturen sind Gewebe der Atmung, denn es gibt keine mehr oder weniger wichtigen Strukturen im Körper. Neben den klassischen Funktionen, die den Atemmuskeln zugeschrieben werden, sollte man sich von diesem priorisierenden Denkmuster verabschieden. Der menschliche Körper ist als Einheit aufgebaut und funktioniert nur als solche. Isolierte Betrachtungsweisen helfen womöglich, die einzelnen Funktionen des Körpers zu erlernen, betrachtet werden muss jedoch immer die Ganzheit mit ihren Wechselwirkungen.

Daher gilt es parallel zu allen Behandlungen, die sich zum Ziel gesetzt haben, Störungen im System zu beseitigen sowie Stabilität und Mobilität zu verbessern, die korrekte Ruheatmung zu erarbeiten und zu automatisieren. Ohne diese Ausrichtung auf eine korrekte Ruheatmung und deren Beachtung kann eine dauerhafte Verbesserung von Gewebe nicht erreicht und erhalten werden.

Tab. 1.1 Atemsynkinese

Einatmung	Ausatmung
Augen öffnen sich	Augen schließen sich
Mund öffnet sich	Mund schließt sich
Extension	Flexion
Außenrotation	Innenrotation
Erweitert bei aufrechter Körperhaltung die Rumpfrotation	Blockiert bei aufrechter Körperhaltung die Rumpfrotation
Nackenmuskeln spannen an	Nackenmuskeln entspannen

1.2 Diaphragmen

Alle Querstrukturen (➤ Abb. 1.5) kann man aus ostheopatischer Sicht als Diaphragmen verstehen. Sie regulieren die Spannung und Flüssigkeitsweiterleitung zwischen den Strukturen und Geweben. Auch das Zwerchfell wird als Diaphragma bezeichnet. Ihm kommt bei der Flüssigkeitsweiterleitung in alle Körperabschnitte und bei der Gewebeatmung die wohl wichtigste Funktion zu. Alle Diaphragmen müssen, wie generell alle Gewebe des Körpers, frei von Verspannungen, Verklebungen und Vernarbungen sein. Nur dann können sie dieser wichtigen Aufgabe von Abtransport und Transport in die Gewebe nachkommen und entsprechend bei Verletzungen oder behandlungsrelevanten Zuständen im Körper helfen, dass sich dieser regeneriert und gesundet. Thomas Myers zitiert in seinem Buch „AnatomyTrains" (2010) auf S. 31 Paracelsus: „Es gibt nur eine Krankheit, und die heißt Stauung".

1.2.1 Zwerchfell – Diaphragma abdominale

Das Zwerchfell (Diaphragma = griechisch: Trenn- oder Zwischenwand) (➤ Abb. 1.2) ist der zentrale Atemmuskel, der wie eine Kuppel in der Mitte des Rumpfes liegt und den unteren Brustkorb zur Bauchhöhle hin abschließt. Es trennt zwar räumlich den oberen vom unteren Brustkorb, kann aber als Verbindung des gesamten Brustkorbs angesehen werden (➤ Abb. 1.2). Nur so lässt sich erklären, dass es als der Motor für die Atmung und Verteilung aller Körperflüssigkeiten sowie als innere Organmassage funktioniert. Erst durch diese Verbindung von oberem und unterem Rumpftanteil ist es möglich, dass

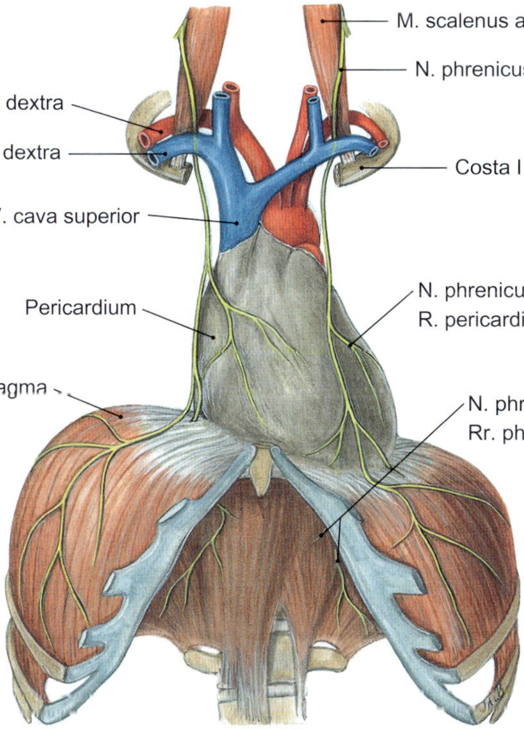

a

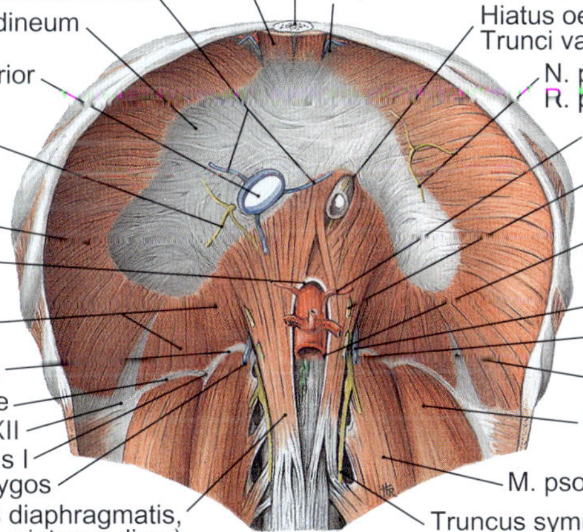

b

Abb. 1.2 Anatomische Darstellung des Zwerchfells mit seinen korrespondierenden Faserverläufen a) Sicht von ventral [S700]; b) Sicht von kaudal. [L240]

das Zwerchfell für alle Organe im Rumpf und darüber hinaus in den ganzen Körper als wichtigster Einatemmuskel die Aufgabe einer direkten Kommunikationsstation erfüllt. Es kann also nicht als trennende Struktur im engeren Sinne angesehen werden. Die Muskelkontraktion, das Absenken des Zwerchfells in den Bauch hinein, initiiert die Einatmung. Es leitet die Atembewegung durch eine Kolbenbewegung in den Körper fort. Durch die Absenkung des Zwerchfells und den dadurch im Brustkorb entstehenden Sog erfolgt der Lufteinstrom in die Lunge. Gleichzeitig verschiebt die Kontraktion des Zwerchfells bei der Einatembewegung die Organe des Oberbauchs und die Bauchdecke wölbt sich vor, erhalten die Organe den notwendigen Raum und ihre physiologische Drainage durch diese rhythmische Bewegung. Durch die in die Lunge einströmende Luft gleicht sich der Unterdruck im Brustraum dem atmosphärischen Druck der Umgebungsluft wieder an, und mit zunehmender Ausatmung entsteht ein Überdruck. Bei der Ausatmung gehen das Zwerchfell und alle korrespondierenden Gewebe in ihre Ausgangsposition zurück. Das heißt, der Bauch, das Brustbein und der Brustkorb senken sich wieder. Ich sage dazu gern: „Der Brustkorb muss einen Weg gehen".

Versorgt wird das Zwerchfell überwiegend vom N. phrenicus, der vom 3.–5. Halswirbel entspringt, sowie von Fasern aus den Spinalnerven des 7.–12. Brustwirbels.

EIN KURZER EXKURS

zur Vielschichtigkeit der Begriffe für das Phänomen Atmung: Mit dem griechischen Wort „phren" (Bestandteil z.B. des Terminus „Nervus phrenicus") wurden in der Antike das Zwerchfell wie auch der Magen bezeichnet. „phren" bedeutete aber auch Denken, Geist, Gemüt, Leidenschaft. Im Zwerchfell wurden bestimmende Merkmale des Menschen verortet. Seine Bedeutung für die Atmung und damit letztlich für das Leben war schon den antiken Ärzten und Philosophen klar. Das Zwerchfell, eine Muskel- und Sehnenplatte, hat in etwa die Form eines Kleeblattes, das die Mitte des Körpers auskleidet. Ein wenig poetisch überhöht könnte man sagen, in unserer Körpermitte liegt ein Glücksklee, der uns durch seine Rhythmik zu körperlicher und geistiger Bewegung befähigt.

Ganz eng ist die Beziehung zwischen den lateinischen Worten spirare – atmen, spiritus – Hauch, Atem, Geist und Inspiration – Einatmung, aber auch Eingebung, Anregung, „Beflügeln". Der Ausdruck „Inspiration" hat also neben seinen konkreten, me-

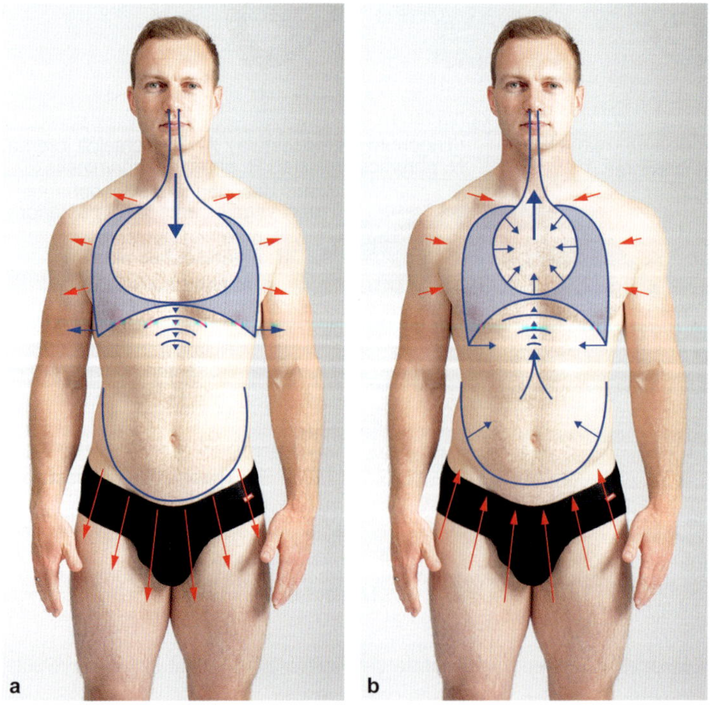

Abb. 1.3 Dreidimensionale Wirkung des Zwerchfells auf den Körper durch seine Kolbenfunktion. [K416; L231]

dizinischen Aspekten auch die Dimension geistige, kreative Betätigung sowie auch Beeinflussung und Antrieb. Von diesem Antrieb profitieren nicht zuletzt alle Leistungssportler.

Vom Centrum tendineum des Zwerchfells, der zentralen Sehnenplatte, ziehen Fasern zum Brustbein, in den M. transversus thoracis (➤ Abb. 2.6), der hinter dem Brustbein liegt, zu den unteren Rippen und umfassen die Durchtrittsöffnung für die Speiseröhre (Hiatus oesophageus). Weitere Faserzüge des Zwerchfells ziehen zum M. transversus abdominis der tiefen Bauchmuskulatur und in den Hüftbeuger (M. iliopsoas), andere reichen bis an die Lendenwirbelkörper 1 bis 3 (L1–L3). Sie verlaufen zum Kopf hin in das rückwärtige Wirbelsäulenband (Lig. supraspinale). Ausläufer ziehen bis an das Foramen magnum, den Eingang in den Schädel. Somit stellt das Zwerchfell eine Verbindung zwischen der Schädelbasis und dem Kreuzbein her. Angesichts dieser Vernetzung lässt sich nachvollziehen, welche Auswirkungen es hat, wenn die Kolbenbewegung der korrekten Ruheatmung den Körper nicht rhythmisiert (➤ Abb. 1.3) (➤ Kap.2.1.9; ➤ Kap.2.2.; ➤ Kap. 4.1). Thomas Myers in seinem Buch „Anatomy Trains“ (2010) und Guido Meert in seinem Buch „Das venöse und lymphatische System aus ostheopatischer Sicht“ (2014) veranschaulichen diesen Vorgang mit dem Bild von Ebbe – Ausatmung und Flut – Einatmung (➤ Abb. 1.1).

Das Zwerchfell ist ein Muskel, der aufgrund seiner Funktion nicht nur der Atmung, sondern ebenso dem Bewegungsapparat zugerechnet werden muss. Es ist mit unterschiedlichen Faserzügen verwoben und verbunden mit dem Herzbeutel (Perikard), den Lungenhäuten (Pleurae), den Lungenflügeln, dem Dick- sowie Dünndarm (Kolon, Duodenum), der Leber, dem Magen, der Milz, der Bauchspeicheldrüse und den Eingeweidenerven (Nn. splanchnici), welche die Durchblutung der Oberbauchorgane und auch des Magen-Darmtraktes regulieren.

Unsere „glückliche Mitte“, das Zwerchfell, wirkt bei der Atmung in die Bauchorgane und den Beckenboden fort. Durch die direkten Verbindungen in die Lungenspitzen, den Schultergürtel und zum Längsband der Wirbelsäule ist das Zwerchfell an der Stabilisierung dieser Strukturen und damit an der aufrechten Körperhaltung beteiligt. Bei korrekter Ruheatmung, nämlich in den Bauch, wird gleichzeitig der Rumpf stabilisiert.

Das lateinische Wort „exspirare“ hat mehrere Bedeutungen: ausatmen, aushauchen, auch sterben. In der Medizin steht der Begriff Exspiration für die Ausatmung. Während der Ausatmung geht das Zwerchfell nicht passiv, wie oft betrachtet, in seine Ausgangsposition zurück. Die Rückstellkräfte (Retraktionskräfte) des elastischen Lungengewebes und des Brustkorbes übernehmen einen Teil dieser Bewegung, einen anderen die Bauch- und Rückenmuskeln, die selbst in Ruhe, wenn auch kaum spürbar, diese Bewegung unterstützen, ebenso wie die Zwischenrippen- (Mm. intercostales interni) und die Halsmuskeln (Mm. scaleni). Die Skalenusmuskulatur ist mit ihren Faszienausläufern mit der Lunge verbunden und ein wichtiger Gegenanker und Stabilisator für die Ausatmung, während sich der Brustkorb dabei absenken muss. So gibt es gerade bei der Ausatmung viele wichtige exzentrische Bewegungen. Grundsätzlich müssen alle Bewegungen aller Gewebe zusammengenommen als funktionierende Einheit angesehen werden. Hierbei spielen alle Verbindungen wie Gelenke, Kapseln, Bänder, Sehnen und Faszien eine ebenso wichtige Rolle wie bei allen anderen Körperfunktionen auch. Im Gegensatz zur häufig vertretenen Ansicht ist der Ausatmenvorgang nicht passiv, denn nichts im Körper ist passiv. Darin liegt eine für jedes Individuum geltende Gesetzmäßigkeit, die zur Gesunderhaltung des Körpers notwendig ist.

Wie sich zeigte, wird die Bewegung des Zwerchfells auch außerhalb der Körperhöhlen wirksam und versorgt den ganzen Körper mit Leben. Alles im Körper unterliegt dieser Bewegungswelle der Atmung, die in Ruhe zwischen 15.000 – und 20.000 mal am Tag stattfindet. Sie versorgt den Körper mit Sauerstoff, wie sie auch die Körperflüssigkeiten fortleitet. Durch die Atmung werden Regeneration, aber auch Höchstleistung möglich. Hört der Mensch auf zu atmen, stirbt der Körper innerhalb weniger Minuten. Liegt keine normale Ruheatembewegung in den Bauch mehr vor, erkrankt das System. Thomas Myers in seinem Buch „Anatomy Trains“ (2010) stützt sich auf Jean Pierre Barral (2005) und dessen Einschätzung, diese Atembewegung müsse frei sein. Befinden sich Verklebungen oder Läsionen in den Gewebestrukturen, den Organaufhängungen, wird nicht nur die Organfunktion hiervon negativ beeinflusst, sondern es sind auch alle myofaszialen Strukturen betroffen. Die Autorin möchte ergänzen, dass ohne eine korrekte Ruheatmung auch alle neurovegetativen Abläufe schwere Störungen und Krankheiten entwickeln können (➤ Kap. 2.1.9; ➤ Kap. 2.2; ➤ Kap. 3.11; ➤ Kap. 3.12; ➤ Kap. 4.2).

1.2.2 Beckenboden – Diaphragma pelvis oder urogenitale

Das Gegenstück zum Zwerchfell ist der Beckenboden, das Diaphragma pelvis oder auch Diaphragma urogenitale. Das Zwerchfell und der Beckenboden stehen bei einer korrekten Ruheatmung in den Bauch in direktem Zusammenhang, da sich bei einer Zwerchfellbewegung auch der Beckenboden initial absenkt, aber aufgrund seiner Funktion für die aufrechte Körperhaltung den Beckenbodenausgang nach oben konzentrisch verschließt.

Das Wort Becken (Pelvis) hat nicht nur eine anatomische Bedeutung. Es entspricht auch dem Begriff einer Schale, was bildlich die Aufgabe des Beckenbodens darstellt. Es enthält und hält unsere Organe. Das Becken als punctum fixum nimmt die Bewegung der Beine auf, gibt sie an den Rumpf weiter und nimmt ebenso die Atmung in den Bauch auf, mit deren Rhythmik die Körperflüssigkeiten weitergeleitet werden (➤ Abb. 1.4). Das Becken übernimmt oder übergibt Bewegung und Atmung. Alle zu- und ableitenden Bahnen der Beine haben Zufluss von Körperflüssigkeiten wie zum Beispiel Blut und Lymphe in und aus dem Becken*boden* durch die große Öffnung im Becken (Foramen obturatorium). Daher ist ein funktionierender, spannungsfreier Beckenboden Voraussetzung für Verteilung oder Fortleitung von Flüssigkeiten, sowie als funktionierender Umschaltpunkt für alle Bewegungsachsen.

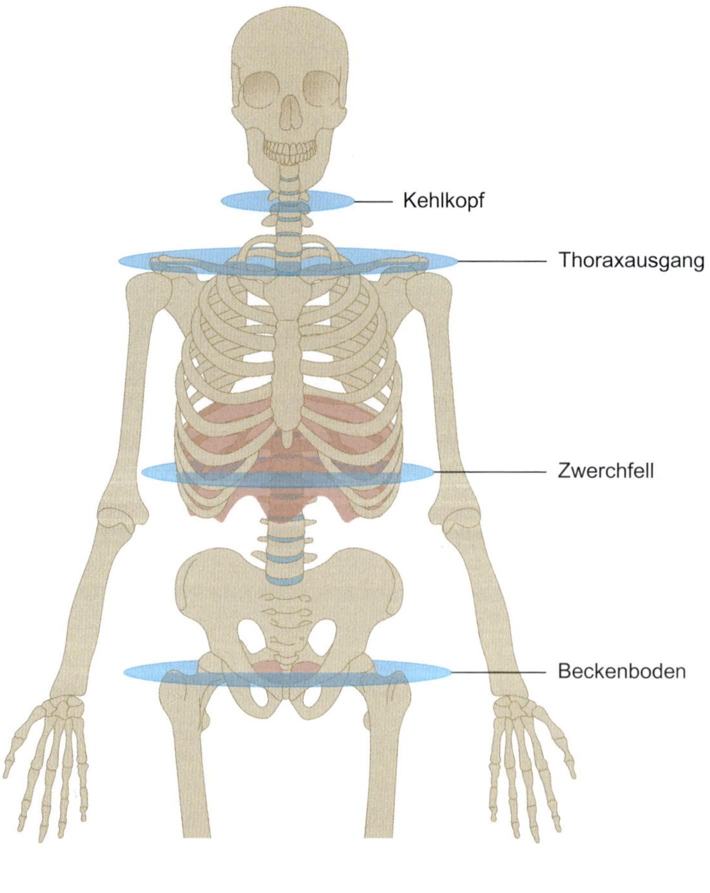

Abb. 1.4 Beckenboden, Zwerchfell und Brustkorbausgang als Synergisten. [L231]

1.2.3 Oberer Brustkorbausgang – Diaphragma thoracocervicale

Das Zwerchfell ist die verbindende Mitte, der Beckenboden ist die tragende Schale und der obere Brustkorbausgang (Diaphragma thoracocervicale) ist der Schirm (➤ Abb. 1.4, ➤ Abb. 1.5). Dieser Schirm stellt eine Verbindung zwischen dem oberen Lungenlappen und der Hals- wie Brustwirbelsäule dar. Dieser Schirm kann sich ebenso mobil wie alle anderen Diaphragmen im Körper mit seinen Geweben ausweiten, drehen und wieder zusammen den Rückweg antreten. Dieses Diaphragma sitzt oberhalb der beiden Lungenflügel. Es zeigen sich Verbindungen aus den Lungenhäuten (Pleurae), Lungenbändern (Lig. pulmonale, Lig. interpleurale), Faszien (Fascia endothoracica) aus den Halsmuskeln, den Mm. scalenii. Über das Lig. pulmonale besteht eine direkte Verbindung zur Speiseröhre.

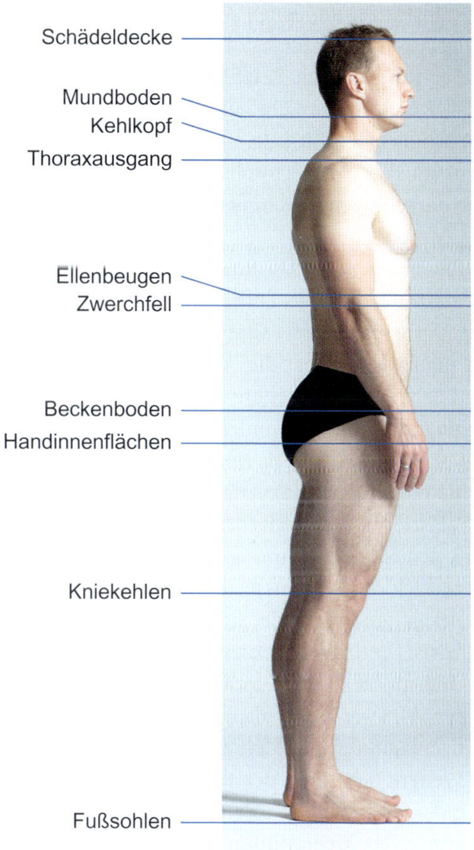

Abb. 1.5 Alle zehn Diaphragmen als Querstruktur, durch welche ein „Fluss" gegeben sein muss. [K416]

Diese drei hier aufgeführten sogenannten respiratorischen und auch primären Diaphragmen (abdominale, pelvis/urogenitale, thoracocervicale) (➤ Abb. 1.4) sind nicht die einzigen unseres Körper. Als weitere wichtige Querstrukturen müssen unter anderem der Schädel (Diaphragma tentorium cerebelli), der Mundboden (Diaphragma oris), der Kehlkopf (Diaphragma cervicale), die Innenseite der Ellenbeugen (Diaphrama cubitale), die Handinnenflächen (Diaphragma palmare), die Kniekehlen (Diaphragma poplitea) und die Fußsohlen (Diaphragma plantare) gesehen werden (➤ Abb. 1.5). Sie alle müssen ohne Spannung sein, um den Zu- und -abfluss aller Körperflüssigkeiten und die fortgesetzte Atembewegung in alle „Stockwerke" und zwischen den Stockwerken zu gewährleisten. Entsteht Spannung oder Stau in diesen, aber auch allen anderen Gewebestrukturen, ist die Infrastruktur in diesen Gewebeabschnitten behindert und reduziert. Somit ist die Belastbarkeit oder Funktion von Gewebe nicht gewährleistet. Besonders im Sport ist daher auf die Behandlung und Durchlässigkeit aller Diaphragmen und Querstrukturen zu achten, damit das Gewebe leistungsfähig bleibt oder wieder wird. (➤ Kap.4.1.2; ➤ Kap.4.2; ➤ Kap.5.5; ➤ Kap. 6.1)

1.3 Schilddrüse

Everhard van de Flierdt

Die Schilddrüse hat auf die Infektneigung große Auswirkungen (➤ Kap. 3.5). Die Schilddrüse liegt als schmetterlingsförmiges Organ im vorderen Halsbereich rechts und links der Luftröhre. Die beiden Schilddrüsenlappen sind in der Regel durch eine Gewebsbrücke vor der Luftröhre verbunden. Die normale Schilddrüse hat bei Frauen ein Volumen etwa bis 18 ml, bei Männern bis 25 ml. Eine klare Untergrenze der Volumina gibt es nicht, bei Volumina unter 8 ml spricht man von einer kleinen Schilddrüse. Zwischen Funktion, Größe und Form der Schilddrüse bestehen keine eindeutigen Zusammenhänge. Jede Größe und Form der Schilddrüse kann mit Unterfunktion, Normalfunktion und Überfunktion einhergehen. Somit sind grundsätzlich zwei Gruppen von Krankheitsbildern zu unterscheiden: Funktionsstörungen und Formveränderungen des Organs, meist Vergrößerungen, häufig mit Knotenbildung.

Die Hauptfunktion der Schilddrüse besteht in der Bildung und Speicherung der Schilddrüsenhormone Trijodthyronin (T3) und Thyroxin (T4). Die wichtigste Komponente für die Herstellung der Hormone ist Jod, das der Mensch mit der Nahrung aufnehmen muss. T3 ist die aktive Form der Schilddrüsenhormone, es wird teils direkt durch die Schilddrüse produziert, überwiegend jedoch im Körper nach Bedarf aus dem weitgehend inaktiven Hormon T4 gebildet. Des Weiteren wird in der Schilddrüse noch das Hormon Calcitonin gebildet, das für den Knochenstoffwechsel wichtig ist.

Die Wirkung der Schilddrüsenhormone im Körper ist vielfältig. Sie beeinflussen den Kohlehydratstoffwechsel (Aufnahme aus dem Darm, Glykogen, Insulinwirkung), den Fettstoffwechsel (Fettmobilisierung), den Eiweißstoffwechsel (anabol vs. katabol), das Temperaturempfinden, das Herz-Kreislaufsystem (Herzfrequenz, Blutdruck), den Schlaf, die Verdauung und einiges mehr.

1.4 Faszien und kommunizierende Gewebe

Anders als Organe, Knochen, Muskeln und Sehnen haben Faszien keine definierten Grenzen. Faszien sind Bindegewebeschichten, die Muskeln, Muskelgruppen, Organe, Gefäße und Nerven umhüllen. Im weiteren Sinne können aber auch Sehnen, Bänder, Gelenkkapseln und Haltebänder (Retinacula) dazu gezählt werden. Sie bestehen aus Kollagenen und Elastin und funktionieren als Hüll- oder Gleitschicht, Widerlager, biomechanisch als formgebender Kraftvektor und vieles andere mehr. Sie verspannen unseren Körper sinnvoll und dynamisch. Faszien verbinden Strukturen und Organe, sie verweben alles zu einer Gesamtheit. Sie sind am Transport von Flüssigkeiten beteiligt und auch sie verbreiten die Atembewegungen wellenartig im ganzen Körper (➤ Abb. 1.6).

Die äußerste Faszienschicht ist die Fascia superficialis. In ihr verlaufen feine Gefäß- und Lymphbahnen. Für die Bewegungsabläufe, die eine erhöhte Atemarbeit des Brustkorbes während intensiver Belastung erfordern, ist die Tatsache wesentlich, dass sie in das „Platysma" des Halses integriert ist. Das Platysma ist ein oberflächlicher, breitflächiger Muskel, der zwischen Haut und oberflächlicher Halsfaszie liegt. Spannungen oder Verfilzungen der Gewebeschichten in diesem Bereich können die Atembewegung behindern oder zu funktionellen Atemstörungen führen (➤ Kap. 3.11; ➤ Kap. 3.12; ➤ Kap. 5.5). Ähnlich wie ein zu heiß gewaschener Wollpullover sich nur schwer wieder in seine ursprüngliche Form ziehen lässt und unbeweglich und eben verfilzt ist, fehlt auch dem Gewebe unter solchen Bedingungen die Entfaltungsfähigkeit.

Die tiefe Rumpffaszie (Fascia *trunci profunda*) reicht bis tief in das Körperinnere. Daher zeigen physiotherapeutische Techniken aus dem myofaszialen Bereich bis tief ins Körperinnere ihre Wirkung. Aus der Fascia trunci profunda entspringt unter anderem eine Faszienschicht, die über die Querfortsätze, an denen sie ansetzt, eine Verbindung zur Wirbelsäule hat. Umschlossen werden von dieser fortgesetzten Faszienschicht unter anderem wichtige Atemmuskeln wie die Mm. scaleni, die Zwischenrippenmuskeln (Mm. intercostales) der Brustmuskel (M. pectoralis major) und der gerade wie die schrägen Bauchmuskeln (M. rectus abdominis, Mm. obliquui).

Ein Teil der inneren Rumpffaszie zieht als Eingeweidestrang den Hals entlang bis in den Rumpf hinein. Darin eingekleidet sind die Halsmuskeln, die Vena jugularis interna, die Arteria carotis communis und der N. vagus. Weitere Ausläufer hat diese Halsfaszie zum M. omohyoideus, der vom Zungenbein (Hyoid) durch den Hals und oberen Rumpf bis zum Schulterblatt (Scapula) verläuft. Ein weiteres Blatt der Halsfaszie hat Fasern aus dem Kaumuskel (M. masseter), den Mundbodenmuskeln, dem Halsmuskel (M. sternocleidomastoideus), dem Nackenmuskel (M. trapezius) und verbindet sich mit ihnen an der Schädelbasis. Die dritte Loge dieser Faszie verbindet weitere Halsmuskeln (Mm. scaleni), den Schulterblattheber (M. levator scapulae) mit der Aufhängung der Lungenhautkuppeln (Pleurakuppeln).

Weitere Schichten der thorakalen Faszie verbinden das Zwerchfell mit dem Mittelfellraum (Mediastinum). Das Mediastinum ist ein „Raum", der zwischen den beiden Lungenflügeln liegt. Es wird nach vorne vom Brustbein, nach hinten von der Wirbel-

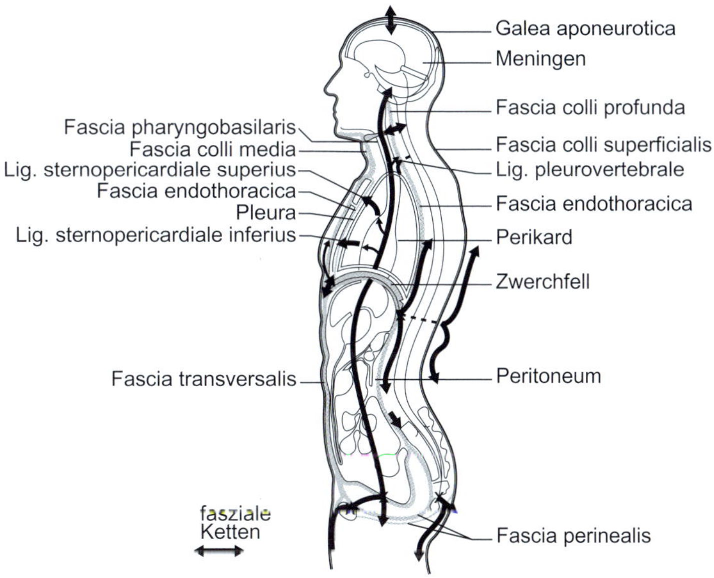

Abb. 1.6 Der Rumpf mit seinen Gewebeschichten im Kontext. [L254]

säule und nach unten vom Zwerchfell begrenzt. Thymus, alle großen Blutgefäße des Brustkorbes, die Luftröhre, die Speiseröhre, die Lymphbahnen, für die Atmung wichtige Nerven wie Nn. phrenicus, vagus und laryngeus recurrens durchziehen das Mediastinum. Direkt vor dem Mediastinum liegt das Herz.

Die Faszie, in der alle Organe eingebettet sind und die die Körperhöhlen auskleidet sowie schützt, heißt Fascia *visceralis.* Da sie verwoben ist mit all ihren korrespondieren Organen (Luftröhre, Bronchien, Bindegewebe der Atemwege und Lungensepten, hat eine Atembewegung (➤ Abb. 1.1) messbare Bewegungsamplituden zur Folge. Die viszerale Faszie erstreckt sich von der Schädelbasis bis tief in das Becken. Auf ihr verlaufen Gefäße, Nerven und Lymphbahnen.

Wenn man sich die Komplexität der anatomischen Korrespondenzen vor Auge führt, ist es offensichtlich, wie wichtig harmonische und rhythmische Atembewegungen in Ruhe und unter Belastung sind. Spannungen oder Verfilzungen allein in einem Teilabschnitt führen zu Dysbalancen und können manifeste Atem- und somit generell Körperstörungen zur Folge haben. Es erinnert an eine Marionette: Zug an einem Schnürchen setzt die ganze Figur in Bewegung, sofern keine „Verfilzungen" vorliegen. Sind die Fäden der Marionette verheddert, entstehen Störungen im gesamten Bewegungs- und Organablauf.

Faszien haben neben ihrer Schutzfunktion und Meldefunktion für das Gewebe auch eine Aufgabe als Gleit- und Verschiebeschicht. Sie tragen weiterhin zur Kraftübertragung und Kraftlenkung im Körper bei und haben sowohl immunologische wie auch neurosensorische Funktionen. Man kann sie sich wie eine Art Telekommunikationsnetz vorstellen.

Der Stellenwert von Berührung

In den Faszien liegen Rezeptoren, die für die Interozeption zuständig sind. Dieser Ausdruck ist aus den lateinischen Wörtern „inter" = inmitten und dem Wort „recipere" = aufnehmen zusammengesetzt. Wenn uns etwas berührt, entsteht eine Rückkopplung auf der emotionalen Ebene. Dies ist tief mit unseren anatomischen Strukturen im Gehirn verankert. Diese Reaktionen kennt jeder Mensch. Die Behandlung eines Athleten und Therapeuten ist ebenso geprägt von der betreffenden Handlung wie von der Intention, mit der diese menschliche Begegnung stattfindet. Ob mit sanfteren oder intensiveren (z. B. myofaszialen) Techniken gearbeitet wird, ist begleitet von der Berührung im übertragenen Sinne. Das un ausgesprochene und oft unbewusste Wort und Gefühl und die daraus entstehende Vertrauensebene, die mit einer Be-HAND-lung entsteht, wirkt sich auf die Entspannung von Faszien, Geweben und somit auf die Regeneration und Heilung des gesamten Organismus aus. Das ist einer der Gründe, warum zum Beispiel osteopathische Techniken funktionieren, obwohl ihre Wirkungen bisher noch nicht in Gänze messbar sind.

Den Faszien wird in diesem Buch genauso viel Bedeutung beigemessen wie allen anderen Strukturen des menschlichen Systems. Es ist befriedigend, dass das, was uns „alten" Physiotherapeuten längst bewusst war, nämlich dass Faszien kein totes, unnützes Stützgewebe sind, nun würdigend erforscht wird. Dennoch kann es nicht allein um Faszien gehen, sondern darum, dass alles im Körper gleich viel Wert und Beachtung bekommen muss. Nachdem jahrzehntelang die Muskeln als Erklärungsmodell herhalten mussten, inszeniert man jetzt förmlich einen Faszienboom: Faszienyoga, Faszientherapeut, Faszientraining, Faszienfitness, Faszienrolle und die mannigfaltigen Bücher und DVDs dazu sind ein großer Markt. Da erscheint der ganzheitliche Ansatz etwas aus der Mitte „verrückt".

Wie wichtig die gewonnenen Erkenntnisse jedoch sind, zeigt das Beispiel der großen Rückenfaszie (Fascia thoracolumbalis). Faszien auch als Kraftvektorenlenker machen erst die Energieübertragung im Bewegungsapparat möglich. Das ISG (Iliosakralgelenk) muss die Kräfte aus den Beinen gut übertragen können. M. biceps femoris und M. gluteus maximus verbinden sich mit Bändern (Lig. sacrospinale, Lig. sacrotuberale). Sie verspannen das ISG mit. Eine Stabilisierung und Übertragung der Kräfte auf Wirbelsäule, Becken, Kreuzbein und Beine ist nur durch die Kraftaufnahme der Fascia thoracolumbalis möglich. Sie wiederum hat Verbindungen von L4 –L5 zu den Bauchmuskeln (M. transversus abdominis, M. obliquus internus).

1.5 Knöcherner Atemapparat

Um allem ein Gerüst für das Atemmanöver zu geben, braucht es die knöchernen Anteile des Bewegungsapparates. Daher wird auch die Anatomie hierzu erläutert.

1.5.1 Schädel

Der Schädel schützt als knöcherne Struktur das Gehirn, aus dem das Rückenmark durch das große Hinterhauptloch an der Schädelbasis (Foramen magnum) in die Wirberlsäule zieht. Gehirn und Rückenmark werden als zentrales Nervensystem (ZNS) bezeichnet, welches u. a. das Muskelsystem steuert. Aus der Peripherie nimmt das ZNS alle Informationen entgegen, verarbeitet sie und sendet die daraus abgeleiteten Informationen in die Gewebe. Gleichzeitig ist der Schädel, wie das Becken auch, eine Schale und Ansatzpunkt für alle Gewebeaufhängungen aus dem unteren Körper. An der Schädelbasis (Os occipitale) und dem Unterkiefer (Mandibula) fließen die am Atemmanöver beteiligten Gewebe ein. Je nachdem ob der Kopf in aufrechter oder in krummer Körperposition gehalten wird, rutschen die Kraftvektoren der beteiligten Gewebe aus dem Rumpf und dem Hals zugunsten der aufrechten Körperhaltung (➤ Abb. 3.13). Je nachdem, ob diese Position überwiegend oder eben nicht in einem 24-Stunden-7-Tage-Verhalten vorherrscht, verfilzen die Gewebe zu Ungunsten der Atembewegung vor oder hinter diesem Drehpunkt der Wirbelsäule. ➤ Abb. 1.6 verdeutlicht die Auswirkungen auf den Körper, wenn nicht überwiegend funktionelle Stabilität und Aufrichtung vom Scheitel bis zur Sohle gegeben sind. Die daraus resultierenden funktionellen Dysbalancen sind in ➤ Kap. 2.1.9, ➤ Kap. 2.2.3, ➤ Kap. 2.2.5, ➤ Kap. 3.11 und ➤ Kap. 3.12 beschrieben.

Der Kiefer und seine Gelenke sind sehr komplex über Muskel-Faszien-Gelenk-Ketten mit Schädel, Halswirbelsäule, Zungenbein, Brustbein, Schlüsselbein und Schulterblatt und somit der Atembewegung verbunden. Eine Fehlstellung des Kiefergelenks zum Beispiel kann eine primäre Problematik darstellen. Das heißt, dass sich alle bindegewebigen kinetischen Ketten dem resultierenden „Fehlbiss" anpassen. Sekundär wiederum kann das Kiefergelenk unter Spannung stehen, wenn bindegewebige Strukturen es in einer ungünstigen Bissstellung festhalten, was wiederrum eine korrekte Ruheatembewegung behindert. Ein Sportler steht oft unter Spannung und beißt (meist unbewusst) die Zähne zusammen. Durch diese erhöhte Anspannung können sich erhebliche Funktionsprobleme im Kiefer-Kopfbereich entwickeln, wenn der Athlet und somit das Gewebe nicht von alleine in ein Gleichgewicht zurückfinden.

1.5.2 Wirbelsäule, Becken, Rippen mit dem Brustbein

Die Wirbelsäule lässt sich mit einem beweglichen Rohr vergleichen, in dem sich das Rückenmark knöchern geschützt befindet. Aus jeder Etage eines Wirbelkörpers (Segment) gehen Nervenbahnen heraus und hinein. Man kann sich das wie einen Sicherungskasten vorstellen, der die Anschlüsse verteilt. Knochen unterliegen – wie auch andere Gewebe – aufgrund mechanischer Beanspruchung ständigen Anpassungsvorgängen. So kann es im Laufe von Jahren durch die notwendige biomechanische Ausrichtung im Alltag oder durch sportartspezifische Anforderungen zu Veränderungen kommen.

Die *Halswirbelsäule* (HWS) mit ihren 7 Wirbelkörpern ist der beweglichste Wirbelsäulenabschnitt. Sie erlaubt es, den Kopf in fast alle Richtungen zu drehen. Mit zahlreichen Rezeptoren versorgt, übernimmt sie funktionell wie sensomotorisch wichtige Aufgaben. Die Bezeichnung „Organ" ist für diesen Bereich treffender, da er intensiv mit Rezeptoren versorgt ist. Schließlich thront auf der Halswirbelsäule der Schädel mit der Schaltzentrale, dem Gehirn, und sie hat funktionell wie sensomotorisch wichtige Aufgaben.

Die *Brustwirbelsäule* (BWS) mit 12 Wirbelkörpern ist der am wenigsten bewegliche Abschnitt der Wirbelsäule. Sie trägt den angehängten Brustkorb. Die mittlere Brustwirbelsäule, ungefähr auf Höhe des 5.–6. Wirbelkörpers, stellt den unbeweglichsten Abschnitt der ohnehin schon eher unbeweglichen Brustwirbelsäule dar. Betrachtet man diesen Abschnitt als das Punctum fixum der Aufrichtung, versteht sich diese Unbeweglichkeit ganz anders. Die mittlere BWS soll mit ihren Zuggurtungssystemen (Faszien mit Muskeln) den Brustkorb nach vorne oben aufrichten und verschafft so dem Zwerchfell Platz, den Körper „in Fluss" halten zu können (➤ Abb. 1.7). Der so entstehende Schutzraum umfasst wichtige Organe. Die Brustwirbelsäule dient also als knöchernes Widerlager für bewegende Einheiten und muss in diesem Abschnitt aufgerichtet stabil sein. Andererseits kann eine über die natürliche BWS-Krümmung (Kyphose) hinausgehende fixierte Beugung zu einer weitreichenden Dysbalance in allen Bewegungsketten führen, etwa der Atembewegung und der Organfunktionen. Daher ist ihre Unbeweglichkeit relativ. Als Orientierung für die Stellung der BWS im Raum kann man das Brustbein (Sternum) nehmen. Dieses soll vor dem gedachten Lot des Schambeins (Symphyse) stehen (➤ Abb. 1.7).

Eine fixierte Brustwirbelsäule in Beugung (Flexion) aufgrund von rigiden Bewegungsabschnitten kann sich den Bewegungen aus der HWS und der LWS nicht anpassen. Durch das Verharren in der gebeugten Position der BWS ist eine weiterlaufende Bewegung der angrenzenden Bewegungsabschnitte schwer möglich. So müssen sich notgedrungen die HWS und LWS der vorgegeben Krümmung „beugen" und werden mit aus ihrer eigentlich angestrebten physiologischen und aufrechten Position geholt, was wiederum zu weitreichenden Dysbalancen aller Bewegungsketten, der Atembewegung und der Organfunktionen führt.

Die 5 Wirbelkörper der *Lendenwirbelsäule* (LWS) müssen das von oben übertragene Gewicht übernehmen. Zusammenhänge von Schmerzen in der LWS und einem nicht funktionellen Einsatz des Zwerchfells bei der Atmung sind dokumentiert.

Die Lendenwirbelsäule geht in das *Kreuzbein* (Sacrum) über. Es stellt den Abschluss der Wirbelsäule in Gestalt einer Spitze oder eines umgedrehten Schlusssteins dar. Mit dieser Form ist die ganze knöcherne Kette im Darmbein (Ilium), oder auch Becken (Pelvis) genannt, verankert. Kreuzbein und Becken bilden zusammen das Kreuzbein-Darmbein-Gelenk (Iliosakralgelenk), das bei Sportlern häufig Funktionsstörungen aufweist.

Das *Becken* (Pelvis) spielt eine zentrale Rolle für alle weiterlaufenden kinetischen Ketten im Körper. Es überträgt die Kraft aus den Beinen in den Rumpf nach oben und aus dem Rumpf in die Beine nach unten. Beide Darmbeinschaufeln zusammen bilden eine Art Schale. Aus der Beckenposition resultieren Muskel-Faszien-Gelenk- (kinetische)-Ketten, die den ganzen Körper entweder aufrichten oder der physiologischen und somit reizarmen Stellung zuwiderlaufen.

Das *Brustbein* (Manubrium sterni) hat die Form eines Schwertes,seine Spitze wird Proc. xyphoideus genannt. Mit dem Brustbein sind das Schlüsselbein und die ersten 7 *Rippen* knorpelig verbunden. Die 8., 9. und 10. Rippe sind mit der 7. Rippe verbunden. Hierbei geht die jeweils untere Rippe in die oberhalb gelegene Rippe über. Die 11. und 12. Rippe stehen frei in die Taille hinein. Das Brustbein ist sehr stabil. Die Rippen sind gebogen und in sich rotiert (torquiert), damit sie der Ein- und Ausatmung folgen können. Sie enden rückwärtig gelenkig an der Wirbelsäule und vorne am Brustbein. Es wird bei Abwärtsbewegung der Rippen (Ausatmung) durch eine Korbhenkelbewegung mit nach unten gezogen. Es bietet einen festen Funktionspunkt für die Muskel-Faszien-Gelenk-Kette der Ausatmung.

Steht die tragende Wirbelsäule aufrecht, kann die kinetische Kette der Atembewegung physiologisch ablaufen und die notwendige Hydratation eines Leistungssportlers in alle Bewegungsabschnitte gewährleisten (➤ Kap. 4.2).

1.5.3 Schultergürtel – Schlüsselbein (Clavicula) – Schulterblatt (Scapula) – Oberarm (Humerus)

Die Anheftung des Oberarmes an den Rumpf ist, wie alle anderen Verbindungen des Körpers auch, eine Muskel-Faszien-Gelenk-Kette. Das *Schlüsselbein* (Clavicula) hat dabei als einziger Knochen eine gelenkige Verbindung (Art. sternoclavicularis) zum Brustbein. Es liegt auf dem Brustbein auf, abgestützt durch die 1. Rippe, und hat fasziale Verbindungen in das Gelenk der 1. Rippe, welches unmittelbar benachbart ebenso am Brustbein endet. Die fasziale Verbindung von Schlüsselbein, 1. Rippe und Brustbein ist wiederum ein vernetztes System in den Hals und in die tieferen Schichten des Brustkorbs hinein.

Das andere, äußere Ende des Schlüsselbeines liegt auf einem Bett aus dem Gräteneck (Acromion) und Rabenschnabelfortsatz (Proc. coracoideus), das mit derben Bändern aus dem Schulterblatt gebildet wird. Das Schlüsselbein stützt sich einerseits auf dem Brustbein und den beiden Knochenelementen ab, leitet aber durch seine bindegewebigen Verbindungen von Bändern, Faszien und Muskeln aus dem Arm, Schulterblatt und dem Brustkorb über die Atemsynkinese (➤ Kap. 1.1) die weiterlaufenden Bewegungen ein. Unterhalb des Schlüsselbeines kommt aus der Verbindung von 1. Rippe und Brustbein und der bandhaften Verbindung aus 1. Rippe und Schlüsselbein (Lig. costoclaviculare) der M. subclavius. Er ist ein wichtiger muskulärer Schlüsselpunkt, der mit dem Brustkorbausgang (Diaphragma thoracocervicale ➤ Kap. 1.2.3) in Verbindung steht. Spannungen in diesem Bereich, auch bis in das Mediastinum und die Luftröhre hinein, stauen die Hydratation der Gewebe.

Das *Schulterblatt* steht wie ein auf dem Kopf stehendes Segel im Raum. So ist auch seine Funktion zu verstehen. Es verteilt die Kräfte und Zugrichtungen der myofaszialen Strukturen, die an ihm ansetzen und es umhüllen. Die Verbindung zum Rumpf entsteht durch Gleiträume, gebildet durch Muskeln (M. trapezius, Mm. rhomboidei, M. levator scapulae, Mm. infra- et supraspinatus, M. serratus anterior, M. deltoideus, M. subscapularis, M. biceps brachii, M. coracobrachialis, M. triceps brachii, Mm. teres major et minor, M. latissimus dorsi, M. pectoralis minor, M. omohyoideus) und Faszien, die die Stellung des Schlüsselbeins bedingen. Das Schulterblatt ist mit dem Schädel, der Wirbelsäule, dem Zungenbein, den Rippen und dem Oberarm myofaszial verbunden. Da Muskeln und Gewebe immer in beide Richtungen Kraft aufnehmen und abgeben über die sogenannte Kokontraktionsfähigkeit, hat der Schultergürtel in Bewegung eine stabilisierende Funktion für den Rumpf. Die Bewegungsabläufe und Stellungen im Raum des Armes beeinflussen die weiterlaufenden Rumpf- und Schultergürtelbewegungen und somit auch die Atembewegungen (➤ Abb. 1.7).

Das Schulterblatt wiederum kann nur so funktionell reagieren, wie es der Rumpf und der Arm durch seine Position vorgeben. Steht der Rumpf in einer Beugung (Flexion), rutschen das Schulterblatt nach oben und vorne und die Arme in eine Innenrotation. Steht der Rumpf aufrecht, rutscht das Schulterblatt nach hinten und unten, die Arme drehen sich in Richtung Neutralstellung.

Die Muskeln des *Oberarmes* wandern in den Schultergürtel, Hals und Rumpf ein. Wird der Arm am Körper festgehalten, sodass er sich beim Gehen und Laufen nicht wie ein Pendel mitbewegt, kommt es im Schultergürtel und Rumpf zu einer Fixierung. Die Atmung kann dadurch weiterlaufend auch keine vollständige Bewegung ausüben. Die Armstellung in Innenrotation gehört nach den Gesetzen der Atemsynkinese zur Ausatmung und die Außenrotation zur Einatmung. Somit laufen alle Gelenkstellungen des Armes in den Rumpf über und beeinflussen die Atmungsabläufe. Eine gute Armtechnik zur jeweiligen Sportart und ein harmonisches Armpendel sind

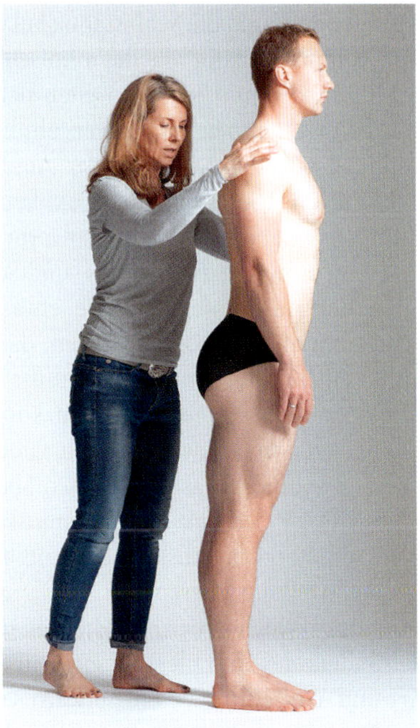

Abb. 1.7 Auswirkungen der Körperhaltung auf den Schultergürtel und die Atmung. [K416]

essenziell für eine freie Atmung. Bei hohen Laufintensitäten fungiert das Armpendel aufgrund der harmonischen kinetischen Ketten wie ein Widerlager für die Atembewegung, was einen stabilen Rumpf und bewegliches Bindegewebe bis in alle Atemräume und Organe voraussetzt.

1.5.4 Zungenbein – Hyoid

Unterhalb des Unterkiefers und oberhalb des Kehlkopfes liegt als knöcherne Spange das Zungenbein (Os hyoideum). Vom Zungenbein ziehen verschiedene Muskeln, der M. digastricus, M. mylohyoideus, M. geniohyoideus, M. stylohyoideus, zum Unterkiefer und Schädel. Zum Kehlkopf, Schulterblatt, Brustbein, zu den Rippen und zum Schlüsselbein ziehen die M. sternohyoideus, M. sternothyreoideus, M. thyreohyoideus, M. omohyoideus.

Ihre bindegewebigen (myofaszialen) Verbindungen und Anhaftungen an korrespondierenden Gelenkpartnern machen sie im vorderen Hals zu einer wichtigen Schaltstelle für den Kehlkopf. Das Zungenbein ist, wie auch der Kehlkopf, im Rachen (Pharynx) muskulär wie faszial in einen Schlauch eingebettet. Dieser Rachenschlauch endet an der Schädelbasis, Nasen- wie Mundhöhle und ungefähr auf Höhe des 6. Halswirbels in der Speiseröhre und Luftröhre am Kehlkopf. Speiseröhre und Luftröhre werden durch den Kehlkopf nach Bedarf geöffnet oder verschlossen. Kommt es hier zu Verfilzungen oder Spannung im Gewebe, kann die Atembewegung nicht physiologisch ablaufen.

1.6 Kehlkopf – Larynx

Der Kehlkopf (Larynx) bildet den Übergang vom Rachen zur Luftröhre. Die Luft strömt bei geöffnetem Kehldeckel (Epiglottis) in die Luftröhre (Trachea) ein und heraus. Speisebrei, Getränke, Speichel und Sekret werden bei geschlossenem Kehldeckel in die Speiseröhre (Ösophagus) transportiert. Der Kehlkopf und die darin befindlichen Stimmbänder verfügen über ein sehr fein justierendes Muskelsystem. Die äußeren Muskeln erweitern den Resonanzraum und die inneren Muskeln regulieren die Spannung der Stimmbänder. Der Kehlkopf wird durch den N. vagus (N. laryngeus superior und N. laryngeus recurrens) innerviert.

Dass alleine 100 Muskeln (des Kehlkopfes und des Körpers insgesant) am Vorgang des Sprechens beteiligt sind, zeigt, wie komplex Dysbalancen in diesem Bereich wirksam werden können. Der gesamte Stimmapparat besteht aus Muskeln, Schleimhäuten, Faszien, Bändern und Knochen, die störungs und spannungsfrei gegeneinander gleiten können müssen. Die Schleimhäute in diesem Bereich sind gegenüber pH-Wert-Veränderungen hoch sensibel, aber auch gegenüber mechanischen Reizen, zum Beispiel lautem und häufigem Schreien (➤ Kap. 2.3.5; ➤ Kap. 2.3.6; ➤ Kap. 2.1.9).

Bei der Einatmung folgt der Kehlkopf dem Zwerchfell nach unten und mit der Zwerchfellbewegung in die Ausatmung zurück nach oben. Ist die Stellung des Kehlkopfes durch funktionelle Dysbalancen eingeschränkt, beeinflusst dies die Position und Arbeitsfähigkeit der Stimmbänder (➤ Kap. 2.1.9).

Wird zum Beispiel für eine Bauchpresse, Kniebeuge mit hoher Last o. ä. mehr Kraft benötigt, erhöht der Verschluss von Kehlkopf, Stimmbandritze und Beckenboden den Druck im Brustkorb und Bauchraum. Nur ein „verschlossener" Rumpf (Beckenboden und Kehlkopf) lässt eine Krafterhöhung, Rumpfstabilisation und somit Anforderung einer erhöhten Kraftübertragung auf Rumpf, Arme, Becken und Beine zu (➤ Abb.4.6a; ➤ Abb. 4.6b).

1.7 Atemmuskulatur

In Ruhe sind neben dem Zwerchfell, das die Hauptarbeit leistet, an der Einatmung die Mm. scaleni, M. levator costalis und eine exzentrische Bewegung der Bauchmuskeln und des M. quadratus lumborum beteiligt. Verstärken sich die Atemzüge aufgrund gezielter Aktivierung der Atemmanöver bei Atemübungen oder aufgrund eines erhöhten Sauerstoffbedarfs bei Belastung im Sport, helfen noch die Mm. intercostales, M. sternocleidomastoideus, Mm. pectorales, alle Bauchmuskeln in exzentrischer Form, M. serratus posterior und M. trapezius descendens mit. Die Aktivität der beteiligten Muskeln ist größer bei der Einatmung als bei der Ausatmung. Dies ist notwendig, da eine gewisse Energie nötig ist, um die Rückstellkräfte der Lunge zu überwinden.

Bei der Ausatmung in Ruhe wirken neben den Rückstellkräften (Retraktionskraft) des Lungengewebes und des Rückwegs des Zwerchfells noch alle Bauchmuskeln mit. Der verbreiteten Annahme, die Ausatmung sei passiv, liegt eine starke Vereinfachung zugrunde. Nichts im Körper geschieht passiv! Viele Muskeln halten exzentrisch wie andere konzentrisch den Körper in seiner jeweiligen Funktionsstellung aufrecht, während alle bewegenden Elemente (Brustkorb, Wirbelsäule) auch in der Ausatmung unabhängig von der jeweiligen Haltung oder Bewegung funktionsfähig erhalten werden. Bei einer verstärken Ausatmung und sportlicher Belastung muss die Luft schneller aus dem Brustkorb geschoben werden, um umgehend wieder einatmen zu können. Es arbeiten neben der Bauchmuskulatur noch die Beckenbodenmuskeln, M. quadratus lumborum, M. latissimus dorsi, M. serratus posterior inferior, M. transversus thoracis und die Mm. pectoralis (durch Funktionsumkehr) verstärkt mit.

Die Mundboden- und die Schlundmuskulatur gehören zur Atemmuskulatur wie die mimische Muskulatur. Mundboden und Schlund weiten sich unter Belastung beim Einatmen und lassen ähnlich wie das Zwerchfell oder ein Segel bei der Ausatmung wieder aktiv nach. Die mimische Muskulatur wird im Leistungssport ebenfalls hoch beansprucht. Bei der Einatmung öffnet sie die Gesichts- und Schädelräume. Bei der Ausatmung lässt sie etwas nach, muss den Raum aber weit genug halten, damit die Ausatemluft entweichen kann. Ebenso muss sie den Bewegungsablauf in der kinetischen Ganzkörperkette mit stabilisieren und Bewegungen fortlaufen lassen. In Ruhe wie unter Belastung können Spannungen in den Kiefer-, Gesichts- und Halsmuskeln sowie in den Schultergürtelmuskeln eine unphysiologische Einatemstellung fixieren.

Alle Atemmuskeln, letztlich alle Muskeln und Gewebe (besonders des Rumpfes) arbeiten in spezifischer Art und Weise mit der Ein- und Ausatmung synchron. Bei freier Beweglichkeit und Durchlässigkeit aller beteiligten Gewebe und einem synchronen Zusammenspiel der Atembewegung in ihrem Ablauf gilt diese als physiologisch. Die Erwähnung von Atemmuskeln ist daher eher als eine Aufzählung von bekannteren Muskeln zu verstehen.

1.8 Obere und untere Atemwege

1.8.1 Nase, Mund und Rachen

Zu den oberen Atemwegen zählen die Nase mit den Nasennebenhöhlen, der Mund und der Rachen mit dem Kehlkopf und der Luftröhre (➤ Abb. 1.8a).

Die oberen Atemwege stellen eine Barriere für Viren, Bakterien und Fremdkörper dar. Ihre Hauptaufgabe ist es, die eingeatmete Luft von Partikeln zu reinigen, sie zu erwärmen und mit Wasserdampf zu befeuchten. Die eingeatmete Luft passiert die Nase, deren Zilien und Schleimhaut eindringende Fremdkörper und Mikroorganismen abwehren können. Das Volumen dieses Röhrensystems beträgt ungefähr 150 ccm.

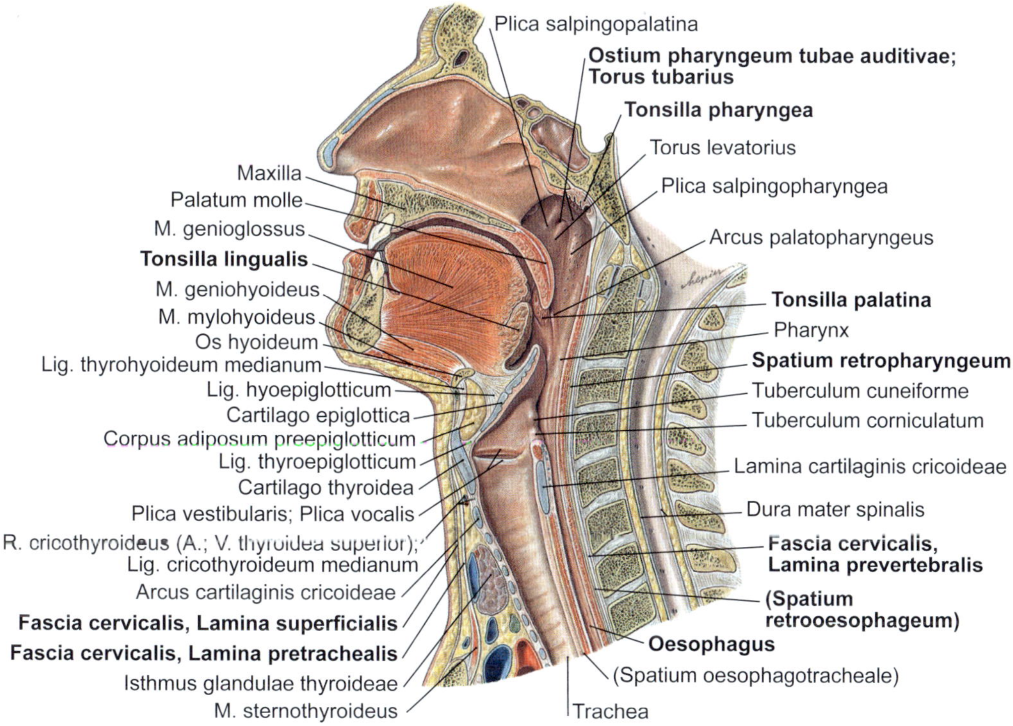

Abb. 1.8a Anatomische Grafik der oberen Atemwege. [S700]

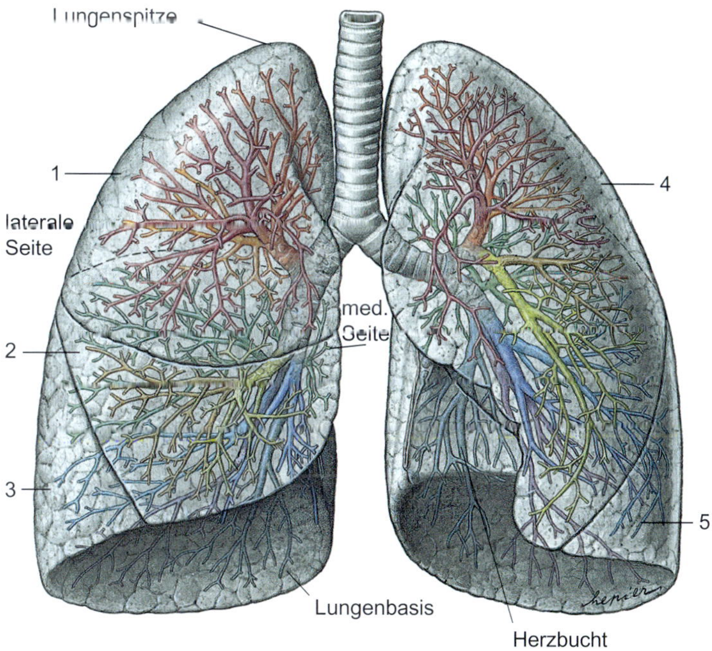

Abb. 1.8b Anatomische Grafik der unteren Atemwege. [S700]

1.8.2 Luftröhre

Die Luftröhe (Trachea) (➤ Abb. 1.8a) beginnt unterhalb des Kehlkopfes, sie ist ungefähr 10–12 cm lang, ihr Durchmesser liegt bei 1,8 cm. Von vorn betrachtet sieht man Knorpelspangen, die auf der Hinterseite der Luftröhre offen sind. Diese halbmondförmigen Spangen sind in elastisches Bindegewebe eingebettet, das sich je nach Atemtiefe und individueller Länge der Luftröhre 2–3 cm ausdehnen kann. Der hintere Bereich der Luftröhre besteht aus Bindegewebe und Muskulatur, die sich an wechselnde Anforderungen anpassen können.

1.8.3 Bronchien

Die Luftröhre verzweigt sich an der sogenannten Bifurkation in die linke und rechte Hauptbronchie. Von diesen Hauptbronchien zweigen weitere Bronchienäste ab, die immer kleiner und feiner werden (➤ Abb. 1.8b). Die Knorpelspangen in der Luftröhre und am Anfang der Bronchien halten den zu- und abführenden Atemweg offen, sodass während des Ausatemvorgangs, besonders am Ende der Ausatmung, die Atemwege nicht kollabieren. Ab der 17. Abzweigung der Bronchien heften sich an die feinsten Verästelungen die Bronchiolen, die Lungenbläschen (Alveolen), in denen der Gasaustausch stattfindet. Ab den Bronchien garantieren einzelne Knorpelspangen und Muskeln die Funktionsfähigkeit und Öffnung der Atemwege. Eine sogenannte Seufzeratmung, ein tieferer Atemzug, den wir automatisch circa ein- oder zweimal pro Minute durchführen, sorgt dafür, dass die unteren Atemwege, die keine Knorpelspangen haben, immer wieder durchlüftet und somit offen gehalten werden.

1.9 Lungen – Pulmo

Die Hauptaufgabe des Lungengewebes ist der Gasaustausch in den Lungenbläschen (Alveolen). Weiterhin hat die Lunge Stoffwechselfunktionen (metabolische Regulation), indem sie den Säure-Basen-Haushalt mit reguliert.

Die linke Lunge, unter der das Herz seinen Platz hat, besteht aus zwei, die rechte aus drei Segmenten. Da das Herz Raum braucht, ist die linke Lunge ein wenig kleiner als die rechte. Die Bezeichnung der einzelnen Segmente resultiert aus der Zuordnung der Bronchialzweige. Mit der Atembewegung in Ruhe und unter Belastung dehnt sich das Lungengewebe aus, bindegewebige Verhaftungen (Läsionen) können diese Ausdehnung hemmen.

1.10 Schleimhautaufbau und Selbstreinigungsmechanismus (mukoziliäre Clearance)

Damit die Lunge und ihre Atemwege ein Leben lang all den Einflüssen der Umwelt widerstehen können, muss sie über einen guten Schutz- und einen ebenso guten Reinigungsmechanismus verfügen. Dies bewältigen der Schleimhautaufbau und sein Selbstreinigungsmechanismus (Mukoziliäre Clearance, MCC) (➤ Abb. 1.9).

Die Atemwege sind bis in die 16.–17. Abzweigung von diesem schleimigen Überzug bedeckt (Gel- und Solschicht, Becherzellen), in dem sich Erreger und andere Fremdstoffe während des Einatmungsvorgangs verfangen und ablagern. In den noch zentralen Atemwegen befindet sich die Hälfte aller Flimmerhärchen. In den unteren Atemwegen überwiegt eher eine Struktur, die wie eine Pflastersteinoberfläche aussieht und nicht mehr so viele Flimmerhärchen (Zilien) aufweist. Durch das stete, genetisch vorgegebene, gleichmäßige Schlagen der Flimmerhärchen des Atemwegsepithels transportieren diese den Schleim mit all seinen eingeatmeten Fremdstoffen gegen die Schwerkraft nach oben aus den Atemwegen heraus. Am Kehlkopf (Larynx) angekommen, löst das Sekret einen Räusperreflex aus, durch den es aus der Luftröhre (Trachea) heraus und in die Speiseröhre (Ösophagus) befördert wird. Dieser Vorgang sollte unbewusst ablaufen.

Der Sekrettransport ist abhängig von der Geschwindigkeit der Flimmerhärchen, der Menge des Schleims und von seiner Beschaffenheit (Viskosität). Diesen Vorgang nennt man »Mukoziliäre Clearance«. Ist die Schleimhautoberfläche nicht voll

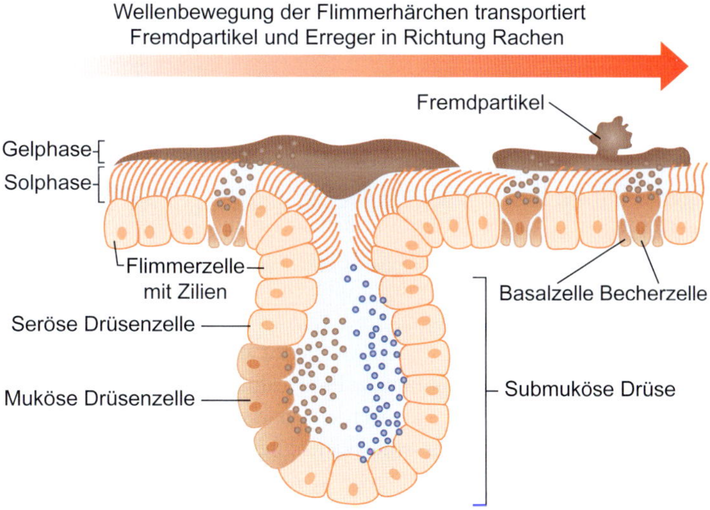

Abb. 1.9 Die Schleimhautoberfläche in Funktion MCC (Mukoziliäre Clearance). [L231]

funktionsfähig, etwa durch Kälte, Hitze, trockene Luft, vermehrte Atmung (erhöhtes Atemzugvolumen über längere Zeit oder hohe Intensitäten) oder Rauchen (➤ Kap. 3.8), ist dieser Reinigungsmechanismus gestört. Eine verlangsamte Flimmerhärchenbewegung und eine reduzierte Schleimhautoberfläche führen zu einem leichteren Eindringen von Keimen. In Kombination mit dem sogenannten Open-Window-Effekt (➤ Kap. 3.2) kann hier die Entzündungskaskade ihren Verlauf beginnen, was im Sport sehr häufig vorkommt.

1.11 Weg der Atemluft bis in den Körper

Die Atemluft gelangt über die zuführenden Atemwege in die Lungenbläschen. Hier diffundiert der Sauerstoff der Atemluft (21 %) in die kleinen Blutgefäße, die die Lungenbläschen umschließen, und bindet zu 98 % an die roten Blutkörperchen (Erythrozyten). Das angereicherte Blut wird zum Herzen transportiert, das es mit dem nächsten Herzschlag in den Körper transportiert und die Gewebe mit Sauerstoff versorgt. Sportliche Betätigung bedingt eine Aktivierung des N. sympathicus, wodurch die Atemfrequenz und die Atemtiefe gesteigert werden. Die Lungenbelüftung passt sich an die jeweiligen Bedürfnisse an, die Bronchien werden weit gestellt, damit die Atmung weniger Widerstand erfährt, die Durchblutung der Muskulatur nimmt zu, der Sauerstoffverbrauch steigt. Wenn der Sauerstoff in den Zellen verbraucht ist, diffundiert das entstandene Kohlendioxid in die Gefäße zurück, wird über den kleinen Kreislauf wieder zurück in die Lunge transportiert, welches der Körper abatmen muss, um ein Gleichgewicht des Sauerstoffgehalts und des pH-Wertes herzustellen. Der physiologische Wert der Körperflüssigkeiten liegt bei 7,4, was vom Atemzentrum penibel überwacht wird.

Unter Ruhebedingungen werden für die Skelettmuskulatur lediglich 25 % des Sauerstoffes aus dem Blut entnommen. Bei zunehmender körperlicher Belastung benötigt jedoch das Gewebe mehr Sauerstoff für die Freisetzung von Energie im Muskel. Je nach Sportart kann der Bedarf an Durchblutung um das Zwanzigfache ansteigen, was einen siebzigfachen Verbrauch an Sauerstoff bedeutet. In Litern ausgedrückt, verbraucht ein gut ausdauertrainierter Athlet etwa 300 ml/min, was unter Auslastung auf 6.000 ml/min ansteigen kann. Die Sauerstoffaufnahme ist jedoch eher von der Leistungsfähigkeit des Herz-Kreislauf-Systems abhängig als vom Atmungssystem.

1

1.12 Atmender Körper – Atem-Habitus

Nach meiner Ansicht lohnt es, sich alle theoretischen und auch vielleicht trockenen Grundlagen anzueignen, um die Komplexität und die Faszination von Atmung zu erfassen, fühlen und behandeln zu können, denn alle anatomischen Strukturen, so technisch sie auch erscheinen mögen, dienen nicht nur der Bewegungsplanerfüllung und Körperhaltung. Jeder wird mit einer gewissen Anlage für die körperliche, geistige und emotionale Entwicklung geboren. Schon im Mutterleib werden gewisse Grundlagen für die spätere Persönlichkeitsentwicklung gelegt. Wir sind als Neugeborene kein unbeschriebenes Blatt. Dauerstress in der Schwangerschaft führt zu nachweislichen Veränderungen im Gehirn des Ungeborenen. Sogar das Bewegungs- und Ernährungsverhalten der Mutter verändert genetisch in erster Generation den Fötus. Zu 100 % genetisch und zu 100 % erlernt und zu 100 % erworben durchlaufen wir im Laufe eines Lebens Veränderungen. Der weitere Einfluss, Förderung durch die Umwelt, persönliche und soziale Erlebnisse, haben eine ständige Anpassung und Abspeicherung des Erlebten zur Folge. Die Zelle vergisst nichts. Zwischen dem Individuum und der Umwelt kommt es durch Reize zu Lernerfahrungen. Je nach konstitutionsbedingter und psychologischer Reaktionsverarbeitung zeigt sich die Tendenz der Wirkung in unserer Grundhaltung wieder. So wird jeder im Laufe des Lebens der, der er im Moment ist.

Die Spannung im Gewebe ist somit von körperlichen, ernährungsbedingten wie emotionalen Faktoren abhängig. Im verspannten Zustand ist das Gelenkspiel eher eingeschränkt und der Spannungszustand im Gewebe und zwischen den Querstrukturen, Diaphragmen, lässt weniger Raum und Fluss zu. Jeder Athlet, Mensch reagiert anders auf Stress, sportliche Beanspruchungen und Verletzungen, emotional wie in Folge auch die Struktur an sich.

Die körperliche, mentale wie emotionale Ausrichtung und Reaktion eines Individuums ist einem ständig wachsenden Erfahrungsschatz zugrunde gelegt. Die Atmung ist diesen Abläufen zwar unterworfen, jedoch kann sie als einzige aller vegetativen Funktionen relativ einfach von jedem, der dies bewusst in Angriff nimmt, beeinflusst werden. Dies kann sich der Leser zunutze machen. Es muss einen Sinn haben, dass wir über Atmung den neurovegetativen Zustand anpassen können. So kann der tiefe Atemzug – erst mal durchatmen – eine einleitende Möglichkeit sein, sich Raum und Bewegung in jeder Hinsicht zu verschaffen, um sich selbstbestimmt über den Atem immer wieder zu befreien, Abstand, Ruhe und Regeneration zu fördern. Das Schöne daran ist, dass wir zwischen jeder Ein- und Ausatmung neu entscheiden können, was wir im nächsten Moment denken und tun wollen. Somit haben wir auch die Möglichkeit unser Ich weiterzuentwickeln. Guido Meert zitiert dazu in seinem Buch „Das venöse und lymphatische System aus osteopathischer Sicht“ R. Fulford (2005): „Wie eine Person atmet, so ist diese Person.“

KAPITEL

2 Typische Krankheitsbilder

Zu den im Sport typischerweise auftretenden Krankheitsbildern zählen Atemwegserkrankungen, Atemstörungen und funktionelle Atemerkrankungen. Zu den klassischen Atemerkrankungen gehört zum Beispiel das Belastungsasthma, darunter fallen auch die akuten und chronischen Infekte der oberen und unteren Atemwege. Atemstörungen wie funktionelle Atemerkrankungen entstehen aufgrund von Dysbalancen des Bewegungsapparates und fehlender korrekter Ruheatmung in den Bauch. Atemwegserkrankungen, aber auch Atemstörungen und funktionelle Atemerkrankungen wurden von der Autorin bei Sportlern häufiger als in der allgemeinen Bevölkerung beobachtet. Auf diese Krankheitsbilder soll nachstehend eingegangen werden.

2.1 Atemwegserkrankungen

2.1.1 Akute Infekte der oberen Atemwege

Atemwegsinfektionen können in unterschiedlichen Abschnitten der Atemwege beginnen. Im Leistungssport machen sie sich meist zuerst als **Halsschmerzen** oder **Schnupfen** bemerkbar. Häufig verbreitet sich die Infektion über die Schleimhautoberfläche, die die Atemwege von der Nase bis tief in die Lunge auskleidet. Möglich ist aber auch der umgekehrte Weg, bei dem Halsschmerzen oder Husten einen aufsteigenden Weg von den Bronchien in die Nase nehmen. Beides wird bildhaft als **„Etagenwechsel"** bezeichnet – ein „Stockwerk" infiziert das Nächste.

Unter normalen Bedingungen und bei einem funktionierenden Abwehrsystem heilt ein Atemwegsinfekt innerhalb weniger Tage ab. Im Leistungssport jedoch bedeutet ein Infekt eine deutliche Schwächung des Körpers. Infolgedessen kann ein relativ banaler Infekt folgenschwere Konsequenzen haben. Zum Beispiel können sich hartnäckige Bronchialbeschwerden einstellen, deren Ursache in einer infizierten Nase oder Nasennebenhöhle liegt.

Je höher die sportliche Belastung, desto größer u. U. die Gefahr, einen Infekt zu erleiden (➤ Kap. 3.2). Nach einem Marathon ist die Infektrate um das Sechsfache erhöht. Bei Läufern mit einem Wochen-Trainingsumfang von 96 km ist die Wahrscheinlichkeit eines Infektes doppelt so hoch wie bei Läufern mit einem Pensum von weniger als 32 km pro Woche.

Aber nicht nur die Infektwahrscheinlichkeit kann mit zunehmender Belastung und Intensität steigen, auch die Infektdauer nimmt zu. Bei sämtlichen Infektvarianten können **Glieder- oder Muskelschmerzen** auftreten.

Mehr als 95 Prozent der Atemwegsinfekte werden durch **Viren** ausgelöst, die in die Schleimhautoberfläche der Atemwege eindringen. Diese sind nicht mit Antibiotika therapierbar und daher ist deren Einsatz auch nur in 5 Prozent der Fälle notwendig, nämlich wenn nur oder zusätzlich eine bakterielle Infektion vorliegt. Zu den „klassischen" **bakteriellen Infekten** zählt die Besiedelung der Atemwege mit **Streptokokken.** Sie zeigen sich durch weiße Pünktchen (Stippchen) auf der Schleimhaut, meist im Rachenbereich.

Infekte, die bis zu viermal im Jahr auftreten, gelten als akut. Ab dem fünften Infekt spricht man bei Erwachsenen von **chronischen Infekten.**

Schnupfen (Rhinitis)

Ein banaler **Schnupfen** ist im Sport besonders lästig, denn insbesondere der Nachtschlaf wird durch eine verstopfte Nase beeinträchtigt. Gerade für Hochleistungssportler ist ein erholsamer Schlaf unabdingbar für die Regeneration. Ein akuter, durch Viren ausgelöster Schnupfen ist nach wenigen Tagen ausgeheilt. Er macht sich durch eine laufende Nase, eine **behinderte Nasenatmung** und gelegentlich **Kopfschmerzen** bemerkbar. Durch den Schnupfen ist der Athlet gezwungen, durch den Mund zu atmen, was zusätzlich die Mund- und Rachenschleimhäute austrocknet und zur Abwehrschwächung in diesem Bereich führt.

Nasennebenhöhlenentzündung (Sinusitis)

Eine **Nasennebenhöhlenentzündung** ist in der Regel an einem **Druck- und Klopfschmerz** im Bereich der Nasennebenhöhlen und der Stirnhöhle (➤ Abb. 2.1) erkennbar, der beim Senken des Kopfes unangenehm spürbar wird. Auch die Sinusitis beginnt meist **viral. Bakterien** können sich dem Prozess zusätzlich aufsetzen. Anders als gern zur Diagnosestellung herangezogen, bedeutet ein Klopfschmerz im Bereich der Nasennebenhöhlen oder der Stirnhöhle jedoch nicht immer, dass dort eine **Entzündung** vorliegt. Aufgrund der durch den Infekt bedingten Schwellung im Bereich der Nase werden die Kopfhöhlen weniger gut belüftet und es kommt zu Spannungen und Druck im Gewebe. So entsteht auch ohne vorliegende Nasennebenhöhlenentzündung ein Klopfschmerz. Ob tatsächlich eine Sinusitis vorliegt, kann letztlich nur eine CT klären. Dies Verfahren ist dank der modernen Low-Dose-Technik hinsichtlich der Strahlenbelastung nicht mehr bedenklich (➤ Kap. 2.1.2).

Mittelohrentzündung (Otitis media)

Auch **Mittelohrentzündungen** sind im Sport anzutreffen. Sie können entweder primär entstehen oder aber sich aufsteigend aus einer infizierten Nase entwickeln. Deshalb ist zu bedenken, dass sich durch

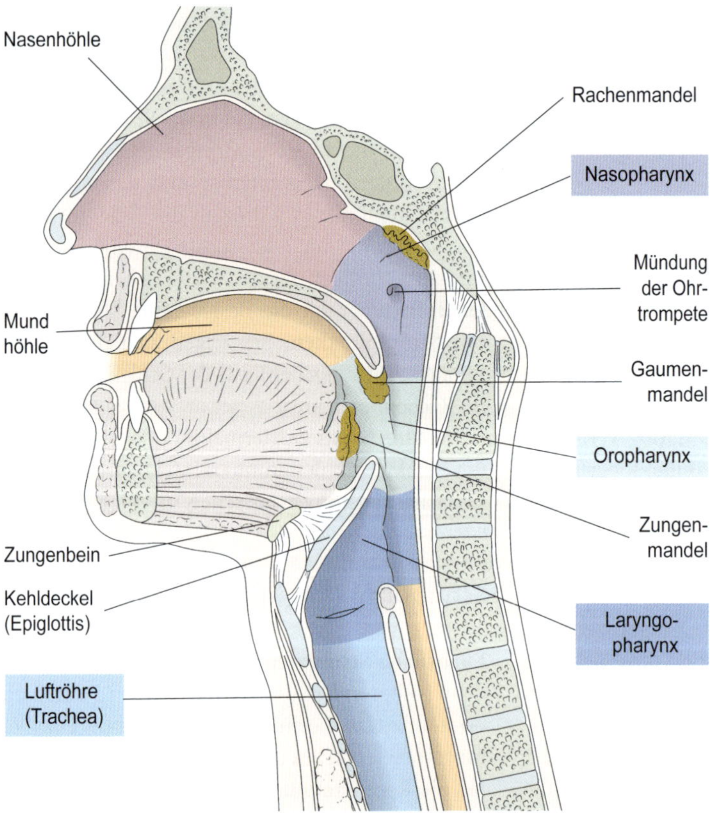

Abb. 2.1 Querschnitt durch den Kopf, u. a. mit Nasenhöhle. [L190]

entzündete Gehörgänge ein Infekt weiter in die Nase ausbreiten und von hier ein Etagenwechsel in die unteren Atemwege stattfinden kann. Zunächst beginnen die Ohren und Gehörgänge zu schmerzen, ein **Druckgefühl** breitet sich aus. Meist folgen Kopfschmerzen. Hier sind häufig **Bakterien** die Ursache. Das Krankheitsgefühl ist ausgeprägter als bei einem Schnupfen. **Fieber** ist möglich.

Rachenentzündung (Pharyngitis)

Halsschmerzen gehen oft auf eine **Rachenentzündung** zurück, mit der sich anbahnende Infekte oftmals ankündigen. Ein **Kratzen** oder trockenes Gefühl im Hals, auch begleitet von **Schluckbeschwerden,** sind erste Anzeichen. In der Regel ist ein solcher Infekt **viral** bedingt. Halsschmerzen können jedoch auch auftreten, wenn wegen der behinderten Nasenatmung vor allem nachts Schleimhäute im Mund- und Rachenbereich austrocknen. Diese Art von Halsschmerz ohne begleitende Rachenentzündung verschwindet meist, sobald die Schleimhäute durch Trinken und Inhalieren wieder ausreichend befeuchtet sind.

Mandelentzündung (Tonsillitis)

Eine **Mandelentzündung** macht sich durch **Schluckbeschwerden** bemerkbar. Das Krankheitsgefühl ist hier stärker ausgeprägt als bei einer Rachenentzündung. Neben **roten** und **angeschwollenen Mandeln** kann ein **eitriger Belag** im Mandelbereich sichtbar sein. Die **Lymphknoten** im Hals können anschwellen und schmerzhaft sein. **Fieber** ist möglich.

Prof. Dr. Rainer Staudenmeier, HNO, beschreibt die Tonsillitis wie folgt:

Eine rezidivierende oder chronische Mandelentzündung (Tonsillitis) führt zu Leistungseinschränkungen und generell reduzierter Leistungsfähigkeit. Der morphologische Aufbau der Tonsillen ermöglicht eine große Kontaktfläche (ca. 1 m²) für Krankheitserreger auf einem kleinen Volumen bei der Aufnahme von Keimen über den Mund. Durch wiederkehrende Infektionen kommt es zu Vernarbungen innerhalb der blumenkohlartigen Struktur der Mandel. Es bilden sich Ablagerungen aus abgestoßenem Zellmaterial und infektiösen Keimen. Durch die gestörte Selbstreinigung sind diese Veränderungen der Ausgangspunkt für die chronische Entzündung. Starke körperliche Anstrengung oder eine reduzierte Immunlage führen zu einem Aufflackern der Entzündung mit Halsschmerzen, Schluckbeschwerden, bis zu akutem Fieber. Selbst eine ausgedehnte antibiotische Therapie führt nicht zu einer kompletten Elimination der Keime. Im Blut zeigt sich hierbei häufig ein Anstieg des Antistreptolysin-Titers. In seltenen Fällen kann es zu einer Mitbeteiligung von Herz oder Niere kommen.

Treten derartige Episoden drei- bis viermal pro Jahr auf, ist eine chirurgische Entfernung der Mandeln (Tonsillektomie) angeraten. Es handelt sich hierbei um einen kurzen Eingriff in Vollnarkose, bei dem die chronisch vernarbten Gaumenmandeln entfernt werden. Bis zur kompletten Abheilung dauert es meist ca. 2 Wochen.

2.1.2 Chronische oder häufig wiederkehrende Infekte der oberen Atemwege

Martin G. Mack

Eine Entzündung der Nasen- und Nasennebenhöhlenschleimhaut, die sogenannte **Rhinosinusitis,** gehört zu den zehn häufigsten Erkrankungen in der Primärmedizin. In aller Regel ist bei akuter Rhinosinusitis, die auch mehrfach im Jahr auftreten kann, diagnostisch keine Bildgebung erforderlich. Wenn allerdings die Beschwerden über einen längeren Zeitraum (mehr als acht Wochen) bestehen und keine vollständige Genesung eintritt oder die Beschwerden mehr als viermal im Jahr auftreten, sollte eine bildgebende Diagnostik vorgenommen werden, um die unterschiedlichen Formen der Rhinosinusitis zu diagnostizieren und gegebenenfalls auch zu behandeln.

Aktuell rät die Strahlenschutzkommission des Bundesumweltministeriums von einer konventionellen Röntgendiagnostik ab. Primäres diagnostisches Verfahren bei chronischer Rhinosinusitis ist die Computertomographie (CT) (➤ Abb. 2.2). Diese wird heute mit modernen Mehrzeilenspiral-CTs in einer sogenannten „Low-Dose"-Technik in axialer

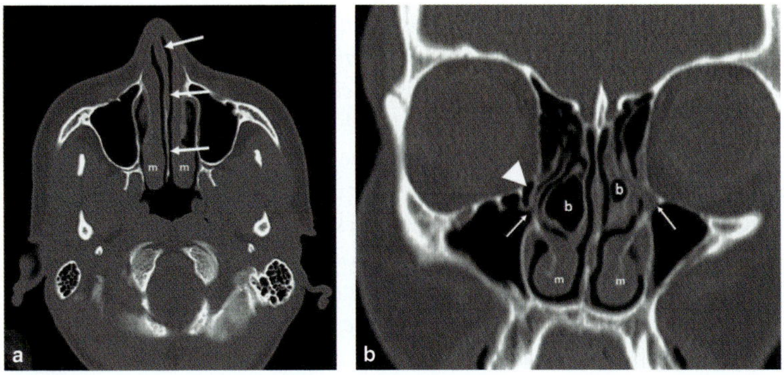

Abb. 2.2 CTs eines OP-relevanten Nasenbefunds von Kaillie Humphries. [T1177]

Schichtorientierung durchgeführt. Aus diesen axialen Schichten werden dann an einer Workstation multiplanare Rekonstruktionen (in der Regel in koronarer und sagittaler Schichtorientierung) angefertigt. Die Schichtdicke der einzelnen Schichten sollte dabei 2 mm nicht übersteigen. In aller Regel ist für diese Untersuchung kein Kontrastmittel notwendig. Bei sehr jungen Patienten kann auch eine Kernspintomografie (MRT) erfolgen, die im Gegensatz zur CT keinerlei Strahlenbelastung hat, um das Ausmaß der Entzündung abschätzen zu können. Sollte dann aber eine Operation notwendig sein, ist eine ergänzende Computertomografie unabdingbar.

Mit Hilfe der Bildgebung sollen Veränderungen in der Nasenhaupthöhle, in den Nasennebenhöhlen sowie in den einzelnen Verbindungsgängen (sog. Ostien) zwischen den verschiedenen Nasennebenhöhlen und der Nasenhaupthöhle diagnostiziert werden. Sie liefert Hinweise darauf, ob **anatomische Ursachen** die Entstehung von Entzündungen begünstigen oder aber **Umbauvorgänge** bereits nachweisbar sind, die ein Abheilen der Rhinosinusitis erschweren oder verhindern. Eine Bildgebung empfiehlt sich auch zur Diagnose von **Komplikationen** der Rhinosinusitis. Diese treten heute zwar selten auf, können aber schwerwiegend sein. Zu erwähnen sind Komplikationen, die die **Augenhöhle** betreffen, sowie diffuse **Entzündungen der Augenlider** (orbitale Phlegmone), **Eiteransammlungen in der Augenhöhle** (orbitaler Abszess) oder Komplikationen, die im Extremfall das Gehirn betreffen, wie **Hirnhautentzündung** (Meningitis), Eiteransammlung (Hirnabszess) oder **Blutgerinnsel in wichtigen Gefäßen** (z. B. Sinus-cavernosus-Thrombose).

Wesentliche CT-Befunde (➤ Abb. 2.3), im Rahmen einer Rhinosinusitis sind **Schleimhautschwellungen** sowie **chronisch entzündliche Veränderungen,** die mit einer vermehrten **Verknöcherung** (Sklerosierung) der knöchernen Begrenzungen der Nasennebenhöhlen oder einer **Volumenminderung** einhergehen. Zusätzlich können angeborene oder im Laufe des Lebens entstandene Veränderungen den Verlauf der Rhinosinusitis beeinflussen. Dazu zählen insbesondere die **Verkrümmungen des Nasenseptums** sowie zusätzliche Zellen (Haller-Zellen, Agger-nasi-Zellen, frontoethmoidale Zellen, Onodi-Zellen), die konsekutiv zu einer **Minderbelüftung der Nasennebenhöhlen** führen können. Gelegentlich kann auch eine entzündete Zahnwurzel Auslöser einer Rhinosinusitis sein.

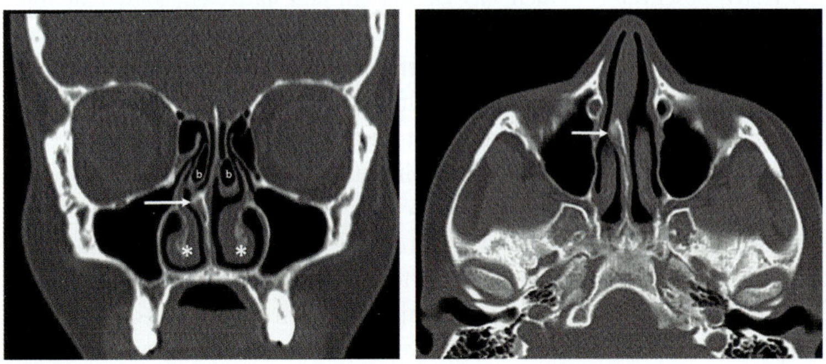

Abb. 2.3 CTs eines OP-relevanten Nasenbefunds von Anne Herr. [T1177]

Rhinosinusitis aufgrund anatomischer Veränderungen der Nase (➤ Abb. 2.3)

„Schon zu Beginn des Trainings war meine Atmung sehr schwerfällig und ich benötigte mehr Zeit, um mich von den schnellen Intervallen zu regenerieren. Doch ich versuchte, mein Pensum durchzuziehen, und so wurde die Atmung deutlich schlechter. Mein Hals schnürte sich wie ein Korsett immer mehr zu. Ich versuchte krampfhaft, mit aller Gewalt genügend Luft in meine Lunge zu atmen. Doch ich wurde das Gefühl nicht los, dass die Luft nicht durch meine Luftröhre kam. Panik stieg in mir auf. So fand ich mich über den Zaun hängend oder am Boden liegend wieder. Besorgte und erschrockene Trainer und Trainingskollegen kamen zu mir. Sie wollten helfen, doch beruhigende Worte halfen in dem Moment leider nicht. Hilflosigkeit und Ratlosigkeit lähmten uns in dieser unangenehmen Situation.

Mein Trainer betreute bereits eine Athletin mit ähnlichen Symptomen wie den meinen. Dieser Athletin wurde ein Besuch bei Brigitte Schmailzl empfohlen. So führte auch mein Weg nach München.

Bei meinem ersten Besuch wurde ich gründlich befragt. Nach einer anschließenden Untersuchung bin ich durch den „Brigitte-TÜV" durchgefallen. Sie baute mich jedoch auf und sagte, dass man an allen Defiziten arbeiten könne, und so ergab sich für mich eine lange „To-Do-Liste". Ab diesem Zeitpunkt begannen meine Tage mit vielen Atemübungen, Inhalationen, Nasenspülungen und Sonnengrüßen (Yoga). Wir wollten schauen, ob diese Maßnahmen meine Infekte und Atemnot beheben konnten. Dass eventuell die Anatomie meiner Nase eine weitere Ursache sein konnte, war eine von Brigittes Vermutungen.

Zurück im Training stand ein Berglauf auf dem Programm. Zu Beginn ging alles gut, doch dann wurde meine Luftzufuhr wieder eingeengt. Die Trainer ermahnten mich, das Tempo zu reduzieren, denn alle wollten die kritische Situation vermeiden. Doch ignorierte ich alles um mich herum und spornte mich trotz des krampfartigen Atmens weiter an. Schon nach wenigen Metern verschlimmerte sich mein Zustand. Ich sah das Ziel schon, nahm also auch kein Tempo raus. Oben angekommen, war ich nicht nur körperlich am Ende, sondern auch mental. Also ging ich erneut zu Brigitte, um den Umgang mit solchen Situationen zu erlernen. Die therapeutischen Maßnahmen hatten die Dauer der Infekte zwar bereits verbessert, der Krampf im Hals jedoch ließ sich wenig beeinflussen. Somit stand eine Untersuchung der Nase an, die eine deutliche Verengung und Verkrümmung der Nasenscheidewand sowie einen Nasendorn ergab. Diese Faktoren machten eine gute Belüftung im Nasenbereich unmöglich.

Es folgte eine Operation der Nasenscheidewand und der Nasennebenhöhlen. Diese sollte die Belüftung aller Nasenräume und der Schleimhäute verbessern. Erneut musste ich ein Trainingsaus in Kauf nehmen. Nachdem alles verheilt war, lief es plötzlich richtig gut. Mit einer „neuen Nase", den genesenen Schleimhäuten und den Übungen von Brigitte wurde mein Training um einiges leichter und machte wieder Spaß. Der Stimmbandkrampf verschwand.

Zum Winterende hin hatte ich mein Grundlagentraining gut aufgebaut und konnte sogar noch an einigen Wettkämpfen teilnehmen. Im darauffolgenden Sommer absolvierte ich viele Kontrollwettkämpfe, welche besser als gedacht für mich verliefen. Als Leistungssportler ist man, sobald das Startsignal ertönt, in seiner eigenen kleinen Welt, und diese bekam ich dank der Sport-Atemphysiotherapie und der Nasen-OP zurück."

Anne Herr, Nachwuchsbiathletin

2.1.3 Akute Infekte der unteren Atemwege

Auch eine banale **Infektion der unteren Atemwege** macht sich durch **Halsschmerzen** oder **Husten** bemerkbar, der mit oder ohne Sekretbildung einhergehen kann. Auch ein Verlauf, in dem Sekret sich erst allmählich bildet, ist möglich. In diesem Fall ist eine **Entzündung der Bronchialschleimhaut** der Auslöser (➤ Abb. 2.4). Wie bereits erwähnt, ist ein akuter Infekt zu 95 Prozent **viral** bedingt. Sekundär kann eine **bakterielle Infektion** hinzukommen, eine sogenannte **bakterielle Superinfektion.** Mit dem Begriff „akute Bronchitis" ist das Geschehen selten zutreffend gekennzeichnet. Meist sind nicht nur die Bronchien, sondern auch die Luftröhre, also die gesamten Atemwege betroffen. „Akuter Infekt der unteren Atemwege" ist wohl die treffendere Bezeichnung.

Viele Athleten haben die Erfahrung gemacht, dass sich ein oder zwei Tage nach hochintensiven Belastungen oder nach Wettkämpfen ein Infekt einstellt. Ursächlich hierfür sind der **Open-Window-Effekt** (➤ Kap. 3.2) und das hohe Atemminutenvolumen, das in der Lunge umgesetzt und wodurch den Schleimhäuten Flüssigkeit entzogen wird. Bei Wintersportarten kommt erschwerend hinzu, dass die Luft um ein Vielfaches erwärmt werden muss. Dies entzieht den Schleimhäuten noch zusätzlich Flüssigkeit. Bei unzureichender Immunantwort kann ein akuter Infekt die Folge sein (➤ Kap. 3).

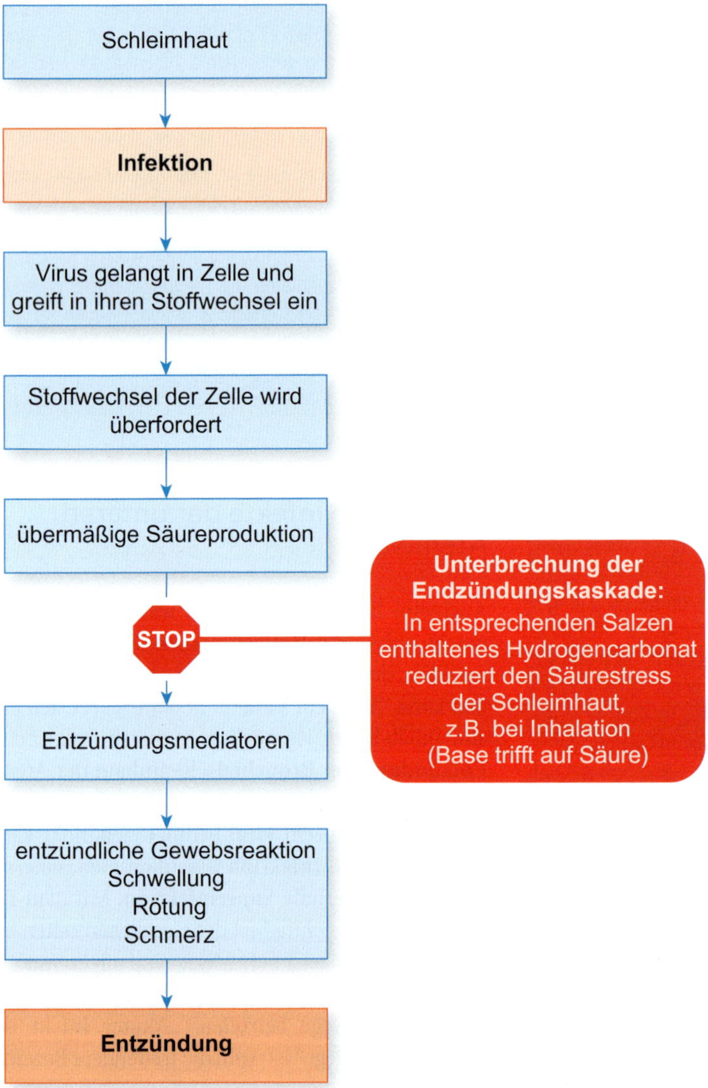

Abb. 2.4 Entzündungskaskade. [L231]

Eine Erklärung für die besondere Infektanfälligkeit von Leistungssportlern ergibt sich daraus, dass circa 30 Prozent der Ausdauerathleten ein **Belastungsasthma** (➤ Kap. 2.1.7) aufweisen und eine weit höhere Anzahl unter einem überempfindlichen, sogenannten **hyperreagiblen Bronchialsystem** (➤ Kap. 2.1.8) **leidet.** Wenn sich zu dieser Disposition intensive oder lang andauernde Belastungen gesellen, **sind dem Infekt u. U. Tür und Tor geöffnet** (➤ Kap.3.2).

BEACHTE

Starke Belastung, insbesondere im Ausdauersport, kann ein Belastungsasthma bzw. ein hyperreagibles Bronchialsystem provozieren und dies wiederum zu erhöhter Infektanfälligkeit führen.

2.1.4 Chronische oder häufig wiederkehrende Infekte der unteren Atemwege

Leidet ein Individuum häufiger als viermal pro Jahr unter einem Infekt, spricht man von einem chronischen Geschehen. Dafür kommen verschiedene Auslöser infrage (➤ Kap. 3).

Nicht immer kurieren gerade Sportler einen Infekt vollständig aus. Befinden sich kleinste, nicht spür- oder hörbare Sekretreste in den Atemwegen, kann eine erneute Besiedlung mit Keimen schnell zur Neuinfektion führen. Der Organismus des Sportlers durchläuft aufgrund des fortlaufenden Trainings ohnehin immer wieder den **„Open-Window-Effekt“** (➤ Kap. 3.2). Die bereits bestehende oder sich wiederholende Keimlast setzt eine „Abwärtsspirale“ in Gang, die weitere Neuinfektionen begünstigt. Das bereits strapazierte Immunsystem und die vorgeschädigte Schleimhaut der Atemwege können dadurch weiter geschwächt werden.

Bei **chronischen Infekten** sind meist **Viren** die Ursache. Seltener manifestieren sich Bakterien darin. Zur Differenzierung zwischen viraler oder **bakterieller Besiedlung** können ein Abstrich oder eine Sputumprobe entnommen werden, um abzuklären, ob eventuell eine antibiotische Behandlung notwendig wird.

Eine wiederkehrende Re-Infektion kann auch von der Nase als Infektionsquelle herrühren. In diesem Fall läuft mehr oder weniger unbemerkt tröpfchenweise Nasensekret über den Rachen in die unteren Atemwege, fachsprachlich als **„postnasal drip“** bezeichnet.

Auch ein **gastroösopharyngealer Reflux** (➤ Kap. 2.4.1) kann Einfluss auf die unteren Atemwege haben. In diesem Fall sind es kleinste Tröpfchen Magenflüssigkeit, die aufsteigen und oft unbemerkt in die unteren Atemwege gelangen, oder im Hals-Rachenbereich durch ihren hohen Säuregehalt zu Schleimhautreizungen und -entzündungen führen (➤ Kap. 2.1.9). Die Atemwege reagieren generell sehr empfindlich auf „magensaure“ Flüssigkeiten und Veränderungen des pH-Wertes.

Im Falle einer **allergischen Komponente** (➤ Kap. 2.1.6) des Geschehens ist die Infektbereitschaft ebenfalls erhöht. Die Schleimhäute sind dann sozusagen in ständiger Alarmbereitschaft und sind gegenüber Krankheitskeimen weniger abwehrbereit.

BERICHT

Häufig wiederkehrende Infekte

„Mit jedem Wiedereinstieg ins Training (jeweils im Oktober/November) bekam ich bei hohen Belastungen meist Halsschmerzen und trockenen Husten, vor allem jedoch beim Training in geschlossenen Räumen, wie zum Beispiel beim Rollen- oder Schwimmtraining. Ich führte dies auf die „Schwimmbadluft" und die vielen potenziellen Ansteckungsmöglichkeiten an der Uni zurück. Wenn ich mit diesen Symptomen einfach weiter trainierte, ohne irgendwelche Maßnahmen der Schleimhautpflege zu ergreifen, gingen jene meist in einen Infekt über. Die Erkältungen verliefen jedoch ohne Fieber, Abgeschlagenheit oder Kopfschmerzen. Mein Immunsystem war gut beschäftigt, sich gegen „was auch immer" zu wehren und daher sehr empfänglich für Viren. Jeden Herbst litt ich über Wochen unter Erkältungssymptomen. Diese sind durch die NaCl 0,9 %-Schleimhautpflege mit der Zeit deutlich weniger geworden und inzwischen ganz verschwunden."

Sebastian Kienle, Triathlet

Von einer **chronischen Bronchitis** spricht man, wenn an den meisten Tagen Sekret abgehustet wird und sie länger als drei Monate andauert. Sie tritt eher nach dem 40. Lebensjahr und gehäuft bei Männern auf. Häufigster Auslöser ist **Zigarettenrauch.** Dieser Faktor sollte bei den meisten Sportlern keine Rolle spielen. Die Diagnose „chronische Bronchitis“ ist im Sport erfahrungsgemäß kaum relevant und soll daher an dieser Stelle auch nicht thematisiert werden. Es ist jedoch möglich, dass die Disposition eines Athleten und ein lang andauernder Infekt zu einer chronischen Bronchitis führen.

2.1.5 Kehlkopfentzündung

Der Kehlkopf ist der „Torwächter“ der unteren Atemwege. Wenn er ausreichend geöffnet ist, können die Lungen unbehindert belüftet werden. Sein Verschluss andererseits verhindert, dass beim Schlucken selbst kleine Mengen von Speisen oder Flüssigkeiten in die Atemwege gelangen. Seine Funktionsfähigkeit ist weiter Voraussetzung für Stimme und Sprache des Menschen.

Eine **Kehlkopfentzündung (Laryngitis)** ist folglich für jedermann und in mehrfacher Hinsicht problematisch. Sie macht sich durch Halsschmerzen, Heiserkeit, Schluckbeschwerden, eventuell Kopfschmerzen und trockenen Husten bemerkbar. Die Beschwerden liegen etwas tiefer als bei einer **Rachenentzündung (Pharyngitis),** die zu den oberen Atemwegsinfekten zählt. Bei einer Laryngitis kommt es zu einer spürbaren Lymphknotenschwellung, wodurch ein „schärfer" als normal klingendes Atemgeräusch entstehen kann. Der Betroffene hat unter Umständen erhebliche Schmerzen und Mühe beim Atmen und Schlucken, insbesondere im Liegen und somit vor allem nachts.

Als Auslöser für diese Erkrankung kommen neben **Viren** auch **Bakterien** infrage, aber auch Allergien können sich hier auswirken.

Bei Sportlern tritt die Laryngitis häufig gepaart mit **Sodbrennen** und **Refluxbeschwerden** (➤ Kap. 2.4.1) auf. Gründe dafür sind die Notwendigkeit, den Körper mit einer hohen Kaloriendichte oder bei Bedarf mit Sportsupplementen zu versorgen sowie der allgegenwärtige Leistungsdruck und auch die geringe Zeitspanne, die dem Körper oft zwischen Verdauungsvorgang und nächstem Training eingeräumt wird. Das führt zu einem überforderten und gestressten Magen. Wenn – verursacht durch den Reflux (➤ Kap. 2.4.1) – saurer Magensaft in die Speiseröhre und in den Kehlkopf aufsteigt, entstehen kleinste Schleimhautverletzungen, die wiederum Keimen das Eindringen ermöglichen.

Auch eine mechanische Überanstrengung durch Schreien, lautes Tönen (Phonieren) oder gepresstes Sprechen und Singen mit falscher Technik kann eine Kehlkopfentzündung hervorrufen. Andauernde und intensive Stimmbandaktivitäten bewirken dann einen mechanischen Reiz und die nachfolgende Entzündung der Schleimhäute im Kehlkopf.

2.1.6 Allergien

Allergie

Eine **Allergie** ist eine Form der Immunantwort, die sich quantitativ, nicht aber qualitativ von der physiologischen Immunantwort unterscheidet. Sie ist eine spezifische, aber unphysiologische Veränderung der Fähigkeit, angepasst (adäquat) auf eine Substanz zu reagieren, die der Organismus als fremd und bedrohlich versteht.

Die zunehmende Häufigkeit von Allergien, gerade in den industrialisierten Ländern, ist auffallend, jedoch noch wenig verstanden. Es werden dazu eine Reihe von Theorien diskutiert. Gesichert ist jedoch, dass es eine erbliche Disposition gibt, die nach einer oft über lange Zeiträume erworbenen Empfindlichkeit gegen Allergene in eine Allergie umschlagen kann. Das gilt zum Beispiel für Nahrungsmittelallergien, etwa gegen Nüsse, die lange latent, d. h. verborgen bzw. nicht erkannt vorliegen können und plötzlich durch einen Schlüsselreiz zutage treten.

Im Sport sind insbesondere **allergische Reaktionen** auf **inhalierbare, organische Substanzen** relevant. Die Atemwege schwellen an, die Atmung wird erschwert. Eine vermehrte Schleimbildung, durch die die Allergene aus der Schleimhaut geschwemmt werden sollen, führt zu einem Sekretstau in den Atemwegen. Als Allergene kommen unter anderem **Schimmelpilze, Tierhaare** (50–60 Prozent Katzen- und Nagerhaare, Hundehaare nur in 17 Prozent der Fälle), **Federn** oder **Nahrungsmittel** infrage.

Heuschnupfen (Pollinosis, allergische Rhinitis)

Der **Heuschnupfen** ist eine allergische Reaktion, die eine Entzündung von **Bindehaut, Nasenschleimhaut, Rachen** und **unteren Atemwegen** verursachen kann. Heuschnupfen zeigt sich zumeist im Schulalter und kann bis zur zweiten Lebenshälfte stark ausgeprägt sein. Danach nehmen die Beschwerden meist ab. Manchmal treten erste Anzeichen von Heuschnupfen aber auch erst im Erwachsenenalter auf. **Niesattacken,** eine **zugeschwollene Nase** und **starkes Nasenlaufen** sind klinische Symptome. Weitere Auswirkungen können Hautrötungen, Schwellungen, Juckreiz und **allgemeine Gereiztheit** sein.

Man unterscheidet den **saisonal auftretenden allergischen Heuschnupfen, der von unterschiedlichen Pollen ausgelöst wird,** vom **ganzjährigen (perennialen) Heuschnupfen.** Pollen können bis auf eine Höhe von 4.000 m über dem Meeresspiegel und über Hunderte von Kilometern durch die Luft transportiert werden. Daher sind auch in Großstädten trotz kaum nennenswerter Vegetation hohe Pollenkonzentrationen nachweisbar.

Hausstaub- und Pilzallergie

Anders als **Pollenallergiker** sind **Hausstauballergiker** dem Allergen ganzjährig (perennial) ausgesetzt. Genau wie die **Schimmelpilzallergie** tritt die Hausstauballergie besonders zu Beginn der Heizperiode auf. Die Symptome nehmen bei feuchter Witterung, feuchter Wohnsituation und bei Verzehr bestimmter Nahrungsmittel (Schimmelkäse, Pilze, Soja, Bier, Wein, getrocknete Früchte) zu. Kombinierte Reaktionen sind eher die Regel als die Ausnahme. So können gleichzeitig Überempfindlichkeiten auf Reize wie kalte Luft, Tabakrauch, Parfums und Küchendämpfe vorhanden sein. Sie korrelieren auch häufig mit sportlicher Aktivität (➤ Kap. 2.1.8).

Die **Hausstaubmilbe** liebt Bedingungen von 25 °C und eine Luftfeuchtigkeit von 55–85 Prozent. Sie ernährt sich von Pollen, Sporen, Bakterien und Hautschuppen von Mensch und Tier. Außerhalb des Haushalts findet man sie in Futtervorräten, Vogelnestern und Säugetierfellen. Eine Allergie gegen Hausstaubmilben zeigt sich durch **Juckreiz, Schleimbildung in den Atemwegen** und auch durch eine **Verengung der Atemwege** (Bronchospasmus). 45 Prozent aller Allergiker leiden an **Asthma,** 34 Prozent an **allergischem Schnupfen,** 7 Prozent an **Neurodermitis** und 4 Prozent an **Schuppenflechte.**

BERICHT

Heuschnupfen

„Jedes Jahr im Frühjahr/Sommer litt ich unter starkem Heuschnupfen. Brigitte schlug vor, es einmal mit Nasenspülungen zu versuchen.
Schon nach der ersten Nasenspülung im November 2014 merkte ich einen Unterschied. Ich schlief wesentlich besser, da sich das Nasenspülen auch auf meine Hausstauballergie positiv auswirkte. Die Nase wurde freier und ich bekam mehr Luft.
Dies war für mich Grund genug, fast täglich eine Nasenspülung zu machen und zu hoffen, dass diese Methode beim nächsten Heuschnupfen auch so erfolgreich sein würde.
Das erfreuliche Ergebnis ist, dass ich das Frühjahr und den Sommer 2015 in der Tat auch fast beschwerdefrei genießen konnte. Ich musste lediglich vier Allergietabletten gegen den Heuschnupfen einnehmen. In den Vorjahren waren es mindestens drei bis vier Allergietabletten pro Woche gewesen! Ein weiterer erfreulicher Nebeneffekt ist, dass ich viel weniger schnarche, worüber sich meine Freundin sehr freut.
Für mich ist die Nasenspülung Mittel der Wahl. Sie ist unbedenklicher als Tabletten. Als Abendritual vor dem Schlafengehen ist die Nasenspülung nicht wirklich zeitaufwendig oder kompliziert. Ich spüle ca. drei- bis sechsmal pro Woche.
Mein Fazit: Weiterempfehlen!!"

Marco Stahnke, Mannschaftstechniker
Bob-Nationalmannschaft

2.1.7 Asthma

Asthma bronchiale

Asthma ist eine variable und reversible Atemwegsobstruktion infolge von Entzündung und Hyperreaktivität der Atemwege. Charakteristisch für einen **Asthmaanfall** sind plötzlich auftretende **Atemnot** und **erschwerte Ausatmung.** Es werden unterschiedliche **Atemnebengeräusche** hörbar: Pfeifen, Giemen (sog. exspiratorisches Ausatmungsgeräusch) oder Brummen aufgrund der zunehmenden Einengung der Atemwege beim Ausatmen. Für einen Asthmaanfall (insbesondere beim allergischen Asthma) gibt es verschiedene **Vorboten:** Husten, Niesen, Augenjucken, Kopfschmerzen, Übelkeit, Verdauungsprobleme, Gereiztheit, Angstzustände und Müdigkeit. Oft wird ein Druckgefühl auf der Brust beschrieben. Asthma unterliegt einem Biorhythmus. Nachts treten asthmatische Beschwerden häufiger auf, da hormonale, neurale und andere Faktoren begünstigend wirken. Dass Asthma bronchiale mit **psychischen Faktoren** in Zusammenhang steht, ist unbestritten. Vegetative (vom N. vagus gesteuerte) Reize steigern bei Stress (➤ Kap. 7.5) die asthmatische Reaktion.

Man unterscheidet zwei Formen von Asthma: das exogen allergische Asthma und das endogene Asthma:

- **Exogenes allergisches Asthma**
  Hier kommt es nach Kontakt mit dem Allergen zu einer Histamin-Reaktion sowie zur Ausschüttung von Mediatoren, die weitere Schritte in der allergischen Kaskade triggern. Sie bewirken einen **Bronchospasmus** und eine **Entzündung der Schleimhäute** sowie eine vermehrte Sekretentwicklung.
- **Endogenes Asthma**
  Bei dieser Form des Asthmas können Auslöser wie Atemwegsinfekte, Klimaschwankungen, Stress, Reaktionen auf z. B. Acetylsalicylsäure

(Hauptbestandteil von Aspirin), Betablocker, Antibiotika oder Muskelrelaxanzien das Asthma hervorrufen.

Erbliche Faktoren haben an der Entstehung einer Asthmaerkrankung einen hohen Anteil, zudem spielt die **Umwelt** eine bedeutende Rolle. Hat sich einmal ein allergisches Asthma herausgebildet, bleibt es häufig bestehen, auch wenn das Allergen vermieden wird (Karenz). Asthmaanfälle können auftreten nach dem Genuss von Glutamat („China-Restaurant-Syndrom"), nach dem Einatmen von z. B. Küchendämpfen, den Gerüchen von Parfum, Reinigungsmitteln, Drogerieartikeln, Dämpfen aus dem Industriebereich, Autoabgasen, Pflanzenschutzmitteln, getrocknetem Fischfutter, infolge von Hausstaub und Hausstaubmilben. Sie können ebenso durch kalte Luft oder Nebel ausgelöst werden, durch Lachen, Husten etc. (➤ Kap. 3).

Asthma bronchiale ist primär aber keine allergische Erkrankung, sondern beruht auf einer bronchialen Reizüberempfindlichkeit. Ein asthmatischer Athlet bedarf einer guten medizinischen Beratung und Betreuung. Er muss medikamentös eingestellt und begleitet werden. Es gibt eine große Anzahl an modernen Medikamenten in Sprayform mit positiver Wirkung auf die allergischen Reaktionen, mit denen der Athlet wieder uneingeschränkt leistungsfähig wird. Ein Angelpunkt der Therapie ist neben der Allergenkarenz eine sachlich stimmige und einfühlsame Aufklärung zur Minderung der Angst im Zusammenhang mit dem Asthma. Bei der Medikation sind die Anti-Doping-Reglements zu beachten (➤ Kap. 7.6).

Belastungsasthma

Anders als das oben beschriebene Asthma bronchiale wird **Anstrengungs- oder Belastungsasthma** ausschließlich durch körperliche Belastung ausgelöst. Zu den stärksten auslösenden Reizen kommt es bei den Ausdauersportarten, d. h. den Laufsportarten und bei den Winterausdauersportarten. Weniger häufig tritt Belastungsasthma bei Sportarten wie Schwimmen, Radfahren oder Rudern auf. Dies hat mit der Intensität der Belastung zu tun, die bei Laufsportarten deutlich höher liegt. Bei den Wintersportarten kommt zudem der Reiz der trockenen und kalten Luft hinzu (➤ Kap. 3.3.1).

Von entscheidender Bedeutung ist hierbei der Wärmeaustausch in den Atemwegen: Wie erwähnt (➤ Kap 1.9), muss die Atemluft in den Atemwegen auf 37 °C angewärmt und feucht gehalten werden. Dieser Vorgang entzieht der Bronchialschleimhaut Wasser und Wärme. Bei steigender körperlicher Belastung steigt das Atemminutenvolumen stark an, sodass die oberen Atemwege allein keine ausreichende Versorgung leisten können und die tieferliegenden Atemwege am respiratorischen Wärmeaustausch teilnehmen müssen. Die Luftmenge und ihr Temperaturunterschied zur Umgebung werden jetzt ausschlaggebend. Je höher der Temperaturunterschied ist, desto größer ist der Wärmeverlust in den Schleimhäuten, d. h. desto stärker sinkt deren Temperatur und sie ziehen sich reaktiv zusammen. Dieser physiologische Vorgang kann in den Atemwegen von hyperreagiblen Individuen statt zum Schleimhautschutz zur Obstruktion der Atemwege führen.

2.1.8 Hyperreagibles Bronchialsystem

Bronchiale Hyperreagibilität bedeutet, dass die Bronchialschleimhaut überempfindlich auf spezifische Reize reagiert. **Allergien, Infekte und Umweltreize** spielen hierbei die Hauptrolle, aber wie beim Asthma und den Allergien liegen oft genetische Faktoren der Entstehung eines hyperreagiblen Bronchialsystems zugrunde. **Umweltreize** lösen bei entsprechender Disposition eine Verengung der Bronchien aus (➤ Kap. 3.3). Im Sport sind dies vorrangig kalte, trockene Luft, Chlor und Ozon, hohe Trainingsumfänge und -intensitäten. Neigt ein Athlet zu dieser Überreaktion, ist infolgedessen eine Entwicklung in ein Belastungsasthma möglich.

Im Ausdauersport weisen mehr als 30 Prozent der Athleten eine Tendenz zu diesem Krankheitsbild auf. Das ist kaum überraschend, wenn man sich die Menge an umgesetzter Luft pro Stunde (Atemzugvolumen) vor Augen führt, die von den Schleimhäuten pro Tag erwärmt, befeuchtet und gefiltert werden muss. Bei den Wintersportarten kommt Kälte als verstärkender Faktor hinzu, bei den Sommersportarten wiederum Trockenheit und Hitze. Je höher und intensiver die Trainingsumfänge, desto schwieriger wird es für die Schleimhäute, das Selbstreinigungssystem der Atemwege zu erhalten. Wintersportler sind in diesem Zusammenhang statistisch gesehen anfälliger als Sommersportler.

Nicht jeder Ausdauersportler entwickelt eine Anfälligkeit der Atemwege. Wenn dem so wäre, müsste Thomas Hellriegel, Triathlet, ganz gewiss davon betroffen sein. Thomas' jährliche Trainingsumfänge belaufen sich auf 800–1.000 km Schwimmen, 17.000–20.000 km Radfahren und 3.500–4.500 km Laufen. Das entspricht mehr als 1.000 Sportstunden pro Jahr. In Spitzenzeiten sind die Umfänge um 10 Prozent höher. Hinzu kommen noch Krafttraining, Athletik und Beweglichkeit. Thomas hat bis heute weder Probleme mit den Schleimhäuten noch eine Hyperreagibilität der Atemwege entwickelt, und dies trotz immerhin 40 Jahren intensiver sportlicher Aktivität.

Michael Greis, Biathlet (siehe Anhang Sport-Biografien), kommt als Wintersportler auf vergleichbare Trainingsumfänge. Auch er hatte bis auf wenige Infekte nie Probleme mit den Atemwegen. Die Beispiele von Thomas Hellriegel und Michael Greis unterstreichen die Bedeutung der einerseits genetischen Disposition als maßgeblichem Faktor und der individuellen Reaktionslage des Immunsystems, wie zum Beispiel auch bei Sebastian Kienle, Triathlet (siehe Anhang Sport-Biografien). Sein Beispiel (siehe Kasten ➤ Kap. 2.1.4) zeigt aber auch, dass gestützt auf die ganzheitliche Behandlung der Atemwege Spitzenleistungen erzielt werden können, ohne dass ausschließlich auf Medikamente zurückgegriffen werden muss.

2.1.9 Vocal-Cord-Dysfunktion – VCD

Wenn „der Hals zumacht", so beschreibt der oder die Betroffene eine Stimmbandfehlfunktion, eine sogenannte **Vocal-Cord-Dysfunktion (VCD).** Damit ist ein Stimmbandverschluss während der Atmung (➤ Abb. 2.5) gemeint, der gegenläufig zur physiologischen Stimmritzenöffnung eintritt. Bei Belastung wird normalerweise die Stimmritze physiologisch weiter gestellt, um genügend Luft in die Lungen strömen zu lassen. Bei einer VCD stellt sich für wenige Sekunden bis Minuten die Stimmritze eng, anstatt sich zu öffnen. Deutlich seltener kommt es zum sogenannten **paradoxen Stimmbandverschluss VCD** während der Ausatmung.

Der Stimmritzenverschluss kann bei einer VCD unterschiedlich stark sein, ist aber zum Glück nie ganz vollständig und somit für den Betroffenen nicht lebensbedrohlich. Dennoch klingt ein ausgeprägter VCD-Anfall, als würde der Betroffene ersticken. Er erlebt diesen Zustand als äußerst bedrohlich, fällt bei längerer Dauer eines Anfalls in einen „mentalen Tunnel" und nimmt von der Umgebung nur noch wenig bis nichts mehr wahr. Umstehende Athleten und Betreuer reagieren u. U. mit Ratlosigkeit, Unruhe bis hin zu Panik, da ein solcher Anfall wirklich beängstigend ist. Besonnenheit ist geboten, man bleibt bei dem Athleten und beruhigt ihn. Auch wenn er anscheinend nicht auf die Zusprache reagiert, ist es angezeigt, bei ihm zu bleiben, bis sich die Stimmritze mit Abklingen der Belastung wieder von allein entspannt. Mehr können Außenstehende in dem Moment nicht tun. Weder Medikamente noch Sprays bewirken eine Entspannung der Stimmbänder und Öffnung der Stimmritze. Häufig wird die VCD mit Asthma verwechselt. Der Therapieversuch mit entsprechenden Sprays ist bei dieser Problematik allerdings nicht zielführend.

Faktoren, die die Entstehung einer VCD begünstigen

Folgende Krankheitsbilder und Ursachen begünstigen die **Entstehung einer VCD:**

- „postnasal drip" (das Hinunterlaufen oder -tropfen von Sekret im hinteren Nasen-, Nasenrachenraum in den Rachen) (➤ Kap. 2.1.1)
- wiederkehrende (rezidivierende) Infekte (➤ Kap. 2.1.4)
- Kehlkopfentzündung (➤ Kap. 2.1.5)
- Reflux (➤ Kap. 2.4.1)
- Sodbrennen
- ständige Magenprobleme, die nicht zwingend wahrgenommen werden müssen
- reizende Speisen und Getränke
- reizende inhalierte Stoffe
- chronischer Husten
- psychischer Stress (➤ Kap. 7.5)
- Thorakale Hochatmung (➤ Kap. 2.2.5).

Jeder der genannten Faktoren kann für sich allein schon eine VCD auslösen. Die Schleimhäute im Stimmbandbereich reagieren sehr empfindlich, d.h. mit einer Entzündungsreaktion (Schwellung) auf pH-Wert-Veränderungen, und alle aufgeführten Ursachen schaffen ein saures Milieu. Schwellen die Schleimhäute an, so reagieren die Stimmbandmuskeln sehr empfindlich. Wenn als zusätzlicher Reiz noch die sportliche Belastung hinzukommt, kann es zum beschriebenen Verschluss der Stimmritze kommen.

Meist ist der Beginn des Beschwerdebildes schleichend. Die Enge des Halses kann anfangs von den Athleten gut kompensiert werden. Sportler sind willensstark und erleben nicht jede Anstrengung als problematisch. Häufig ist ständiges Räuspern oder eine angestrengte, ziehende Einatmung ein Vorbote einer VCD. Bittet man Sportler mit einer VCD, die Atemnot zu beschreiben, dann fassen sie sich typischerweise an die Mitte des Halses, den Sitz der Stimmbänder (➤ Abb. 2.5).

Ähnlich wie bei der Hyperreagibilität der Atemwege wird im Fall der VCD eine **genetische Disposition** für eine sensorische oder motorische Überempfindlichkeit des Kehlkopfes diskutiert. Ungeklärt ist jedoch, wieso ausgerechnet im Sport derart viele VCDs auftreten. Nach Erfahrung der Autorin ist eine zugrundeliegende „motorische Überempfindlichkeit" möglicherweise ein Produkt der „Thorakalen Hochatmung" (➤ Kap. 2.2.5). Wie in ➤ Kap. 1.5, ➤ Kap.1.5.4 beschrieben, sind die **myofaszialen Ketten** auch im Bereich des Halses und der Stimmbänder hochwirksam. Wenn sich der Kehlkopf bei der Einatmung nicht nach oben und bei der Ausatmung nach unten mitbewegen kann, entsteht eine **„funktionelle Vocal-Cord-Dysfunktion"** (s. o.; ➤ Tab. 2.1). Alle an der Atmung beteiligten Gewebe (Muskeln, Sehnen, Gelenke) müssen einen störungsfreien Ablauf der kinetischen Kette funktionell regulieren und zulassen können, denn sie sind am Zusammenspiel der Stimmbandstellungen beteiligt. Liegt hier eine Störung im Bewegungsmuster vor, kann die Stimmbandstellung unter Belastung nicht mehr ihre funktionellen Aufgaben erfüllen. Die gesamte automatisierte Körperhaltung, sich wiederholende Dysfunktionen in den Bewegungsabläufen im Alltag und die Fixierung der Gewebe tragen dazu bei, dass sich eine funktionelle VCD manifestiert.

Ein Hinweis auf eine sich anbahnende VCD ist, dass die Arme betroffener Athleten in Bewegung meist keinen funktionellen Armpendel mehr aufweisen. Sie „klemmen" am Körper, anstatt seitlich und diagonal synchronisiert mit der Beinbewegung zu pendeln. Häufig werden sie in dem unbewussten Versuch „Halt" (Fixation am Rumpf) zu finden, nicht mehr in eine notwendige sportliche Technik integriert. Diese Fixierung der Arme am Rumpf, ohne Armpendel, führt in der Folge zu einer massiven Verspannung im Schulter-Nackenbereich. Der ganze Hals verspannt, was einen reaktiven Stimmbandverschluss nach sich ziehen kann.

VCD-Klassifizierung nach Schmailzl

Die Autorin schlägt eine Einteilung in verschiedene Vocal-Cord-Dysfunktionstypen vor (➤ Tab. 2.1):

- einen funktionellen,
- einen somatischen,
- einen psychosomatischen sowie
- einen Mischtypus.

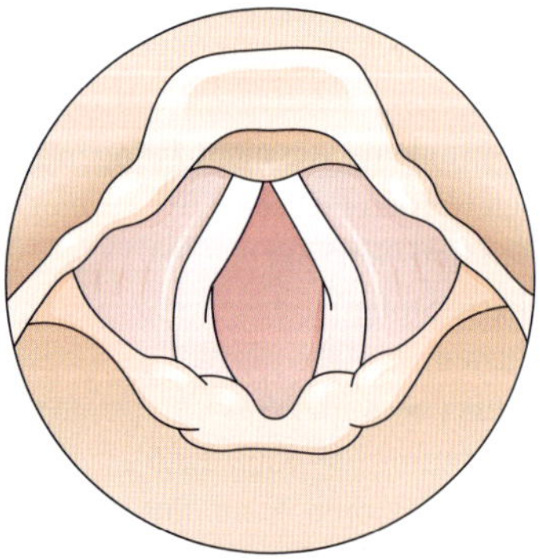

a Normale Stimmbänder in der Mitte der Einatmung

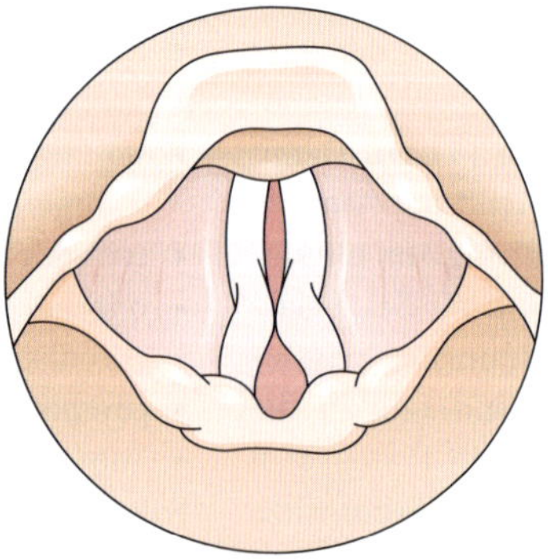

b Stimmbanddysfunktion mit hinterer Abspaltung

Abb. 2.5 Stimmritzenverschluss beim Einatmen (Darstellung im Kehlkopf). [G522]

Diese Unterteilung enthält eine Gradeinteilung (Grad 1–4) und soll dem besseren Verständnis, der Orientierung und somit auch einer notwendigen strukturierten Behandlung dienen. Grad 1 und 2 bezeichnet eine VCD bei intensiven Belastungen, Grad 3 bei mittleren Belastungen und Grad 4 bereits bei geringen Belastungen (Grundlagentraining). Zusätzlich zur unten aufgeführten Klassifzierung wird der Athlet nach dem individuell empfundenen Schweregrad befragt, wozu die Borg-Skala 0–10 angewendet wird.

Somit könnte eine VCD- Klassifizierung beispielhaft als VCD, Funktioneller Typ, Grad 2A, Borg-Skala 6, klassifiziert werden. Zuerst wird der Typ bestimmt, dann der Grad und anschließend die Bewertung des Athleten über die Borg-Skala ergänzt. In Folge kann der Behandlungserfolg ebenso klassifiziert dokumentiert werden. Aus dem oben angeführten Beispiel könnte eine VCD, Funktioneller Typ, Grad 1, Borg-Skala 2 werden. Dieser Athlet kann sich bereits ausbelasten, hat aber noch nicht alle notwendigen Atemmuster automatisiert (➤ Kap. 1.1; ➤ Kap. 2.2.5; ➤ Kap. 3.11; ➤ Kap. 3.12; ➤ Kap. 4.1).

2

Tab. 2.1 VCD-Klassifizierung nach Brigitte Schmailzl

VCD	Funktioneller Typ	Somatischer Typ	Psychosomatischer Typ	Mischtyp
Ursachen	Thorakale Hochatmung	• Heuschnupfen • rezidivierende Infekte der oberen Atemwege • post nasal drip • Kehlkopfentzündung • rezidivierende Infekte der unteren Atemwege • gastroösophagealer Reflux • Husten/chronischer Husten • Ernährung	• psychischer Stress • Burnout • Depression	Somatisch und funktionelle und/oder psychosomatische Ursachen liegen vor
Grad 1	• Atemnot tritt erst bei *intensiven* Belastungsintensitäten auf • leicht erschwertes Atmen; leichtes Anstrengungsgefühl beim Einatmen • Atemerschwernis kann noch kompensiert werden, Athlet kann sich ausbelasten • keinerlei Atemgeräusche zu hören			
Grad 2A	• Atemnot tritt erst bei *intensiven* Belastungsintensitäten auf • leicht erschwertes Atmen; leichtes Anstrengungsgefühl beim Einatmen • Atemerschwernis führt zu erster Reduktion der möglichen Ausbelastung, Athlet kommt nicht in seine Belastungsspitzen • keine oder erste ziehende Atemgeräusche, die aus dem Hals hörbar werden • die Stimmritze verschließt nicht bis zum maximalen Verschluss			
Grad 2B	Die Stimmritze verschließt bis zum maximalen Verschluss von mehreren Sekunden bis Minuten			
Grad 3A	• Atemnot tritt bereits bei *mittleren* Belastungsintensitäten auf • stark erschwertes Atmen; massives Anstrengungsgefühl beim Einatmen • Atemerschwernis führt zu deutlicher Reduktion der möglichen Ausbelastung, Athlet kommt nicht in seine Belastungsspitzen • Ziehendes, VCD-typisches Einatemgeräusch, das laut aus dem Hals hörbar ist • Die Stimmritze verschließt nicht bis zum maximalen Verschluss			
Grad 3B	Die Stimmritze verschließt bis zum maximalen Verschluss von mehreren Sekunden bis Minuten			
Grad 4A	• Atemnot tritt bereits bei *geringen* Belastungsintensitäten auf • schwerstes Atmen; massives Anstrengungsgefühl beim Einatmen • Atemerschwerung führt zu deutlicher Reduktion der möglichen Belastung, Athlet kommt nicht in sein Maximum • Ziehendes, VCD-typisches Einatemgeräusch, das aus dem Hals hörbar ist • Die Stimmritze verschließt nicht bis zum maximalen Verschluss			
Grad 4B	Die Stimmritze verschließt bis zum maximalen Verschluss von mehreren Sekunden bis Minuten			

Es sei darauf hingewiesen, dass selbst bei starken VCD-Anfällen manche Athleten dennoch zu maximalen Intensitäten kommen, die sie kurzzeitig abrufen können. Hält die VCD jedoch länger als ca. 30 Sekunden an, kommt es auch bei ihnen zu einem Leistungsabfall. Der jeweilige emotionale Zustand entscheidet darüber, ob sich die Athleten über diese Grenzen hinwegbewegen können. Sie suchen und finden meist kurze Entlastungszeiten während des Anfalls, was ihnen ein Weitermachen bedingt ermöglicht.

Eine VCD kann nicht nur durch die bereits genannten Faktoren, sondern auch ausschließlich **psychisch** bedingt sein. Jeder **emotionale Stress,** von **Leistungsdruck** bis **Mobbing,** kann dieses Krankheitsbild hervorrufen. Folglich kann es angeraten sein, zusätzlich zum Sport-Atemphysiotherapeuten einen Sportpsychologen und einen spezialisierten Logopäden hinzuzuziehen.

Provokationstest zum Nachweis einer VCD

- Im Rahmen einer **Stimmbandspiegelung** (Laryngoskopie) kann mittels **Provokationstest** eine VCD ausgelöst und somit diagnostiziert werden. Allerdings lässt sich die paradoxe Stimmbandbewegung VCD während eines Tests nicht provozieren, wenn die individuellen VCD-auslösenden Faktoren nicht ausreichend vorhanden sind. Ein Athlet kann also trotz eines negativen Provokationstests unter einer VCD leiden. Der VCD-Test findet ohne jede Sedierung statt, da sonst keine VCD auszulösen ist.
- Auch ein **körperlicher Belastungstest** kann zum Nachweis herangezogen werden. Dieser muss spezifisch für den Athleten sein, damit die VCD auch auslöst werden kann. Das ist meist durch hochintensive Läufe bzw. die sportartspezifische Belastung möglich. Anhand der Symptome des Athleten lässt sich bestimmen, welche Form von Belastung für einen praktischen Test gewählt werden muss. Man kommt nicht umhin, dem Athleten seine individuelle Belastungsform und -intensität zuzumuten, um seine VCD auszulösen und klassifizieren zu können.

ANMERKUNG

Die Stimme ist jedoch weit mehr als nur ein funktionelles Hervorbringen von Tönen, wie auch die Stimmbänder mehr sind als nur ein Tor, das sich für die Atmung und den Schluckakt öffnen oder schließen soll. Der Ausdruck von Stimme und Atmung ist gekoppelt an neurovegetative Vorgänge. Die Stimme spiegelt auch die emotionale und kognitive Reaktionslage des Individuums wider. Am Klang der Stimme lassen sich unsere Emotionen erkennen, sie ist das Bindeglied zwischen Innen und Außen. Faktoren wie die Stimmqualität, Satzlänge, Sprechgeschwindigkeit, Intonation, die Atmung beim Sprechen oder in den Sprechpausen, den Atemfluss und die Atemmittellage halten zu können, sind überaus komplex und verraten so viel über einen Menschen, dass sie gut zur Befundung und Behandlung eingesetzt werden können.

ANEKDOTE

Man hatte mir eine junge Kader-Langläuferin zur Behandlung geschickt. Deren Vorgeschichte ließ eine VCD vermuten. Die Symptome der Athletin traten jedoch lediglich unter intensiver Belastung und bei hohen bis sehr hohen Temperaturen auf. Als die Athletin zur Untersuchung kam, war es jedoch nicht warm genug, sodass sie mir ihre Beschwerden im Rahmen einer einfachen Laufbelastung nicht vorführen konnte. Ich rief in einem Fitness-Studio an und bat darum, für die Befundung und Behandlung die Dampfsauna und Sauna benutzen zu dürfen, was uns erfreulicherweise erlaubt wurde. So verbrachten wir einen Nachmittag zur Befundung und auch Behandlung im Saunabereich.

BERICHT

Diagnose VCD

„Seit meinem dritten Lebensjahr litt ich an Heuschnupfen und an einer Hausstauballergie. Meine Nase schwoll zu, ich hatte starke Niesanfälle und rote, entzündete Augen. Zusätzlich zu meinen Allergien stellten sich 2012 bei Belastung zunehmend – vor allem bei der Einatmung – starke Atemprobleme ein. Zur Behandlung erhielt ich Tabletten, Nasensprays, Augentropfen und Asthmasprays. Diese halfen allerdings nur sehr bedingt. Die Atemprobleme blieben bestehen, eine Lösung war nicht in Sicht. Schließlich wandte ich mich an Brigitte. Nach einer ausführlichen Befundaufnahme schaute sie sich meine Körperhaltung, meine Ruheatmung und Atmung unter Belastung an. Wir liefen zusammen, wobei sich unter der spezifischen Belastung meine Atemprobleme offenbarten. Diese konnte Brigitte schnell einordnen – Vocal-Cord-Dysfunktion (VCD). Aufgrund meiner fehlerhaften Atmung, die auch aus einer Thorakalen Hochatmung entsteht, verschlossen sich meine Stimmbänder beim Einatmen. Während der Laufeinheit zeigte mir Brigitte unterschiedliche Übungen, die ich direkt während der Belastung anwenden konnte. Wir erarbeiteten gemeinsam Übungen, die vor und nach dem Training wirksam sind. Die Atem- und Gymnastikübungen halfen mir, meine Atmung ganz bewusst zu trainieren. Brigitte empfahl mir darüber hinaus, angesichts meiner Allergien regelmäßige Nasenspülungen und Inhalationen einzusetzen. Ich führte alle Übungen und Therapien wochenlang konsequent durch. Vor allem während der Belastungen spürte ich sehr schnell eine Verbesserung. Erfreulicherweise hatte ich schon im folgenden Winter keine Symptome mehr. Auch das Frühjahr verlief überraschend positiv. Normalerweise beginnt dann die Saison der Pollenallergie, was jedoch erstmals seit Jahren ausblieb. Zu meiner großen Freude habe ich seit mittlerweile zwei Jahren überhaupt keine Allergieprobleme mehr und keinerlei Einschränkungen im Alltag und vor allem im Sport."

Karolin Horchler, Biathletin

2.1.10 Chronischer Husten

Weder **Husten – auch unproduktiver Reizhusten** – noch **Räuspern** sind eigenständige Krankheiten, sondern Symptome. Wenn Husten jedoch länger als sechs bis acht Wochen andauert, wird er zu einem sich selbst erhaltenden Reiz und somit zu einem eigenständigen Problem.

Husten ist ein effektiver **Schutzmechanismus** und hat viele Ursachen. Auslösende **Reize** können **thermischer, chemischer, mechanischer, organischer** oder psychischer **Natur** sein. Mit Hilfe des Hustens sollen Fremdkörper beseitigt werden, die in die Atemwege eingedrungen waren. Sammeln sich zu viele Fremdkörper an, „spüren" die Schleimhäute dies und produzieren vermehrt **Sekret**, um Staub und anderes zu binden. Jeder Mensch produziert im Verlauf des Tages mehr als einen Liter Sekret. Die Flimmerhärchen auf der Schleimhaut in den Atemwegen bewegen den Schleim etappenweise in Richtung Kehlkopf. Mit einem unbewussten Hüsteln oder Husten manövriert der Körper mehrfach am Tag Sekret in den Hals. Es wird dann unbemerkt abgeschluckt. Dieser Vorgang setzt allerdings voraus, dass die Flimmerhärchen intakt sind und der Schleim eine normale Konsistenz aufweist.

Dringen **Keime** in die Schleimhäute ein, kann dies bei unzureichender Immunantwort oder ausreichend hoher Keimlast eine **Entzündung** in den Schleimhäuten hervorrufen. Die Entzündung führt zu einer vermehrten Produktion von Sekret. Durch diesen Vorgang wird versucht, Viren und Bakterien auszuschwemmen. Der nun vorhandene deutlich zähere Schleim führt wiederum zu Husten.

Eine Entzündung der Schleimhäute kann auch ohne vermehrte Schleimbildung erfolgen. Die Trockenheit der Schleimhäute kann dann zu einem eigenen Reiz werden, was im Sport häufig zu beobachten ist. Dies führt zu einem **unproduktiven Reizhusten,** also Husten ohne Sekret. Ein unproduktiver Reizhusten kann letztlich die Entstehung eines **hyperreagiblen Bronchialsystems** nach sich ziehen.

BEACHTE

Ein Husten wird als „produktiv" bezeichnet, wenn innerhalb von 24 Stunden ca. 30 ml Sekret produziert werden. Ungeachtet der Sekretmenge sollte im Sport jede spür- und hörbare Sekretproduktion ausreichend behandelt werden (➤ Kap. 5.2.2).

Hustenauslöser

Einfache Virusinfektionen, ein „postnasal drip", verschleppte Infekte mit Sekretresten in den Atemwegen, Asthma, ein hyperreagibles Bronchialsystem oder eine Lungenentzündung können Auslöser für Husten werden. Bei hartnäckigem Husten muss zudem an Lungenembolien, Tuberkulose, Taschenbildung der Bronchien (Bronchiektasen) oder in sehr seltenen Fällen an einen Lungentumor gedacht werden. Seit SARS-CoV-2 natürlich auch an eine mögliche Corona-Infektion.

Hält der produktive Husten oder unproduktive Reizhusten weiter an, ohne dass eine Ursache gefunden wurde, sind womöglich die Schleimhäute selbst aufgrund ihrer spezifischen Reize die Ursache. Beim Husten schlagen die Schleimhäute mit hoher Geschwindigkeit aufeinander. Dieser mechanische Reiz auf die Schleimhaut ist ein sich selbst unterhaltender Reiz. Er führt zu einer ständigen Überreaktion der Schleimhäute. Man kennt das Gefühl zum Beispiel, wenn man in die Hände klatscht: Die Handinnenflächen reagieren mit einem deutlichen Pulsieren, Prickeln und mit Erwärmung. Das ist vergleichbar

2

mit dem, was in den Schleimhäuten beim Husten durch das Aufeinanderschlagen passiert.

Von diesem sich selbst unterhaltenden Reiz kann auch die Stimmritze betroffen sein. Mit dem **Räuspern** versucht der Körper, weit oben in den Atemwegen oder auf der Stimmritze liegendes Sekret zu eliminieren. War das Räuspern „produktiv", wurde also das Sekret gelöst, wird es in Folge abgeschluckt.

Räuspern kann dennoch ein Resultat von mechanischen Reizungen der Schleimhäute gegeneinander sein, auch ohne dass Sekret vorhanden ist. Auch ein Reflux (➤ Kap. 2.4.1) kann Räuspern bedingen. Ein Herunterlaufen von Sekret (postnasal drip) im Rachen ist ein weiterer möglicher Auslöser.

Grundsätzlich können Spannungen, Dysbalancen und Narben in den Faszien und Halsgeweben Symptome wie Räuspern ebenso verursachen. Auch wenn ein Nerv durch die Spannungszustände innerhalb seines Geweberaumes irritiert reagiert, können sich Dysfunktionen wie Räuspern und Husten bemerkbar machen und sekundär zu dem bereits beschriebenen, sich selbst erhaltenden Reiz in den Schleimhäuten führen.

2.1.11 Lungenentzündung (Pneumonie)

Auslöser

Eine lobäre (einen Lungenflügel/-lappen betreffende) **Lungenentzündung** wird in 90 Prozent aller Fälle durch eine **bakterielle Entzündung** (Pneumokokken bis zu 45 Prozent) des Lungengewebes ausgelöst. Deutlich seltener sind **Viren** oder **Pilze** die Ursache. Grippeviren können einen Entstehungsweg bahnen, auf den dann eine bakterielle Superinfektion folgen kann. **Gase, Säuren, Staub** und auch **Strahlen** können ebenso Reize verursachen, die eine Lungenentzündung zur Folge haben.

Bei Sportlern liegt meist die sogenannte primäre Pneumonie vor, da zuvor gesunde Menschen betroffen sind. Von einer sekundären Pneumonie spricht man, wenn ein auslösendes Ereignis vorangegangen war oder ein die Krankheit begünstigender Zustand besteht, z. B. bei Risikogruppen (u. a. Krebspatienten, HIV-Infizierte).

Übertragungsweg

Übertragen wird die Pneumonie über **Aerosol** und Tröpfchen. Die Lungenentzündung bricht nur aus, wenn das körpereigene Abwehrsystem mit dem Erreger nicht aus eigener Kraft fertig wird und die Keimlast entsprechend hoch ist.

Symptome

Typische Symptome einer (lobären) Lungenentzündung sind hohes **Fieber, Schüttelfrost, Atembeschwerden, Husten, rostbrauner Auswurf, Brustkorbschmerzen** und starke **Abgeschlagenheit.** Da eine reduzierte Sauerstoffaufnahme die Folge der Entzündung ist, erhöht sich die Atemfrequenz, Atemnot kann entstehen. Alle diese Anzeichen können, müssen aber nicht gemeinsam auftreten. Der Verlauf ist rasch und mit einem ausgeprägten Krankheitsgefühl verbunden.

Diagnose und Therapie

Zur Diagnostik werden Auskultation, Röntgenbilder und Laborwerte herangezogen, um die Lungenentzündung von anderen Atemwegsinfekten abzugrenzen.

Sonderfall „atypische Lungenentzündung"

Erwähnt werden muss auch die **atypische Lungenentzündung.** Sie äußert sich durch Fieber, Kopf- und Gliederschmerzen, begleitet von Husten ohne Sekret. Sie tritt unter anderem nach Infektion mit einer Reihe von **Viren, mit Chlamydien, Mykoplasmen** und **Legionellen** auf. Atypische Lungenentzündungen werden durch ihren schleichenden Beginn und das geringere Maß an Krankheitszeichen gern übersehen.

Legionellen befinden sich als Biofilm auf Wasserreservoiren und werden durch lungengängige Aerosole im Warmwasserbereich, also zum Beispiel beim Duschen, im Schwimmbad, in Whirlpools, Klimaanlagen etc. gestreut und eingeatmet. In Deutschland regelt eine strenge Trinkwasserverordnung zwar die Qualität des Wassers, aber überall dort, wo der Wasserkreislauf nicht zirkuliert, können sich Legionellen vermehren. Gefährdend sind zum Beispiel über längere Zeit ungenutzte Wasserleitungen (z. B. nach längerer Abwesenheit oder in nur gelegentlich genutzten Ferienwohnungen). Begünstigend wirken auch mangelnde oder ungeeignete Dämmung sowie ungeeignete Materialien, die für Leitungen und Wasserspeicher verwendet werden. Warmwasser sollte auf mindestens 55–60 °C erwärmt werden, um eine Vermehrung von Legionellen zu verhindern. Es wird daher empfohlen, auf Reisen oder nach Rückkehr in die eigene Wohnung alle Wasserhähne aufzudrehen und das Wasser drei Minuten lang laufen zu lassen.

2.1.12 Influenza A und B

Auslöser

Im Gegensatz zu anderen Atemwegserkrankungen, wird die **echte Grippe (Influenza A oder B)** durch ein spezielles **Virus** ausgelöst, das sich jährlich verändert.

Übertragungsweg

Das Virus ist viel ansteckender als die Verursacher einfacher Infekte und überträgt sich durch Niesen, Husten, Sprechen, Atmen, Singen und ebenso durch Handkontakt mit kontaminierten Oberflächen. Die Viren können weite Strecken in der Luft schwebend zurücklegen. Sie bleiben über Stunden bis Tage infektiös.

Symptome

Kennzeichen einer Grippeerkrankung ist ihr plötzliches Auftreten und der rasche Verlauf. Betroffene haben innerhalb von wenigen Stunden ein schweres Krankheitsgefühl mit Kopf- und Gliederschmerzen, hohem Fieber und Schweißausbrüchen. Husten kann, muss aber nicht auftreten, ebenso wie Erbrechen oder Durchfall. Der gesamte Verlauf einer Grippe ist deutlich schwerer als der einer banalen Virusinfektion. Sie kommt gehäuft im Winter vor und verbreitet sich sehr schnell. Die ersten Anzeichen einer Erkrankung treten ein bis zwei Tage nach der Infektion auf.

Diagnose und Therapie

Ist man mit der Mannschaft unterwegs, kann ein Grippeschnelltest die Influenza bestätigen. Dadurch werden unnötige Medikamentengaben vermieden. Es empfiehlt sich daher für Mannschaftsbetreuer, einen effizienten Grippeschnelltest mitzuführen, sodass mittels einer Speichelprobe aus dem Rachen eine Infektion bestätigt werden kann.

Eine Grippe setzt selbst stärkste Athleten und Betreuer außer Gefecht. Ganze Mannschaften waren davon schon betroffen. Neben allen Hygieneempfehlungen ist die konsequente Isolierung des ersten und aller weiteren Erkrankten dringend geboten. Ansteckend ist der Grippeinfizierte bereits ein bis zwei Tage vor dem Ausbruch der Symptome sowie sieben bis zehn Tage nach deren Abklingen, aber u. U. auch noch länger. Daher sollte der Betroffene sich ausreichend lange auskurieren und als Mitglied einer Mannschaft abreisen. Dies ist zum Schutz der übrigen Mannschaft unbedingt notwendig, nicht aber immer für alle verständlich.

BEACHTE

Nur professionelle Grippeschnelltests liefern zuverlässige Ergebnisse.

Komplikationen

Eine Influenza kann eine **bakterielle Infektion** nach sich ziehen. Als mögliche schwerwiegende Folgeerkrankungen sind **Gehirnhautentzündung (Meningitis)**, **Muskelentzündung (Myositis)** oder eine **Herzmuskelentzündung (Myokarditis)** bekannt. Solche Erkrankungen können die Karriere eines Athleten gefährden oder sogar beenden. Bei einer Myokarditis besteht Lebensgefahr.

2.1.13 SARS-CoV-2 – Covid-19

Anfang des Jahres 2020 verbreiteten sich weltweit dieses neue Virus und seine Mutationen. Eine Infektion mit dem Virus SARS-CoV-2 (Severe acute respiratory syndrome coronavirus type 2) kann bei ausreichender Viruslast und mangelnder Immunabwehr die Erkrankung Covid-19 auslösen. Das Virus zählt zur Gruppe der Beta-Coronaviren. Verbreitet wurde es wahrscheinlich ursprünglich über exotische Säugetiere (Fledermäuse) und Vögel und durch Zwischenwirte, wie Gürteltiere, im Sinne einer Zoonose übertragen. Mittlerweile sind zahlreiche Virus-Mutationen bekannt. Die Übertragung erfolgt hauptsächlich durch virushaltiges Aerosol, das beim Atmen, Sprechen, Schreien, Singen, Niesen und Husten abgeatmet wird, sich in der Luft verbreitet und dann von anderen Menschen über die Atemwege aufgenommen wird. Größere Partikel können mehr Viren enthalten und sind per se somit potenziell infektiöser, sinken aber auch schneller zu Boden als kleinere Partikel. Kleinere Aerosolpartikel, die sich lange in der Raumluft schwebend halten und durch die Strömungsdynamik über viele Meter im Raum verteilen können, stellen daher eine Infektionsgefahr dar, abhängig von u. a. der Temperatur und Luftfeuchtigkeit. Je nachdem, ob Personen nur durch die Nase atmen, schreien oder eben beim Sporttreiben unter Anstrengung verstärkt abatmen, werden unterschiedlich viele Partikel abgegeben, die sich in einem Umkreis von mehreren Metern in der Luft verbreiten. Daher ist eine Ansteckung im Freien, wenn jedermann einen effizienten Mund-Nasenschutz trägt und den Mindestabstand von 2 Metern einhält, relativ unwahrscheinlich. Beim Aufenthalt in geschlossenen Räumen jedoch, die schlecht oder nicht belüftet sind (➤ Kap. 3.3.7) oder zumindest mit einem Luftreiniger effizient (➤ Kap. 4.6) gereinigt werden, erhöht sich die Ansteckungsmöglichkeit über eine erheblich größere Distanz.

Der derzeitige Wissensstand bezüglich Merkmalen und Verbreitungswegen ändert sich aufgrund neuer Erkenntnisse fortlaufend. Gesichert ist inzwischen, dass unter den gegebenen Umständen ein Mindestabstand von lediglich 2 Metern zur Infektprävention nicht ausreichend ist.

2.2 Funktionelle Atemstörungen

Den Begriff der funktionellen Atemstörung hat die Autorin gewählt, weil damit eine genauere Unterscheidung von den „echten" Atemwegserkrankungen möglich wird. Funktionellen Atemstörungen liegen keine organischen Ursachen oder Erkrankungen zugrunde. Hier liegen die Ursachen rein in funktionell gestörten kinetischen Ketten oder Dysbalancen in den physiologischen Bewegungsabläufen der Atembewegung. **Funktionelle Atemstörungen,** maskiert als mögliches Krankheitsbild (zum Beispiel die Vocal-Cord-Dysfunktion, ➤ Kap. 2.1.9), sind häufig Anlass für ärztliche Konsultationen, und das nicht nur im Sport. Jedoch fehlen meist diagnostische und therapeutische Erfahrungen im Umfeld des Sports, um der großen Anzahl betroffener Athleten gerecht zu werden.

Für eine ökonomische Atmung ist die sogenannte **Vollatmung** notwendig, was bedeutet, mit Zwerchfell, Brustkorb (Flanken, Rücken, Schlüsselbein, Hals) und Becken den gesamten Atemraum auszunutzen. Aufgrund ihrer kreislaufdynamischen Wirkung unterstützt die Einatmung den venösen Blutstrom zum Herzen, während die Ausatmung den venösen Rückfluss hemmt. Mit zunehmender Atemarbeit (Erhöhung des Atemminutenvolumens, ➤ Abb. 3.2) bei steigender Belastung ist eine funktionierende Atemmechanik und Atemrhythmik für die Belastungsfähigkeit von höchster Bedeutung.

Bislang liegen keine fundierten wissenschaftlichen Erkenntnisse über die Auswirkungen funktioneller Atemstörungen auf die Leistungsfähigkeit im Sport vor. Die Beobachtungen der Autorin legen jedoch eine Leistungslimitierung aufgrund dieser Störungen nahe. Ohne ausreichende Atemmanöver und ohne eine harmonische Atemrhythmik ist die Sauerstoffzufuhr begrenzt.

Den Atemhilfsmuskeln (➤ Kap. 1.7) kommt in diesem Zusammenhang eine besondere Bedeutung zu. Wie ihre Bezeichnung besagt, treten sie lediglich bei Bedarf, also bei erhöhter körperlicher oder psychischer Belastung zusätzlich in Aktion, wenn mehr Atemluft als in Ruhe gebraucht wird. Sind die Atemhilfsmuskeln jedoch bereits in Ruhe ständig angespannt und „ziehen" bei jedem Atemruhezug mit, ohne dass diese Mithilfe benötigt wird, erschöpfen sie sich aufgrund dieser ständigen Vorbelastung. Dies ist bei einer sogenannten Thorakalen Hochatmung (➤ Kap. 2.2.5) der Fall. Die Energiegewinnung (durch Glykolyse) ist zusätzlich bei dieser Störung reduziert. Dysfunktionen der Atemhilfsmuskeln bei einem erhöhten Atemminutenvolumen lassen darauf schließen, dass „Verfilzungen" des Gewebes in Brustkorb, Bauch, Becken und allen anderen Bewegungsabschnitten vorliegen, aus denen eine unzureichende Entfaltung der Atembewegung folgt. Alle funktionellen Atemstörungen haben erhebliche Gewebedysbalancen gemeinsam. Dieses Ungleichgewicht kann sich im Leistungssport zu einem schwerwiegenden Problem auswachsen.

Die effektive Sauerstoffaufnahme erfordert eine ausreichende Atemexkursion in Vollatmung. Ihr Fehlen kann nicht allein durch beschleunigte Atmung kompensiert werden. Wissenschaftliche Untersuchungen in diesem Bereich könnten wichtige Erkenntnisse für die Entwicklung therapeutischer Konzepte beitragen.

Ein zielstrebiger Athlet ist von Natur aus eher ungeduldig. Er findet seinen Ausdruck in der Bewegung und der damit verbundenen Herausforderung, seine Ziele zu erreichen. Nicht immer gelingt es, ihn für eine gezielte Wahrnehmung seiner Atembewegungen zu begeistern. Dem Thema der korrekten Ruheatmung wird üblicherweise keine Beachtung geschenkt, funktioniert doch das Atmen ganz automatisch und selbstverständlich. Die Erkenntnis, dass Körperhaltung, Bewegungsverhalten, Spannungszustand der Gewebe sowie die Koordination von Atmung und Stimmbildung emotionalen und funktionalen Abläufen unterliegen, erschließt sich dem Betroffenen meist erst auf den zweiten Blick.

Erfahrungsgemäß sind funktionelle Atemstörungen innerhalb weniger Wochen bis Monate so weit therapierbar, dass der Athlet zu einer sehr guten sportlichen Leistung zurückfindet (siehe Kasten Anekdote ➤ Kap.1.2.1).

Funktionelle Atemstörungen können ihren alleinigen Ursprung in Dysbalancen oder Verfilzungen der Gewebe haben, aber auch eine psychosomatische Komponente aufweisen. Am häufigsten liegt eine Mischform aus beidem in unterschiedlicher Ausprägung vor. Psychischer Stress (➤ Kap. 7.6) muss im Sport nicht zwingend zu den beschriebenen Problemen führen. Die psychische Widerstandfähigkeit (Resilienz) des Individuums entscheidet darüber, ob Stress verarbeitet wird oder in Folge zu Sekundärproblemen führt.

Erfahrungsgemäß lassen sich bei Athleten, die keine erfolgreiche Strategie im Umgang mit psychischen Belastungen (Coping) haben, funktionelle Atemstörungen nicht beheben. Überwiegt die Frustration eines Athleten, kann er kaum auf seine Selbstheilungskräfte (heilende Ressourcen) zurückgreifen. Athleten hören es nicht gern, wenn man ihnen psychosomatische Beschwerden „andichtet". Sie wollen funktionieren und Leistung bringen. Für therapeutische Erfolge sind jedoch konsequente Übung und Konzentration auf die kleinen Veränderungen bei Körperhaltung und Atmung unabdingbar. Körper, Geist und Seele sind untrennbar miteinander verbunden. Der Behandler muss hier achtsam und liebevoll bemessene, kleine Schritte gehen. Oft jedoch drängt angesichts anstehender und wichtiger Wettkämpfe die Zeit. So kommt man nicht umhin, den Athleten unvermittelt damit zu konfrontieren, dass körperliche (somatische) Anzeichen ihren Ursprung in psychischem Stress haben (➤ Kap. 7.6). Um emotionale Zusammenhänge zu erkennen und Veränderungen des Innenlebens zu erreichen, braucht man mehr Zeit und zudem andere Arbeitsebenen, die in einem sport-atemphysiotherapeutischen Setting im Sinne der Patientenfürsorge mit dem Sportpsychologen abgesprochen werden müssen. Häufig mangelt es aber an adäquaten Möglichkeiten, den Athlethen während der Saison sportpsychologisch zu betreuen.

2.2.1 Hyperventilationssyndrom

Das Hyperventilationssyndrom gehört zu den funktionellen Atemstörungen (➤ Kap. 5.5). Es kann sich bei Sportlern zeigen, die keine ausreichende Ruheatmung in den Bauch haben. In Folge kann es unter Belastung bei der jeweiligen sportlichen Aktivität zur Hyperventilation kommen. Bei Athleten, die unter Belastung hyperventilieren, zeigt sich immer eine Einatmung, die sich im oberen Brustkorb fixiert hat (➤ Kap. 2.2.5). Bei Belastung versucht der Athlet nun mit Krafteinsatz der Atemhilfsmuskulatur, eine ausreichende Atmung herzustellen und verfällt dabei in eine zu starke und schnelle Ausatmung. Betroffene Sportler haben sich schlichtweg eine falsche Atembewegung in Ruhe und somit auch unter Belastung angewöhnt.

Hat der Athlet bei zunehmender Atemluftanforderung weiter das Gefühl von Luftnot, verstärkt und verlängert er instinktiv das Abatmen im Verhältnis zum Einatmen und steigert aber gleichzeitig wegen des Atemnotgefühls seine Atemfrequenz. Als Folge sinkt die CO_2-Konzentration im Blut, wodurch wiederum der pH-Wert im Blut steigt – das Blut wird basisch. Dieses Absinken des Säuregehalts im Blut wird als respiratorische Alkalose bezeichnet.

Durch den niedrigen Kohlendioxidgehalt sinkt die Kalziumionen-Konzentration im Blut, was wiederum die Erregbarkeit der Nervenzellen erhöht. Die Krampfneigung der Muskulatur steigt. Dies ist erkennbar an den Extremitäten und dem Gesicht des Betroffenen.

Bei intensiven Belastungen führen bereits wenige Atemzüge in verlängerter Ausatmung zu der empfundenen Atemnot der Hyperventilation. Der Athlet kommt trotz schneller Atmung in Atemnot, da die Muskeln der Bronchien und die Atemmuskulatur verkrampfen. Freies Kalzium im Blut ist notwendig, damit unsere Muskeln arbeiten können. Während sich der Athlet bewegt, treten starke Symptome der Hyperventilation, wie sie in Ruhe zu sehen sind, nicht auf. Das Hyperventilationssyndrom wird im Sport nicht immer erkannt, da diese für Hyperventilation typischen Marker bei Belastung nicht immer sichtbar werden.

Beendet der Sportler seine sportliche Belastung und hyperventiliert weiter, können sich deutlichere Symptome zeigen: Schwindel, Missempfindungen an Händen, Füßen und um den Mund (Kussmaulstellung). Steigert sich die Hyperventilation weiter, kann es zu Krämpfen in den Händen und Füßen (Pfötchenstellung) oder gar zu Sehstörungen kommen. Die Behandlung der Beschwerden bei einem Hyperventilationssyndrom ist erfreulicherweise recht unproblematisch (➤ Kapitel 5.5.1).

Eine sichere Befundung und Diagnose können erfolgen, wenn der Athlet in seiner Sportart ausreichend belastet wird, um die Hyperventilation hervorzurufen. Das ist ein praktischer Provokationstest. Eine Herzschwäche (Linksherzinsuffizienz) sollte zuvor ausgeschlossen worden sein, wovon auszugehen sein sollte, da Hochleistungssportler sich jährlich einer großen sportmedizinischen Untersuchung unterziehen.

Bei „Nicht-Sportlern“ oder bei Hyperventilation in Ruhe ist die Ursache überwiegend psychisch bedingt. Ängste, Stress und Panikattacken können hier als Auslöser wirken. Daher zeigen diese Patienten oder Athleten eine vordergründig typischere Anhäufung der Symptome einer Hyperventilation in Ruhe (Krampfneigung), da in diesem Fall mehr freies Kalzium im Blut verbleibt.

Eine Kombination von psychischen Komponenten und falscher Atemtechnik sollte offen mit dem Athleten besprochen werden. Es empfiehlt sich, einen Sportpsychologen hinzuzuziehen.

2.2.2 Atemstress-Störung

Viele Symptome der Atemstress-Störung gehen auf psychische Ursachen zurück (Einleitung, ➤ Kap. 2.2). Im Sport haben wir es mit Menschen zu tun, die extrem hohen psychischen und physischen Belastungen ausgesetzt sind. Dies gilt für Athleten wie für Betreuer. Gerät ein Athlet erst einmal in ein Gedankenkarussell, kann sich über vagale Mechanismen eine Abwärtsspirale in Gang setzen. Der Sportler kommt aus dem Teufelskreis von Atemstörung und Stress nicht mehr heraus. Ein häufig auftretender Mechanismus ist die Abflachung der Atmung bei Stress, sodass sich die Atemfrequenz gleichzeitig erhöht und unzureichendes Ausatmen die Atemmittellage in Richtung Einatmung verschiebt. Dies ist häufig bei Angst, Aufregung und sonstig empfundenem Stress der Fall. Hat der Athlet zudem die korrekte Ruheatmung in den Bauch verlernt, läuft er bei sportlicher Belastung in Kombination mit den oben genannten Auslösern Gefahr, in einen negativen Atemkreislauf zu geraten. Dies limitiert seine Leistungsfähigkeit. Die bekannten Redewendungen sind vielsagend: Man hält vor Schreck den Atem an, es schnürt einem die Kehle zu, man hat einen Kloß im Hals, es sitzt einem auf der Brust. Der Tipp, den man in solchen Situationen erhält, ist oft: „Erst einmal tief Luft holen.“

Ein sogenannter Atemverhalt (ein Stocken, Luftanhalten während des Sprechens oder gar während des Atemvorgangs) kann Ausdruck von unterdrückten Gefühlen und Angespanntheit sein. Ilse Middendorf, eine erfahrene Atemtherapeutin mit körpertherapeutischem Ansatz, sagte dazu einmal in einem Interview: „Ausatmen ist Aussage.“ (YouTube: „Atem – Stimme der Seele“. (2009)). Atmet der Athlet überwiegend in den oberen Brustkorb und verspannt diesen während des Sprechens oder Atmens, entsteht das dafür typische kurze „Luftanhalten“-

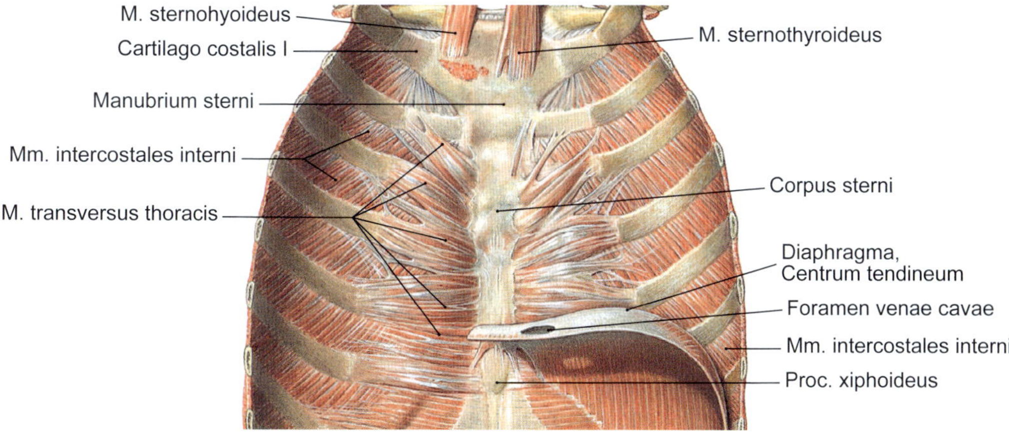

Abb. 2.6 Darstellung des M. transversus thoracis. [S700]

Geräusch und die Stimmbildung ist verändert. Der Versuch, einen tiefen Vollatemzug zu nehmen, kann zu einem Engegefühl im Brustkorb führen. Häufig greift sich der Sportler ans Brustbein, wenn er diesen Zustand beschreibt. Genau hinter dem Brustbein befindet sich ein Muskel, der M. transversus thoracis (➤ Abb. 2.6). Er liegt in Schmetterlingsform direkt an der Rückwand des Brustbeins an und verästelt sich von dort in die Verläufe der Rippen hinein. Wenn er sich verspannt, verfilzt oder durch Belastung oder Stress angespannt ist, kann dies die beschriebenen Beschwerden hervorrufen.

Römer (1931) beschreibt in seinem Buch „Die wissenschaftliche Erschließung der Innenwelt einer Persönlichkeit“ pneumografische Untersuchungen (Pneumografie ist die Aufzeichnung der Atembewegungen). Er kommt zu dem Ergebnis, dass kaum etwas so viel über den Anspannungsgrad eines Menschen verrät wie die Atmung.

Hofbauer (1921) beschreibt in „Atmungspathologie und Therapie“ u. a. die fehlende Rhythmik der Atmung zuungunsten der Atemmittellage: Ein Sportler atmet übertrieben ein und nur flüchtig aus. Der Athlet bekommt das Gefühl der Atemnot, da er nicht im passenden Verhältnis zur Einatmung ausatmet. So überbläht sich in diesem Atemmuster seine Lunge mit jedem Atemzug. Die Atemmittellage verschiebt sich (➤ Abb. 3.3).

Schmitt (1986) zufolge in seiner Publikation „Atemheilkunst“ unterschlagen die „Nur-Einatmer“ die Ausatmung, die „hartnäckigen Ausatmer“ die Einatmung. Beide weisen eine Störung im Verhältnis Aus- zu Einatmung (Atemzeitquotient) auf. Zusätzlich sind Atemtiefe und Atemfrequenz gestört.

Die daraus ebenfalls resultierenden Stimmstörungen und Stimmverhalte, die auch von spezialisierten Logopäden behandelt werden, sind so umfangreich, dass eine Aufzählung den Rahmen des vorliegenden Buches sprengen würde.

2.2.3 Gähnen und Gähnzwang

Um das **Gähnen** ranken sich viele Theorien. Woher es kommt und warum wir gähnen, konnte abschließend noch nicht geklärt werden. Die jüngsten Untersuchungen deuten unter anderem auf eine Senkung der Gehirntemperatur hin. Gallup, ein amerikanischer Wissenschaftler, fand heraus, dass nach einer Erwärmung des Gehirns um 0,1 Grad das Gähnen die Temperatur wieder absenkte. Diese Annahme wird von der Beobachtung gestützt, dass im Sommer häufiger als im Winter gegähnt wird. Das wiederum passt zur Beobachtung, dass man in überheizten Räumen häufiger als in gut belüfteten Räumen gähnt. Intuitiv öffnen wir unter anderem auch deshalb das Fenster, wenn wir müde werden. Die Hypothese, Gähnen erhöhe die Sauerstoffsättigung, konnte widerlegt werden.

Eine der pragmatischen Funktionen des Gähnens ist der Druckausgleich zwischen dem Rachen und dem Mittelohr. Neben dem Druckausgleich hilft

Gähnen auch, bei Infekten entstandene Druckschwankungen auszugleichen.

Gähnen erfüllt weitere Funktionen. So dehnt es unter anderem Gesichtsmuskeln, Kiefergelenk, Mund- und Schlundmuskeln. Es tritt vermehrt nach dem Aufstehen, bei Langeweile aber auch bei Müdigkeit auf. Ebenso wird es unbewusst eingesetzt, um Entspannung herbeizuführen. Eine vegetative, emotionale Anspannung geht mit funktionellen Dysfunktionen der Mund- und Schlundmuskeln einher. Gähnen wird daher vom Körper eingeleitet, um auf diese Weise Entspannung zu erreichen.

So wird Gähnen zum Beispiel immer wieder im Zusammenhang mit einem ersten Fallschirmsprung erwähnt, um Stress und Anspannung abzubauen. Bei Hunden ist Gähnen zum Spannungs- und Stressabbau bekannt. Die dehnende und entspannende Funktion des Gähnens erklärt das Vorkommen bei Athleten mit funktionellen Atemstörungen. Gähnen oder sogar ein Gähnzwang rührt daher, dass ein Athlet versucht, seine Atemwege zu weiten, die z. B. durch die Thorakale Hochatmung (➤ Kap.2.2.5) und Dysbalancen des Bewegungsapparates eine veränderte und unphysiologische Spannung der Gesichts-, Mund-, Schlund-, Atem- und Rumpfmuskeln aufweisen. Athleten mit einem Gähnzwang beschreiben häufig auch das Gefühl, nicht richtig durchatmen zu können (➤ Kap. 2.2.4).

2.2.4 Nicht „durchatmen" können

Betroffene Athleten beschreiben neben den hier aufgeführten Krankheitsbildern oder auch Symptomen im engeren Sinne das Gefühl, nicht „durchatmen" zu können (➤ Tab. 2.2). Zwei Typen von Betroffenen sind der Autorin zufolge zu unterscheiden. Typ 1 weist eine hervorragende Bauchatmung bei einer massiven, kraftvollen Einatmung auf, während Typ 2 keine Bauchatmung, sondern eine Thorakale Hochatmung ausführt.

Typ 1 *hat ausgezeichnete Atemmanöver in Vollatmung* mit in alle Richtungen ausreichenden Atembewegungen. Typ 1 versucht, mit dem intensiven Atemmanöver Weite und Entspannung zu erreichen. Dies kann zu einem manifesten Tick werden. Der Athlet versucht mit massiven Einatemmanövern, das erhoffte „unten Ankommen mit der Atmung" zu erreichen, was aber nicht möglich ist, da die Atembewegung bereits vollkommen ausgeschöpft ist. Häufig bringen die Betroffenen zur Behandlung eine umfassende Diagnostik auch in Form einer Lungenfunktionsuntersuchung mit, die dies bestätigt.

Typ 2 *weist ein unzureichendes Atemmanöver* im Sinne der Vollatmung auf. Er ist der klassische „Thorakale Hochatmer". Sein vertieftes Einatembestreben dient der Ausweitung der Atembewegung. Dieser Typ 2 kann tatsächlich nicht bis „nach unten" durchatmen. Sein Bemühen, dies mit tiefen Einatemzügen zu erreichen, endet im Brustkorb und ist somit nicht zielführend. Bei Typ 2 kann die Kombination mit einem Hyperventilationstyp vorliegen.

Wird bei diesen Athleten eine Lungenfunktionsuntersuchung durchgeführt, ist sie ohne jeden Befund. Eine psychosomatische Überlagerung ist bei beiden Typen möglich, häufiger allerdings bei Typ 1. Beide Typen können eine Kombination von Krankheitsbildern mit Schleimhautbefunden in den oberen wie den unteren Atemwegen mitbringen. Weiterhin können Spannungen und muskuläre Dysbalancen, die einen Reiz auf den N. phrenicus ausüben, ein solches Atemmuster beeinflussen.

Tab. 2.2 Typisierung „Nicht durchatmen können" (nach Brigitte Schmailzl)

„Nicht durchatmen können" – Einteilung in Typen nach B. Schmailzl	Typ 1	Typ 2
Atemmanöver	• Ausreichende Vollatmung • Ein-wie Ausatmung weisen eine Atembewegung bis tief in den Bauch auf	• Keine Vollatmung • Thorakale Hochatmung • Keine Atembewegung in den Bauch in Ruhe sichtbar
Atemzugbedürfnis in Ruhe	• regelhaft das Bedürfnis, massive tiefe Atemmanöver durchführen zu müssen	• weniger häufig zu sehen, dass tiefe Atemmanöver ein Bedürfnis sind, aber möglich

2.2.5 Thorakale Hochatmung

Als Thorakale Hochatmung wird eine Atemfehlform bezeichnet, die dem Bewegungsentwurf der physiologischen Ruheatmung in den Bauch aufgrund funktioneller Dysbalancen des Bewegungsapparates und/oder psychisch-emotionaler Komponenten entgegensteht. Die Autorin ist der Meinung, dass eine reine oder überwiegende Brustkorbatmung keinesfalls als physiologische Variante eines Atemtypus gelten kann. **Eine Thorakale Hochatmung ist immer eine Fehlatemform, die zu vielen Krankheitsbildern führen kann.** Sie ist ausführlich im ➤ Kap. 3.12 beschrieben.

2.3 Verletzungen von Hals, Brustkorb und Wirbelsäule

Da Verletzungen von Hals, Brustkorb und Wirbelsäule hinreichend in der Literatur für Orthopädie und Chirurgie beschrieben sind, werden die Ausführungen dazu in diesem Buch kurzgehalten. Zeigen sich anamnestisch Verletzungen in diesen Bereichen, gilt es zu bedenken, dass daraus Verklebungen und Vernarbungen resultieren, die nach dem Ausheilen der Primärverletzung sekundär zu funktionellen Atemstörungen führen können (➤ Abb. 2.7a–d).

2.3.1 Rippenfrakturen

Rippenfrakturen haben traumatische Ursache (➤ Abb. 2.7a). Dazu kommt es im Sport durch Stürze und Aktivitäten bei Kontaktsportarten. Rippen – eine oder mehrere Rippen – können angebrochen, vollständig durchgebrochen oder in Fragmente gebrochen sein. Am häufigsten betroffen sind die 4.–9. Rippe. Sind mehrere Rippen gebrochen, spricht man von einer Rippenserienfraktur. Eine Rippenfraktur ist anfangs sehr schmerzhaft, heilt aber in der Regel gut aus. Größere Atembewegungen, Husten, Niesen und Lachen sind in der ersten Phase eine Tortur. Es kann eine nachschleppende Atembewegung der betroffenen Seite zu beobachten sein.

Es ist wichtig, sich durch ein Röntgenbild und das Abhören der Lunge zu vergewissern, dass die Rippe sich nicht in die Lunge gebohrt hat. Gegebenenfalls ist ein CT für die Abklärung notwendig. Als weitere Komplikation können ein Ödem oder ein Pneumothorax (➤ Kap. 2.3.4) eintreten.

2.3.2 Brustbeinfrakturen

Ähnlich wie die Rippenfrakturen entstehen Frakturen des Brustbeins (Sternum) durch ein Trauma (➤ Abb. 2.7b) aufgrund einer stark einwirkenden Kraft, etwa eines direkten Schlages auf das Brustbein. Die Brüche verlaufen meist waagrecht durch den Knochen. Wie im Fall der Rippenfrakturen ist die Atmung behindert und schmerzhaft. Die Abklärung von Begleitverletzungen der Luftröhre ist dringend angeraten.

2.3.3 Wirbelsäulenfrakturen

Wirbelsäulenfrakturen (➤ Abb. 2.7c) können sich bei einem einfachen Sturz aus geringer Höhe ebenso wie bei einem schwereren Unfall ereignen. Im Sport geht man von Menschen mit gesunden Knochen aus, daher wird eine Wirbelsäulenfraktur Folge eines schwerwiegenden Traumas sein. Abzugrenzen sind „einfache" Wirbelsäulenbrüche, die den Knochen betreffen, von Verletzungen mit Beteiligung des Rückenmarks. Es gibt unterschiedliche Typen von Wirbelsäulenfrakturen (Kompressionsfraktur, Flexions- Distraktionsfraktur und Rotations- Torsionsfraktur), die mit verschiedenen Risikofaktoren einhergehen. Bei Verdacht auf eine Wirbelsäulenfraktur sollte der betroffene Athlet unbedingt von einem Facharzt versorgt werden.

2.3.4 Pneumothorax

Im Sport werden überwiegend zwei Formen des **Pneumothorax** (➤ Abb. 2.7d) beobachtet: der **traumatische Pneumothorax** und der **Spontanpneumothorax** (➤ Abb. 2.7d). Beim Pneumothorax bildet sich zwischen der Lunge und der Brustwand eine Ansammlung von Luft. Infolgedessen fällt ein Lungenflügel ganz oder teilweise zusammen. Ein traumatischer Pneumothorax entsteht (nicht nur) im Sport durch einen Unfall (Trauma). Ursache kann auch das Eindringen eines Fremdkörpers, zum Beispiel einer Akkupunkturnadel oder einer gebrochenen Rippe sein. Konstitutionsbedingt kommt es bei sehr schlanken jungen Menschen unter 40 Jahren statistisch häufiger zu einem Spontanpneumothorax. So erlitt die Skispringerin Ulrike Gräßler (Phänotyp: groß, drahtig und sehr schlank) bereits zweimal einen Spontanpneumothorax (➤ Kapitel 2.3.8 Bericht von Ulrike Gräßler). Ein Spontanpneumothorax heilt meist gut aus, kann allerdings, wie das Beispiel von Ulrike zeigt, erneut auftreten. Oft empfiehlt sich in diesem Fall eine Operation, um einen Defekt zu beheben.

Ein Betroffener klagt über Atemnot und zeigt einen beschleunigten Herzschlag. Die Sauerstoffsättigung des Blutes fällt ab. Gesichert wird die Diagnose durch Abhören (Auskultation) und ein Röntgenbild.

2.3.5 Verletzungen des Kehlkopfes

Durch einen Schlag auf die Halsvorderseite oder beim Ringen kann der Kehlkopf (Larynx) heftig nach hinten gedrückt werden. Der Kehlkopfknorpel ist zwar elastisch, aber infolge eines Traumas sind Risse oder das Anschwellen des Kehlkopfgewebes oder der Schleimhäute möglich und es kann zu einer erheblichen Einengung der Atemwege kommen. Das Anschwellen des Gewebes und damit die Luftnot kann sich zudem zeitverzögert entwickeln. Weiterhin kann eine Kehlkopfverletzung die Stimmlippen oder die versorgenden Nerven beeinträchtigen. Sehr schwere Verletzungen können ein Intubieren (Einführen eines Beatmungsschlauches) notwendig machen. In seltenen Fällen hilft nur ein Luftröhrenschnitt (Tracheotomie). Beides ist im Sport fast nie erforderlich.

Der betroffene Sportler kann Veränderungen von Stimm- und Atemgeräuschen aufweisen. Atemnot, Schluckbeschwerden, Abhusten von Blut oder auch tastbare Verletzungen des Kehlkopfes geben Hinweise. Diagnostisch sollte neben der körperlichen Untersuchung je nach Schweregrad der Verletzung eine Spiegelung (Endoskopie) oder auch ein CT vorgenommen werden.

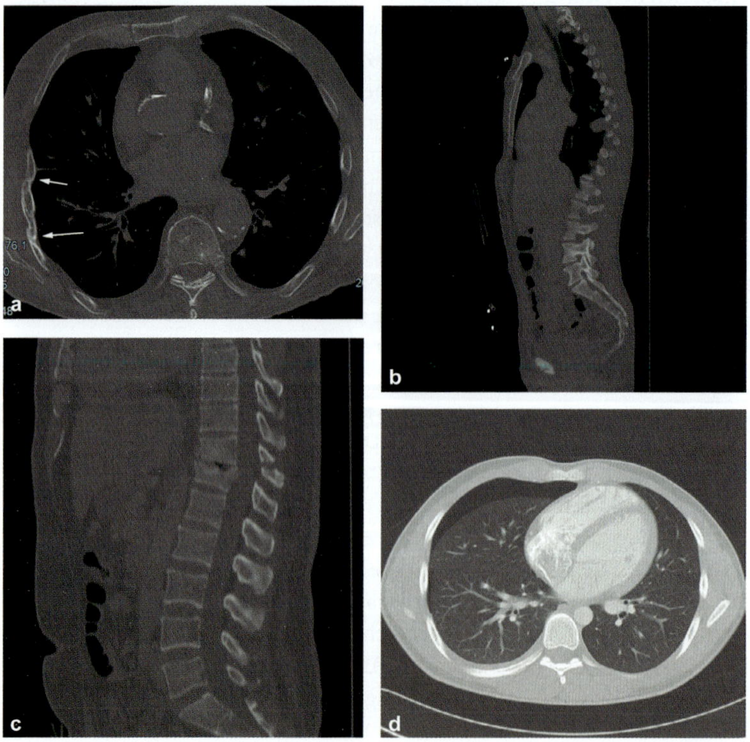

Abb. 2.7 [T1177]
a) Bruch mehrerer Rippen (Rippenserienfraktur), rechts mit zusammengewachsenen Rippen (Pfeile); b) Verletzung des Brustbeins; c) Bruch des 11. und 12. Brustwirbelkörpers; d) Pneumothorax.

2.3.6 Stimmbandlähmungen

Eine inkomplette oder komplette **Stimmbandlähmung,** einseitig oder beidseitig, entsteht im Sport selten traumatisch, eher durch eine Verletzung während einer Operation. Der N. laryngeus recurrens ist ein Ast des N. vagus, der den hinteren Ring-Stellknorpel-Muskel (M. cricoarytaenoideus posterior) versorgt. Dieser Muskel öffnet als einziger Muskel die Stimmritze komplett. Der N. laryngeus recurrens hat zwei Äste. Im Zuge einer Operation an der Schilddrüse oder einer wirbelsäulennahen Operation ist als Komplikation eine Verletzung dieses Nerven oder eines seiner Äste möglich. Eine einseitige Stimmbandlähmung ist auch für Nichtsportler sehr unangenehm (Heiserkeit, unangenehmes Gefühl beim Sprechen und Atmen), aber weniger weitreichend als für einen Leistungssportler. Dieser muss die Stimmritze vollständig öffnen können, um auch bei hoher Belastung problemlos Luft zu bekommen.

Tumore der Schilddrüse, die den rechten Ast des N. laryngeus recurrens betreffen können, sind erfreulicherweise ausgesprochen selten.

2.3.7 Zwerchfelllähmung

Eine **Lähmung des Zwerchfells** entsteht durch eine starke Zerrung des Nerven-Halsgeflechts (Plexus cervicalis), von dem das Zwerchfell versorgt wird. Dieses Geflecht liegt im Bereich der Halsmuskeln M. scalenus medius und M. levator scapulae. Im Sport kommt das relativ selten vor. Zerrschäden gehen zu 10 bis 20 Prozent mit einer Lähmung des N. phrenicus einher. Weiterhin kann es zu einer Lähmung durch einen Tumor im Bereich des N. phrenicus kommen. Operationen sind ein weiterer denkbarer Mechanismus.

Da im Sport Reisen in alle Länder durchgeführt werden, ist Tuberkulose als Ursache nicht grundsätzlich auszuschließen. Vergrößerte Hiluslymphknoten können auf den Nerv drücken und ihn schädigen. Dass es nach Lungenentzündungen (Pneumonie) und Lungenfellentzündung (Pleuritis) zu einer Zwerchfelllähmung kommen kann, ist zwar bekannt, aber die Ursache noch nicht geklärt. Diese stellen zwar keine Verletzungen des Brustkorbs dar, bilden jedoch einen Entstehungsmechanismus für eine Zwerchfelllähmung.

Die Zwerchfelllähmung kann, wie eine Stimmbandlähmung, abhängig von der Sportart gut kompensiert werden. Je ausdauerlastiger die Sportart, desto schwieriger die Kompensation einer einseitigen Lähmung.

2.3.8 Narben – Verwachsungen

Narben, insbesondere im Hals und Rumpfbereich, können mannigfaltige Störbilder nach sich ziehen. Eine Narbe nach einer Operation an der Schilddrüse zum Beispiel, deren Züge bis in die Tiefe reichen, kann sich durch Verklebungen und den Verlust der Verschieblichkeit in diesem Bereich funktionell auf die Atmung auswirken. Solche Verklebungen im Bereich der Schilddrüsennarbe können den N. laryngeus recurrens beeinträchtigen, der die Kehlkopfmuskeln versorgt. Gerade bei Sportlern dürfen aber keine Anhaftungen (Adhäsionen) die Atembewegung einschränken. Störungen müssen jedoch nicht immer auf eine Verletzung dieses Nerven zurückgehen. Bereits der Schnitt durch die Hals- und Eingeweidefaszien (Lamina superficialis, Lamina praetrachealis) bringt störende Spannung in diesen Bereich sowie nicht zuletzt der Umstand, dass bei dieser Operation in einem empfindlichen Bereich Muskeln zur Seite gedrängt werden müssen.

Grundsätzlich kann jede Narbe ein Störfeld schaffen. Die Geschichte der Skispringerin Ulrike Gräßler ist dafür ein gutes Beispiel.

BERICHT

Narben

„Im Jahr 2001 hatte ich rechts und 2006 links einen Spontanpneumothorax. 2006 entschloss man sich, beide Seiten noch einmal zu operieren. Im Anschluss daran konnte ich meinen Sport wieder ausüben.
Am 13.9.2013 hatte ich in Russland (Nizhny Tagil) eine Notoperation. Der Blinddarm war stark entzündet und musste umgehend entfernt werden.
24 Stunden nach der Operation flog ich als „normaler Passagier" von Russland nach Hause und wurde nach Eilenburg ins Krankenhaus gebracht.
In den ersten Wochen ging es mir körperlich nicht so schlecht, aber als ich wieder ins Training einstieg, gingen immer mehr die Muskeln rundum den Torso zu. Ich hatte täglich Schmerzen und auch das richtige Durchatmen fiel mir sehr schwer.
Trotz Physiotherapie, Osteopathie und Behandlungen durch einen Heilpraktiker bekam ich die Probleme nicht

richtig in den Griff. Die Olympischen Spiele in Sotchi standen an, aber für mich war eine Qualifikation kaum denkbar. Im November empfahl mich Bernd Wolfarth an Brigitte. Bereits nach der ersten Behandlung war die Atmung freier und ich habe die Belastungen beim Training wieder viel besser verkraftet.
Wir setzten die Behandlung fort und kombinierten eine myofasziale Atembehandlung (Reflektorische Atemtherapie), Atemübungen und Yogaelemente. Die kooperierenden Physiotherapeuten zu Hause, im Team und mein Osteopath wurden in die Behandlungsausrichtung integriert. Es lief sportlich wieder besser und ich konnte mich dann noch für die Olympischen Spiele in Sotchi qualifizieren.
Im Frühjahr 2014 wurde ich leider noch einmal operiert, um Narbengewebe zu entfernen. Im Anschluss daran war vier Wochen zur Reha und danach organsierte mir Brigitte heimatnah eine Physiotherapeutin, die die Reflektorische Atemtherapie über ein dreiviertel Jahr regelmäßig fortführte. Zurzeit geht es mir ganz gut, aber ab und zu merke ich es noch, wie mir die Narbenzüge den Brustkorb und die Atembewegung einschränken.
Ich gehe weiterhin regelmäßig zur Physiotherapie, einem Chiropraktiker und zur Osteopathie."

Ulrike Gräßler, Skispringerin

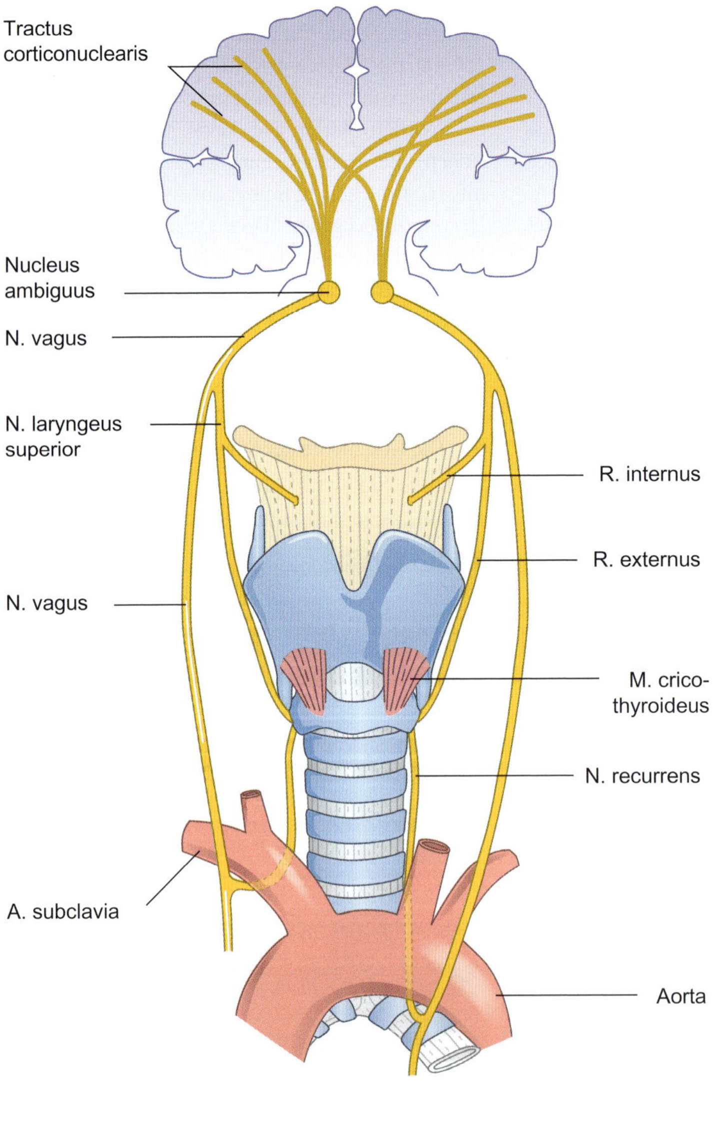

Abb. 2.8 Verlauf von N. glossopharyngeus und N. vagus. [L157]

Es ist davon auszugehen, dass die sehr schlanke und schmale Konstitution von Ulrike sie für den Spontanpneumothorax disponierte, was statisch bei diesem Figurtyp häufiger ist. Durch die Operationen 2006 entstand bereits vor der Blinddarm-Notoperation 2013 Narbengewebe im Bereich der Lungenhäute und des Brustkorbs. Die russischen Ärzte hatten Zugang an mehreren Stellen am Bauch genommen. Man führe sich die Anatomie des N. glossopharyngeus, der unter anderem die Rachen- und Schlundmuskulatur versorgt, und die des N. vagus vor Augen (➤ Abb. 2.8). Er verläuft vom Hirnstamm bis tief in die Bauchhöhle. Sensible Impulse werden aus den Organen (Magen, Leber, Bauchspeicheldrüse, Milz, Nieren, Nebennieren, Dünn- und Dickdarm), dem Rachen und Kehlkopf durch ihn geleitet. Anteile erreichen Herz, Lunge und Speiseröhre. Der N. vagus meldet und verarbeitet Tätigkeiten und Störungen aus all diesen Bereichen. Er ist der Hauptnerv des parasympathischen Nervensystems. Die limitierenden Einflüsse von Narben, Verklebungen und eingeschränkten Bewegungen in allen Bereichen, bis hin zur direkt geschalteten Atembewegung, sind unschwer vorstellbar. Im geschilderten Fall hätten sie fast zum Sportaus geführt.

2.4 Sonstige Diagnosen

2.4.1 Gastroösophagealer Reflux – Sodbrennen

Die häufigste Form ist die **primäre gastroösophageale Refluxkrankheit (GERD).** In diesem Falle erschlafft der Schließmuskel der Speiseröhre (Ösophagussphinkter). Da er den Magen nicht mehr vollständig abdichtet, fließen Magensäfte zurück. Dieser Reflux ruft das Sodbrennen hervor, denn die im Magensaft enthaltene Salzsäure reizt die Schleimhäute. Der resultierende Schmerz wird als Sodbrennen bezeichnet.

Auch bei Sportlern kommt es zum Rückfluss von Magensäften in die Speiseröhre. In einigen Sportarten – den meisten Ausdauersportarten – müssen große Mengen an Nahrung zur Kalorienzufuhr aufgenommen werden. Bei mehreren Trainingseinheiten pro Tag können die erforderlichen Ruhezeiten für eine ausreichende Verdauung nach den Mahlzeiten nicht immer eingehalten werden. Eine anschließende lange Einheit auf dem Rad zum Beispiel mutet zwar eher „gemütlich" an, jedoch bewirkt der mechanische Druck auf den gefüllten Magen aufgrund der gebeugten Körperhaltung, dass Mageninhalt nach oben in Richtung Speiseröhre geschoben wird. Vermieden werden sollten auch intensive Einheiten oder Laufbelastungen mit vollem Magen. Ebenso sind Kopftieflagen oder Krafttraining nicht zu empfehlen, wenn sich der Großteil des Nahrungsbreis noch im Magen befindet. Dieser Empfehlung steht die Notwendigkeit entgegen, Trainingsalltag, Ausbildung, Beruf und Sport unter einen Hut zu bringen.

Nach Meinung der Autorin sollte man den Begriff des „Sportlerreflux" einführen, der zu den sekundären **gastroösophagealen Refluxkrankheiten** zählen muss, da dieser mit den Symptomen im Rahmen einer Schwangerschaft vergleichbar ist. Auch in diesem Zustand kommt es durch die Druckerhöhung im Bauchraum zu einer Refluxsymptomatik.

Ein weiterer Faktor für die Entstehung eines Refluxes ist Stress (➤ Kap. 7.6). Ein leistungsorientierter Sportler steht unter Erfolgs- und Leistungsdruck und darüber hinaus unter dem Einfluss vieler anderer Faktoren, die „auf den Magen schlagen" können. Das kann eine zu bewältigende Qualifikation sein, Querelen innerhalb der Mannschaft oder mit Betreuern, Beziehungsprobleme oder Existenzdruck.

Großen Einfluss auf die Entstehung einer Refluxkrankheit hat die Ernährungsweise. Zuckerhaltige Nahrungsmittel, Nahrungsergänzungsmittel, Getränke, Säfte, Weißbrot, Kaffee, fette Nahrungsmittel, Alkohol und Nikotin verschlimmern und unterhalten Refluxbeschwerden.

Zu den Symptomen zählen: Sodbrennen, Schmerzen oder Brennen hinter dem Brustbein, Halsschmerzen, Mundgeruch, Reizhusten, Aufstoßen, ständiges Räuspern, eine erhöhte Infektanfälligkeit, Kehlkopfentzündungen oder eine Vocal-Cord-Dysfunktion. Die saure Magenflüssigkeit unterstützt die Abtötung schädlicher Substanzen beim Verdauungsvorgang und ist notwendig, um den Speisebrei anzuverdauen. Die Speiseröhre und die Schleimhäute im Rachen und Halsbereich wiederum sind höchst empfindlich gegenüber pH-Wert-Veränderungen im sauren Bereich und beeinflussen ihrerseits mit ihren Reaktionen die Schleimhäute der Atemwege.

BEACHTE

Reicht eine anamnestische Diagnosesicherung durch einen erfahrenen Arzt nicht aus, kann eine Speiseröhren-Magenspiegelung Aufschluss geben. Bleibt die Magenspiegelung ohne klaren Befund, ist eine Langzeit-pH-Metrie über 24 Stunden überlegenswert. Auch ist in diesen Fällen oft die klinische Anamnese eines erfahrenen Zuhörers und Untersuchers zielführend. Es gibt latente, leichte Refluxbeschwerden, die mit einer Magenspiegelung nicht abgeklärt werden können. Es hängt vom Typ des Athleten ab, ob und wie er die Beschwerden wahrnimmt. Vielleicht fällt ihm nur ein saures Aufstoßen nach dem Verzehr bestimmter Nahrungsmittel auf.

Auch Mundgeruch, der nicht von mangelnder Zahnpflege oder einer eitrigen Zahnwurzel herrührt, kann ein Hinweis sein. Selbst wenn der Athlet ausschließlich reizarme Kost zu sich nimmt, ist ein Reflux denkbar.

Ursachen wie Tumore oder Verengungen des Magenausgangs sind als Auslöser zwar möglich, aber bei Sportlern sehr selten anzutreffen.

HINWEIS FÜR PHYSIOTHERAPEUTEN

Empfindliche Athleten sollten nicht unmittelbar nach einer vollen Mahlzeit in Bauchlage auf der Physioliege positioniert werden. Physiotherapeutische Elemente, vor allem mit Kopftieflage und hohem abdominalem Druck, sollten nach dem Essen möglichst vermieden werden.

2.4.2 Tumore

Bei Sportlern sind **Tumore** erfreulicherweise eher selten, da die Aktiven in der Regel einer jüngeren Altersgruppe angehören. Dennoch treten leider in jedem Alter mit unterschiedlicher Wahrscheinlichkeit Tumorerkrankungen auf. Genau wegen dieser statistisch gesehen geringen Wahrscheinlichkeit erfolgt nicht immer rechtzeitig eine umfassende Abklärung. Der Autorin selbst wurden einige Athleten zur Nachbehandlung im Leistungssport vorgestellt, da sich im Zuge der Tumortherapie sekundär Atemstörungen eingestellt hatten.

2.4.3 Bronchiektasen

Bronchiektasen (➤ Abb. 2.9) sind angeborene oder erworbene, irreversible Erweiterungen, Aussackungen der Bronchien, die oft mit entzündlichen Prozessen einhergehen: Die Sekretansammlungen in den Bronchiektasen werden durch das feuchte und warme Klima in den Atemwegen mit Keimen besiedelt. Dies kann zu einer Ausweitung der Bronchiektasen und zu weiteren Infektionen der Atemwege führen.

Pro Tag werden ca. 1,0–1,5 l Sekret in den Atemwegen produziert, um die Schleimhäute feucht zu halten. Der Selbstreinigungsmechanismus der Lunge befördert das Sekret beim gesunden Menschen gegen die Schwerkraft aufwärts in Richtung Schlund. Da in den Erweiterungen jedoch keine effektive Selbstreinigung der Atemwege möglich ist, kommt es zu chronischen Abflussbehinderungen. Tagsüber führt die Schwerkraft zu einer vermehrten Ansammlung von Sekret in den unteren Lungenabschnitten. Im Liegen, zum Beispiel während der Nachtruhe, kann es aufgrund der veränderten Körperlage und der Einwirkung der Schwerkraft in die zentralen Atemwege fließen. Dort über Nacht angesammelt, behindert das Sekret nach dem morgendlichen Auf-

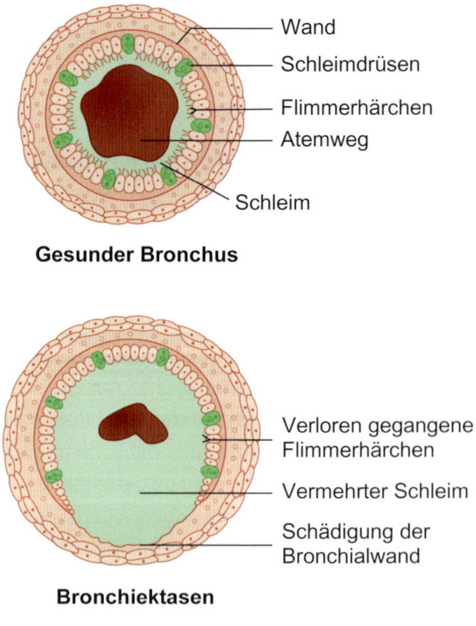

Abb. 2.9 Querschnitt eines gesunden Bronchus vs. Querschnitt eines Bronchus mit Bronchiektasen. [L231]

stehen die nun einsetzende tiefere Atmung und löst Husten aus.

Im Sport fallen Bronchiektaseerkrankungen selten auf und stellen bis zu einem gewissen Ausmaß kein Hindernis für Leistungssport dar. Durch das erhöhte Atemminutenvolumen über viele Stunden an den meisten Tagen der Woche wird das Sekret dank der vermehrten Bewegung der Lunge und somit der Bronchien gelockert und kann abgehustet werden. Dadurch wird die Diagnose erst später relevant. Das Sekret eines Bronchiektatikers ist typischerweise ein kleines, klebriges Gel-Kügelchen. Es ist in infektfreien Phasen farblos, bei Besiedelung mit Keimen gelb oder grün.

Konnte man bei einem Athleten mit einer erhöhten Infektanfälligkeit trotz guter medizinischer Abklärung keine plausible Erklärung für die Infekte finden, ist ein CT zum Ausschluss von Bronchiektasen in Betracht zu ziehen. Bronchiektasen lassen sich mit der Sport-Atemphysiotherapie sehr gut symptomatisch behandeln. (➤ Kap. 5.2.2).

Neben angeborenen Bronchiektasen kommt eine frühkindliche Infektion vor allem mit Adenoviren als Auslöser für deren Entwicklung infrage. Bei Erwachsenen kann eine Infektion mit dem rauchgrauen Gießkannenschimmelpilz (Aspergillus fumigatus) zu Bronchiektasen führen.

2.4.4 Epstein-Barr-Virus

Das **Epstein-Barr-Virus (EBV)** wird über eine Tröpfchen- und Kontaktinfektion übertragen, d. h. sowohl durch Speichel als auch durch Körperflüssigkeiten der Genitalien. Ab dem 40. Lebensjahr sind fast alle Menschen (und dann lebenslang) mit dem EBV infiziert. Bei einem funktionierenden Immunsystem verursacht das Virus keine Probleme. Sportler durchlaufen jedoch immer wieder Phasen mit erhöhter Immunanfälligkeit, in denen der Erreger „aufflammen" kann. Wer sich im Kindesalter ansteckt, zeigt meist keine Symptome, wohingegen es bei Erwachsenen in ungefähr der Hälfte der Fälle zum Ausbruch von **Pfeifferschem Drüsenfieber** kommt.

Die Diagnostik ist aufgrund der oft unspezifischen Beschwerden nicht immer einfach. Schnelltests haben sich aufgrund der hohen Fehlerquote von bis zu 30 Prozent als ungeeignet erwiesen, daher sollte eine serologische Beurteilung durch einen im Umgang mit der EBV-Infektion erfahrenen Sportmediziner erfolgen.

Bei akutem Pfeifferschen Drüsenfieber treten Fieber, Kopf- und Gliederschmerzen, Lymphknotenschwellungen und starke Abgeschlagenheit auf (siehe die nachstehende Aufstellung).

- Müdigkeit
- Abgeschlagenheit
- Allgemeines Schwächegefühl
- Unwohlsein
- Kopf- Hals und Gliederschmerzen
- Fieber
- Geschwollene Gaumen- und Rachenmandeln
- Schluckbeschwerden
- Grau-weißer Belag
- Geschwollene Lymphknoten
- Halsschmerzen
- Geschwollene Augenlider
- Hautausschlag
- Juckreiz
- Blutveränderungen
- Vergrößerte Milz
- Vergrößerte Leber

Im ungünstigsten Fall kann dieser Infekt monatelang Probleme bereiten und sogar einen chronischen Zustand herbeiführen.

Da das EBV über Monate im Speichel infizierter Personen nachweislich ist und dadurch für andere Athleten Ansteckungsgefahr besteht, sollten die besonderen Empfehlungen aus dem ➤ Kapitel 4.4 beachtet werden.

Im Extremfall kann ein EBV sportliche Karrieren beenden. Normalerweise zwingt eine Erkrankung den Athleten aber „nur" in eine mehrwöchige bis mehrmonatige Pause.

2.5 Multifaktorielle Zusammenhänge

Alle hier aufgeführten Krankheitsbilder können vergesellschaftet auftreten und tun es oft. Ein Reflux kann von einem persistierenden Brustwirbelsäulenproblem begleitet sein und ist selbst unter Umständen ein Faktor bei einer erhöhten Infektanfälligkeit.

Insbesondere der Kehlkopfbereich kann mit Entzündungen oder einer Vocal-Cord-Dysfunktion auf einen Reflux reagieren. Gesellt sich dazu eine Thorakale Hochatmung mit unzureichender Beweglichkeit, entsteht ein für einen Leistungssportler typischer Formenkreis.

Ein Athlet, der schon seit Jahren oder schon immer schlecht durch die Nase atmen konnte, sollte die Ursache beim Hals-Nasen-Ohrenarzt abklären lassen. Wie im ➤ Kap. 2.1.2 beschrieben, wird ein CT Aufschluss über eventuell vorhandene anatomische Auffälligkeiten geben, die eine erhöhte Infektanfälligkeit erklären könnten (s. u. Vorbemerkungen Kaillie Humphries).

Athleten, deren Atemwege aufgrund von Hyperreagibilität anfällig sind, sind häufiger von Atemwegsinfekten betroffen. Alle Organe melden ihren Befindlichkeitszustand über Rezeptoren an das übergeordnete System, das Zentrale Nervensystem (ZNS). Das ZNS entscheidet nach Abwägung der eingegangenen Informationen, ob es nur mit einer Schonhaltung und Abwehrreflexen reagiert, oder ob es durch den Einsatz von Schmerz schneller einen drohenden Schaden anzumelden gilt. Das erklärt, wie eine starke organische Beanspruchung, wie sie die Atemwege im Sport erfahren, sich im Bewegungsapparat und immunologisch zeigt.

Es gilt, einen ausführlichen sport-atemphysiotherapeutischen Befund mit dem Athleten zu erarbeiten und Schicht für Schicht den Kern der individuellen Kombination von Krankheitsbildern freizulegen.

KAPITEL 3 Ursachen für Atemwegserkrankungen und Atemstörungen

Im folgenden Kapitel wird eine Reihe von gesundheitlichen Aspekten angesprochen, deren Zusammenhang mit der Atmung im engeren Sinne auf den ersten Blick vielleicht nicht einleuchtet. Es geht jedoch darum, die Wechselwirkung zwischen unterschiedlichen Ursachen, Bedingungen und Auslösern für die Leistungsprobleme von Hochleistungs- aber auch von Freizeitsportlern darzustellen und nachvollziehbar zu machen.

3.1 Allgemeines zu Ursachen und Entstehung von Infekten

Unter einem Infekt versteht man im weitesten Sinne eine Erkrankung aufgrund eines Erregers. Mit dem Ausdruck „Infektion" wird eine Ansteckung durch das Eindringen eines Erregers in einen Organismus bezeichnet, z. B. in den eines Menschen. Wenn ein Krankheitserreger einen Organismus befällt und sich dort vermehrt, ruft er eine Abwehrreaktion hervor. Mit diesem Vorgang befasst sich die Immunologie, die Wissenschaft von den biologischen und biochemischen Grundlagen der Abwehrmechanismen, durch die ein Organismus beim Kontakt mit Krankheitserregern, giftigen Substanzen (Toxinen) und Parasiten geschützt wird.

Krankheitserreger (Bakterien, Viren, Pilze, Parasiten) können auf unterschiedliche Weise in einen Organismus eindringen. Sie können sich in Schleimhautzellen vermehren, aber auch im Blut, und auf diesem Wege können sie alle anderen Organe wie zum Beispiel Leber und den Herzmuskel infizieren. Ob ein Individuum nach einer Infektion erkrankt, hängt von der Virenlast und seiner Immunreaktion ab. Diese wiederum steht im Zusammenhang mit einer Reihe von Ursachen, von denen im Weiteren die Rede sein wird (➤ Abb. 3.1).

BEACHTE

Jedes Eindringen eines Erregers in einen Organismus (eine Infektion) löst eine Entzündungsreaktion aus. Dies ist im weitesten Sinne eine Antwort des Organismus auf einen Reiz, um diesen zu beseitigen oder zu inaktivieren und Gewebeschädigungen zu beheben.

Grundsätzlich kann jede Stelle des Körpers „Einfallstor" für Mikroorganismen sein. Die Atemwege aufgrund ihrer ausgedehnten Schleimhautoberfläche bieten jedoch dafür besonders günstige Voraussetzungen.

Ein bis drei Infekte der Atemwege pro Jahr gelten als normal für die erwachsene Bevölkerung, für Kinder sogar vier bis acht. Erst bei mehr als vier Infekten pro Jahr spricht man bei Erwachsenen von einer erhöhten Infektanfälligkeit.

Über die Atemwege erfolgt der intensivste Austausch zwischen Umwelt und Mensch. An einem einzigen Tag auch ohne sportliche Aktivität atmet ein Athlet je nach Trainingszustand, Geschlecht, Größe, Gewicht und Sportart ungefähr 10–15-mal

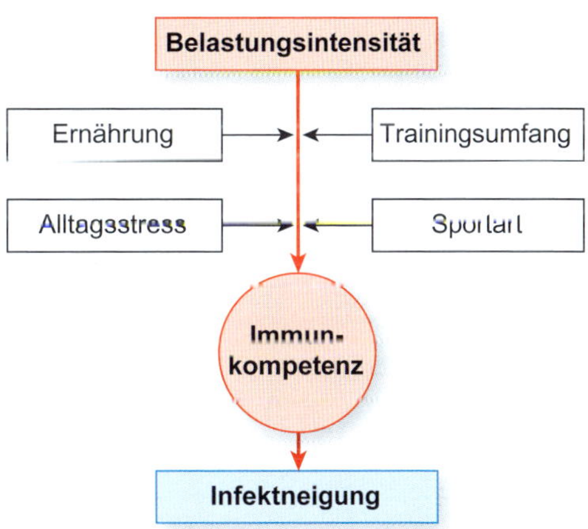

Abb. 3.1 Einflüsse auf die Immunkompetenz und die resultierende Infektneigung. [L231]

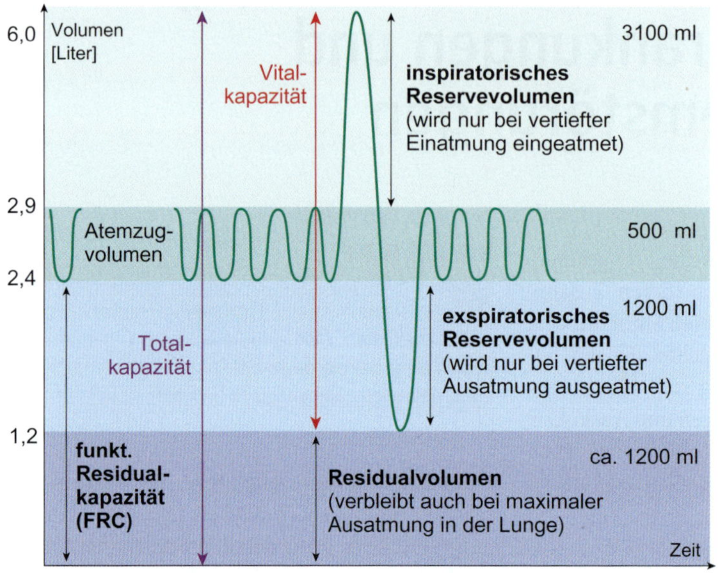

Abb. 3.2 Lungenvolumina. [L190]

pro Minute. Das macht in der Stunde 600–900 Atemzüge und pro Tag rund 14.400–21.600 Atemzüge in Ruhe (➤ Abb. 3.2). Wenn man bedenkt, dass in industrialisierten Ländern die Menschen im Alltag durchschnittlich nur noch ca. 1.000 Schritte pro Tag gehen, ist die Atembewegung somit diejenige Skelettmuskelbewegung, die – willentlich beeinflussbar – pro Tag am häufigsten ausgeführt wird. Bei einem Atemzugvolumen von 0,5–0,7 l pro Atemzug in Ruhe sind das bis zu 10,5 l pro Minute, 630 l pro Stunde und 15.120 l pro Tag (➤ Abb. 3.3). Je nach Sportart kommen pro Trainingsstunde ca. 1.500 Atemzüge hinzu: Es ist eine enorme Arbeit, die unser Atmungssystem täglich leistet. Die Atemarbeit, die Athleten bewältigen müssen, unterscheidet sich sportartspezifisch zudem auch aufgrund der klimatischen Bedingungen, unter denen die Aktivitäten stattfinden.

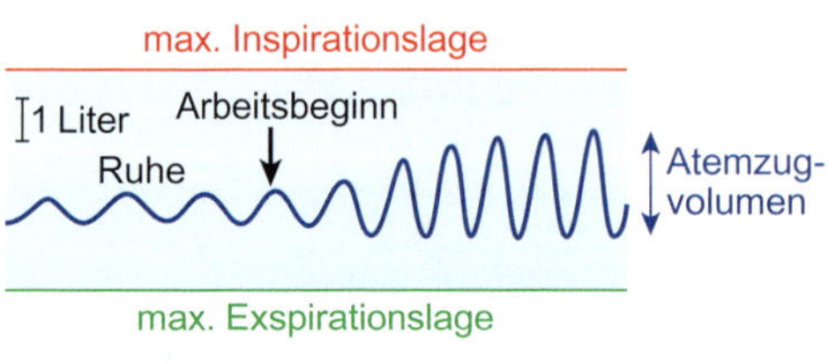

Abb. 3.3 Steigerung des Atemzugvolumens bei körperlicher Arbeit. [L231]

Eine besondere Rolle spielen in diesem Zusammenhang die Schleimhäute. Die Schleimhautoberfläche, die von der Nase bis in die unteren Atemwege reicht, filtert, erwärmt und befeuchtet die eingeatmete Luft (➤ Abb. 3.4). Aufgrund der Art und Größe der Mehrbelastung bei Sportlern kann sie anfälliger für das Eindringen von Mikroorganismen werden. Die Reaktion der Schleimhäute und des Immunsystems hängt von den konstitutionellen Anlagen eines jeden Individuums – und so auch Athleten – ab, wie auch von der aktuellen Befindlichkeit. Die Menge der eindringenden Erreger und die Immunität des Individuums entscheiden darüber, ob es zum Krankheitsausbruch kommt. Eine gezielte Schleimhautpflege (➤ Kap. 4.3) kann die mukoziliäre Clearance (➤ Kap. 1.10) wirksam unterstützen und dadurch die Vermehrung der Erreger reduzieren oder sogar unterbrechen.

Die Versorgung des Körpers mit allem, was das Immunsystem unterstützt und die Schleimhäute pflegt, nimmt Einfluss auf die Entzündungskaskade, also auf die Entwicklung und den Verlauf einer Entzündung (➤ Abb. 2.4).

Was folgt daraus? Leistungssport geht mit einer Mehrbelastung des gesamten Organismus einher, nicht zuletzt des Atemsystems. Ist er deshalb ungesund? Ein entschiedenes „Jein" ist die Antwort. Es ist möglich, Leistungssport weitestgehend gesund

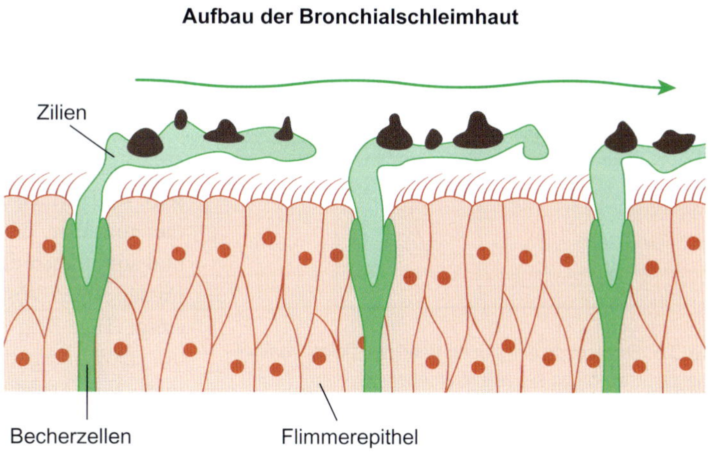

Abb. 3.4 Aufbau der Bronchialschleimhaut. [L231]

aufzubauen und zu betreiben – unter der Voraussetzung allerdings, dass alle Verbände, Betreuer und die Athleten selbst sich in folgenden Aspekten optimal aufeinander abstimmen:

- Physiotherapie möglichst täglich für den Erhalt oder die Verbesserung funktionsfähiger, belastbarer und leistungsfähiger Gewebestrukturen.
- Gute Abstimmung der Trainingspläne.
- Individuelle Trainingsanpassung bei sich andeutender Unter- oder Überlastung.
- Überprüfen der jeweiligen Technik in der Sportart, um der Entstehung einer Thorakalen Hochatmung entgegenzuwirken oder vorzubeugen.
- Stabilisationstraining des Rumpfes, um funktionelle Bewegungsabläufe für die notwendige Anbindung des Brustkorbs an das Becken zu gewährleisten.
- Mobilisation im Sinne von Ganzkörperbeweglichkeit des myofaszialen Systems, um muskuläre Dysbalancen zu vermeiden oder zu beheben.
- Atemübungen, um die korrekte Ruheatmung zu automatisieren und zu erhalten.
- Beachtung von Wundheilungsphasen und deren Gesetzmäßigkeiten, um auf belastbarem Gewebe der Strukturen aufbauen zu können.
- Antientzündliche Ernährung.
- Ausreichende Regenerationszeiten.

3.2 Der „Open-Window-Effekt"

Der **„Open-Window"-Effekt** (➤ Abb. 3.5) ist mittlerweile gut untersucht, wobei noch viele Fragen zu den Zusammenhängen, wann ein Athlet einen Infekt entwickelt, nicht abschließend geklärt sind. Der Begriff besagt, dass sich nach intensiven Trainingseinheiten oder Wettkämpfen an der Belastungsgrenze oder nach vielen Trainingsstunden im mittleren Belastungsbereich ein Zeitfenster öffnet, in dem die Immunabwehr reduziert und der Eintritt von Viren und Bakterien begünstigt ist, wie sich an den Blutwerten ablesen lässt. Während bei moderaten sportlichen Einheiten die Anzahl der weißen Blutkörperchen (➤ Abb. 3.6) steigt, deren Aufgabe die Abwehr von Krankheitserregern ist, sinkt sie etwa drei Stunden nach intensiven Belastungen ab. Diese Veränderung der Blutwerte ist unter Umständen mehrere Tage lang nachweisbar. Der besagte Zeitraum offnet somit Erregern ein Fenster.

Anders gesagt: Wenn die Belastung des Organismus ein gewisses Maß an Intensität und Dauer übersteigt, verringert sich der gesundheitsfördernde Effekt von maßvoll betriebenem Sport und es kann zu erhöhter Infektanfälligkeit kommen. Bei Hochleistungssportlern summieren sich intensive Trainingsbelastungen, insbesondere kurz vor den Wettkampfphasen, zum Saisonhöhepunkt und Saisonende hin.

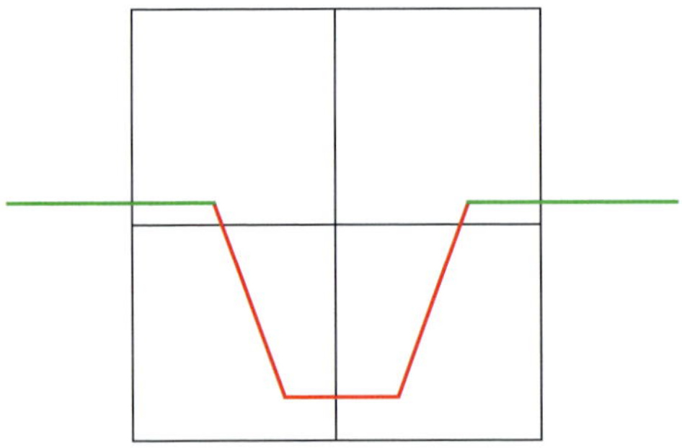

Abb. 3.5 Entwicklung eines Open-Window-Effekts. Vorübergehende Schwächung des zellulären Abwehrsystems. [L231]

Untersuchungen von Niemann et al. (1997) und Schwellnus et al. (2016) zeigen, dass es Unterschiede zwischen Freizeit- und Profisport in der Infektanfälligkeit gibt (➤ Abb. 3.7). Um eine Korrelation von Trainingsumfang, Wettkampfbelastung und der Infektanfälligkeit herzustellen, bedarf es noch weiterer Studien. Es gibt individuelle Immunantworten des Individuums, die sich nicht 1:1 auf jeden übertragen lassen.

Trainingsbelastung und Reiseplanung sollten folglich möglichst gut auf dieses Fenster abgestimmt sein. Im Hochleistungssport ist das leider nicht immer machbar, denn ein fester Wettkampfkalender und somit auch der Reiseplan diktieren den Alltag. Da der „Open-Window“-Effekt mehrere Stunden bis einige Tage lang anhält, muss alles getan werden, um stabil und gesund durch dieses Fenster zu kommen. Ein Athlet ist dem „Open-Window“-Effekt ganzjährig ausgesetzt. Im Sommer treten die Auswirkungen allerdings durch die wärmeren Temperaturen weniger zutage, da kalte Luft immer trocken ist, wohingegen warme Luft durchaus auch höhere Luftfeuchtigkeit aufweisen kann, was die Funktionsfähigkeit der Schleimhäute begünstigt.

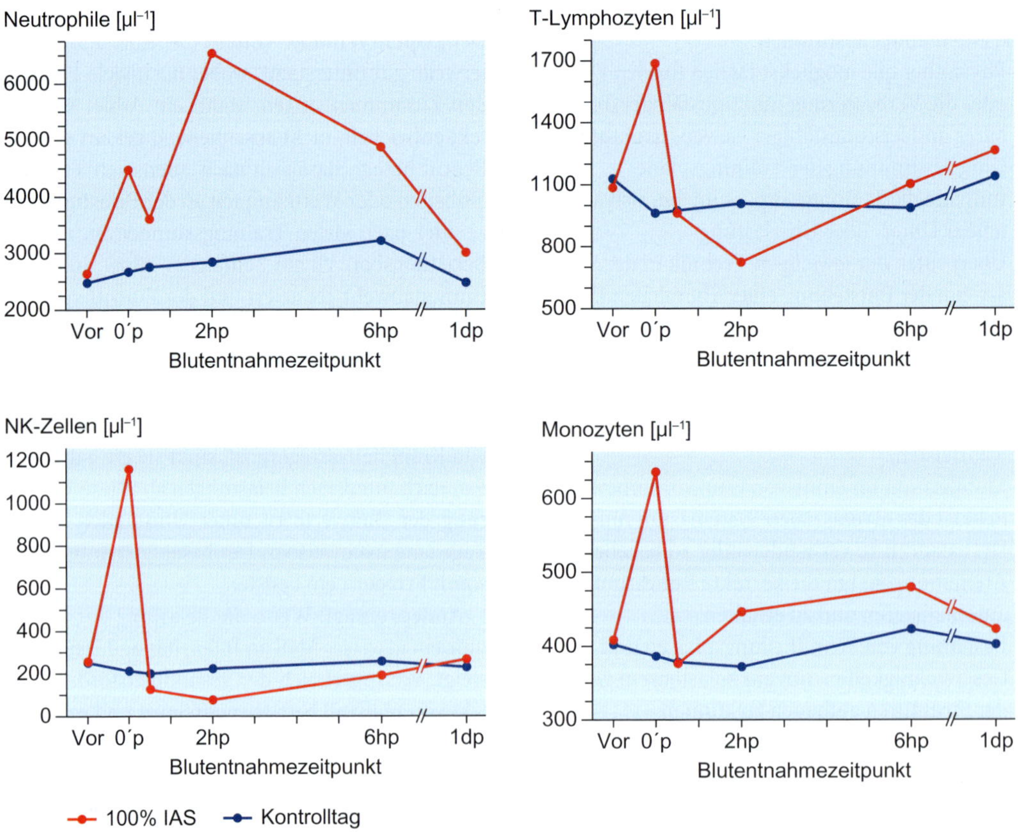

Abb. 3.6 Belastungsreaktion der Blutzellen. [L231]

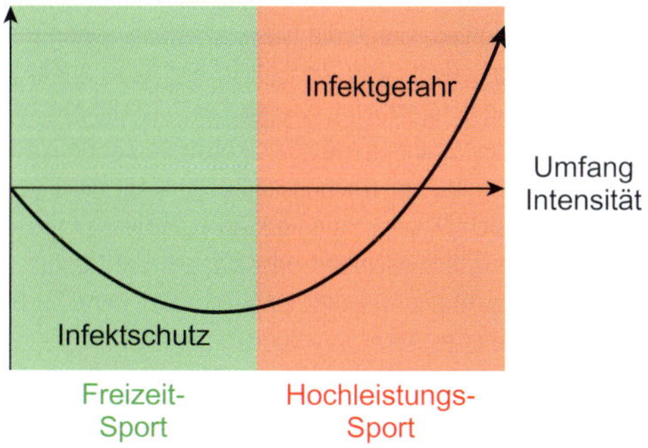

Abb. 3.7 Entwicklung der Immunkompetenz bei Leistungssportlern. Die hier abgebildete J-förmige Kurve findet sich oft bei Freizeit- und Amateursportlern. Bei Hochleistungssportlern flacht der rechte Schenkel der Kurve jedoch oft ab, sodass sich eine S-förmige Kurve zeigt (https://www.ncbi.nlm.nih.gov/pmc/articles/PMC1320353/?page=2). [L231]

3.3 Klimatische und Umweltbedingungen

3.3.1 Kälte

Der optimal funktionierende Reinigungsmechanismus der Lunge (die sogenannte mukoziliäre Clearance, ➤ Kap. 1.10) beruht auf zwei Voraussetzungen: einer Temperatur von 37 Grad in den Atemwegen und einer optimalen Feuchtigkeit von 44 mg/l, entsprechend einer relativen Luftfeuchtigkeit von 100 Prozent. Über die Schleimhäute der Atemwege fließt mit jedem Atemzug die kühle, u. U. sogar kalte Umgebungsluft bis in die Tiefen der kleinen Atemwege (Bronchiolen). Im Sport geschieht dies bei vielen und/oder tieferen Atemzügen über mehrere Minuten bis mehrere Stunden pro Tag immer wieder (➤ Abb. 3.3). Dadurch kommt es zur Abkühlung in den Atemwegen und einem Flüssigkeitsentzug in den Schleimhäuten. Je kälter die Umgebungsluft ist, desto trockener ist sie auch, was die mukoziliäre Clearance reduziert und die Atemwege empfindlicher macht. Die Dauer der Einwirkung, die Höhe des Atemzugvolumens und die Temperatur der Umgebungsluft spielen also eine maßgebliche Rolle.

Bei kälteexponierten Winter-Ausdauersportarten wie Biathlon und Skilanglauf oder bei hochintensiven Wintersportarten wie Eisschnelllauf sind statistisch die höchsten Infektzahlen zu verzeichnen. Wintersportler müssen Höchstleistung bei extremen Kälteeinwirkungen, aber gelegentlich auch bei Plusgraden erbringen. Ihr Immunsystem muss in großer Bandbreite funktionieren, und nicht jedem Sportler ist es gegeben, bei geringen oder besonders niedrigen Temperaturen Höchstleistung zu zeigen. Thomas Hellriegel zum Beispiel erzielt bei Kälte keine Höchstleistung, wohl aber bei Hitze, während Sebastian Kienle bei Kälte gute Wettkampfleistungen gelingen.

Wintersportler adaptieren dennoch besser an die Kälte als Sommersportler, denn bis zu einem gewissen Grad gilt hier die Regel, „form follows function", ein Grundsatz der Osteopathie, der besagt, dass der Körper sich ständigen Anforderungen anpasst. Wer sich regelmäßig in der Kälte aufhält, kommt damit besser zurecht.

BERICHT

Umgang mit Kälte

„Hobbysportler oder Hochleistungssportler wissen, dass ein gesunder Körper die Grundlage der Leistungsfähigkeit ist.

Kälte ist im Allgemeinen ein zusätzlicher Reiz für den Körper, der negative Auswirkungen haben kann.

Der sorgsame Umgang, speziell bei nasskalten Temperaturen, war während meiner Karriere als Biathlet stets wichtig, um gesund und fit zu bleiben. Heutzutage ist bekanntlich nicht mehr allein das schlechte Wetter ausschlaggebend, sondern ebenfalls die suboptimal ausgewählte Bekleidung bzw. Ausrüstung. Natürlich ist eine sehr gute Funktionsunterwäsche die Basis, die mit entsprechend weiteren Kleidungsschichten kombiniert werden sollte. Sicherlich sind die eigenen Bedürfnisse zu berücksichtigen, aber weder zu warme noch zu kalte Kombinationen sind optimal.

Ein wichtiger Punkt, der zu erwähnen ist, sind die qualitativen Unterschiede der Bekleidung in Bezug auf das Feuchtigkeitsmanagement. Nur wenigen Herstellern gelingt dies effektiv.

Ein Ausrüstungselement, das bei sehr kalten Temperaturen gerne von Wintersportlern benutzt wird, ist ein im Mund getragener Wärmeaustauscher, der die eingeatmete kalte Luft erwärmt und befeuchtet. Da ich persönlich mit der Lunge/den Atemwegen äußerst selten Probleme hatte, kam ein Einsatz erst ab –10 bis –15 Grad Celsius zur Prävention in Frage. Häufig waren kalte Hände und Füße meine Schwachstelle. Mit zusätzlichen Ärmlingen (Radsport) konnte ich das Auskühlen der Hände verhindern. Kalte Füße waren jedoch manchmal Auslöser von kleinen Erkältungen, d. h. Schnupfen, den man während einer Wettkampfsaison nur schwer wieder losbekommt. Bei den meisten Sportarten folgt nach einer langen Trainingsphase eine relativ kurze Wettkampfperiode. Infekte können in der letzten Vorbereitungsphase oder während der Wettkämpfe die harte Arbeit einer ganzen Saison ruinieren. Daher ist jede noch so kurze Zeit (speziell nach dem Training/Wettkampf), die man sich den ungünstigen klimatischen Bedingungen aussetzt, ein zusätzliches Risiko, das man stets beachten oder besser vermeiden sollte. Auch wenn diese banale Weisheit jedem bekannt ist, wird das bei der einen oder anderen Trainingseinheit verdrängt. Leider musste auch ich diese Erfahrungen machen. Ich wünsche euch beste Gesundheit … und denkt an die Wechselwäsche… ;-)"

Michael Greis, Biathlet

Auch der Sommersportler muss mit jeder, auch nicht-sommerlichen Witterung zurechtkommen. Viele Trainingseinheiten oder Wettkämpfe müssen bei niedrigen Temperaturen bestritten werden. Wettkämpfe bei 9 Grad und weniger sind eine echte Herausforderung für Sommersportler, insbesondere für Triathleten. Nach dem Schwimmen springen sie nass auf das Fahrrad, wo der Fahrtwind die Kälte noch verschärft, weshalb der Körper sich erst beim Laufen wieder erwärmt. Für Berufssportler ist das unvermeidlich. Freizeitsportler sollten gut abwägen, ob es sich lohnt, einen Infekt zu riskieren.

TIPPS FÜR DAS TRAINING

Ziehen Sie einen Fleeceschal, Schlauchschal oder einen Mundschutz über. Durch die eigene Ausatemluft ist die rückgeatmete Luft dann bereits ein bisschen angewärmt und etwas angefeuchtet. Durchlässigkeit und Dichte des Stoffes richten sich nach Ihren Bedürfnissen. Eine zu hohe Dichte des Materials kann den Luftaustausch behindern. Probieren Sie unterschiedliche Modelle aus. Der Stoff sollte gespannt über den Atemwegen sitzen, damit das Material nicht mit jedem Atemzug in Mund oder Nase eingezogen wird. Er darf aber weder die Nase verbiegen noch keinen Spielraum vor dem Mund lassen. Haben Sie den für Ihre Sportart und das notwendige Atemvolumen geeigneten Schutz gefunden, werden Sie sich schnell daran gewöhnen. Im Unterschied dazu filtern Mund-Nasenschutzmasken die Feuchtigkeit aus der Atemluft.

BEACHTE

Oft wird empfohlen, durch die Nase zu atmen, wenn man bei Kälte Sport treibt, weil die Luft in der Nase erwärmt, befeuchtet und gefiltert wird. Grundsätzlich ist der Empfehlung zuzustimmen, aber sie lässt sich nicht immer befolgen. In ruhigen bis mittleren Trainingseinheiten kann der Sauerstoffbedarf durch Nasenatmung gedeckt werden. Ist jedoch eine intensive Trainingseinheit oder gar ein Wettkampf zu absolvieren, reicht die Nasenatmung nicht aus, denn Sie benötigen ein höheres Atemzugvolumen, um dem Körper den notwendigen Sauerstoff zur Verfügung zu stellen. Der individuelle Bedarf bei der angestrebten Leistung kann nur durch Umstellung auf Mundatmung gedeckt werden.

3.3.2 Hitze

Höchstleistung bei Hitze folgt eigenen Gesetzen. Im Vordergrund steht die Kühlung des gesamten Systems, vor allem des Körperkerns auf etwa 37 Grad (➤ Abb. 3.8). Wer einmal einen Triathlonwettkampf auf Hawaii miterleben durfte, hat vor Augen, wie sich Hitze im Hochleistungssport auswirkt. Selbst Top-Athleten stehen auf den letzten Kilometern am Straßenrand und geben ihren Mageninhalt von sich. Oft taumeln sie die letzten Meter über die Ziellinie. Wer nach diesen Wettkämpfen auf Hawaii medizinisch betreut werden muss, weist zu 80 Prozent Flüssigkeits- und Elektrolytverluste auf.

Leistungsfähigere Athleten bilden grundsätzlich weniger Schweiß als leistungsschwächere Sportler. Ihr Flüssigkeitsbedarf, auch zum Ausgleich der Körperkerntemperatur, liegt daher deutlich unter dem von weniger Trainierten. Bei sportlicher Belastung steigt bei jedermann die Wärmeproduktion im Körper durch den erhöhten Energieumsatz in der Muskulatur an. Der Hypothalamus, der im Gehirn für die Temperaturmessung zuständig ist, löst bei Bedarf eine vermehrte Abgabe der Wärme über die Haut durch Schweiß aus, auch um den Preis erhöhten Flüssigkeitsverlustes, denn grundsätzlich ist die Gefährdung durch eine überhöhte Körperkerntemperatur von mehr als 40 Grad problematischer als eine Dehydratation von 3–4 Prozent.

Hitze kann trockene Luft bedeuten, wie zum Beispiel in Ägypten, oder feuchte Luft, wie zum Beispiel in Thailand. Der Körper kommt zwar mit trockener Hitze grundsätzlich besser zurecht als mit feuchter, aber heiße Luft in den Atemwegen hat die gleiche

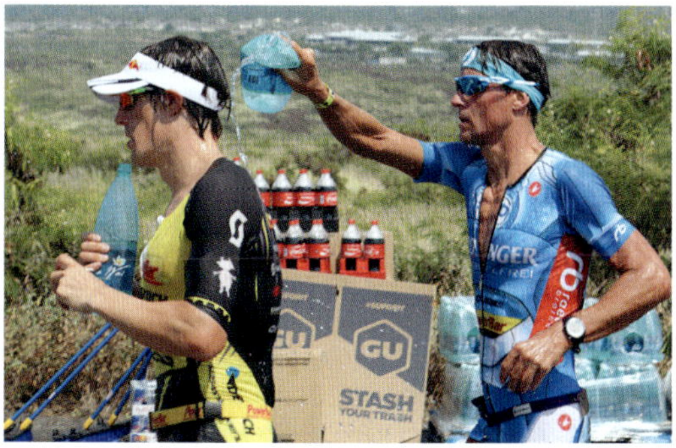

Abb. 3.8 Andreas Raelert kühlt Sebastian Kienle den Nacken während des Marathons Ironman Hawaii 2015. [J816]

Auswirkung wie zu kalte Luft, denn die eingeatmete Luft sorgt für eine zu hohe Temperatur in den Atemwegen, die gesenkt werden muss, was zu Feuchtigkeitsentzug in den Schleimhäuten führt. Neben der gestörten mukoziliären Clearance kommt es zu einer verstärkten Durchblutung (Hyperämie) der Atemwege. Der damit insgesamt einhergehende Flüssigkeitsverlust begünstigt die Ausschüttung von Entzündungsmediatoren und diese wiederum eine Verengung (Konstriktion) der Atemwege.

TIPPS FÜR DAS TRAINING

Wählen Sie in Abstimmung mit Ihrem Trainer immer Tage und Uhrzeiten aus, an denen Sie den jeweils entsprechenden Trainingsreiz auch bei höheren Temperaturen setzen können. Es gilt die Regel, bei Hitze zuerst eher mit langsameren Belastungen über 60–90 Minuten zu trainieren, als kurze und zu intensive Belastungen zu setzen. Diese sollten auf die ersten Anpassungen folgen. Schweißdrüsen adaptieren sich zunehmend, ebenso verlangsamt sich bei Hitze der Anstieg der Körperkerntemperatur. Es findet eine Mineralrückaufnahme (Resorption) statt, wodurch der Körper unter Hitze besser über die wichtigen Spurenelemente für Leistung und Belastung verfügt. Dies ist ein wichtiger Anpassungsmechanismus für warme und heiße Regionen.

Wenn Sie sich auf einen Wettkampf vorbereiten, sollte Ihr Körper im besten Falle bereits an die Hitze gewöhnt sein.

- Haben Sie sich einmal angepasst und halten sich längere Zeit in wärmeren Regionen auf, trainieren Sie in den Morgen- oder Abendstunden, um Belastungsreaktionen zu minimieren.
- Reisen Sie möglichst 7–14 Tage vor einem Wettkampf an, um sich allmählich an die ungewohnt hohen Temperaturen anpassen zu können. Eine Anreise mehrere Wochen vor dem Wettkampf ist ideal, aber sicherlich nur im Profi-Bereich machbar.
- Beachten Sie den Richtwert auf Ihrer Pulsuhr: Es empfiehlt sich, ausgehend von Ihrer Pulssituation zu Hause, bei mehr als zusätzlich 10–15 Schlägen nicht mehr zu trainieren.
- Verbringen Sie auch den Alltag nicht ausschließlich in klimatisierten Räumen, sondern nutzen Sie die sogenannte passive Hitzeeinwirkung. Vorgesehene „Eisbäder" nach Belastung sind hier natürlich ausgenommen.
- Vermeiden Sie in sehr warmen Gegenden Garküchen und Nahrungsmittel wie Milchprodukte, Eis, Eiswürfel, Salate, rohes Fleisch, Wurst und Leitungswasser. Sie beugen damit unerfreulichen Magen-Darmproblemen vor.

3.3.3 Störungen im Elektrolythaushalt

Wasser macht 66 Prozent des menschlichen Körpergewichts aus. Im gesamten Körper, nicht zuletzt zwischen den Faszien, findet fortlaufend ein lebenserhaltender Flüssigkeitsaustausch statt, der durch Atmen und Schwitzen ständig Veränderungen unterliegt. Zu einem Flüssigkeitsverlust kommt es vor allem bei Ausdauersportarten, wenn längere Distanzen bewältigt werden müssen. Je höher die Außentemperatur, desto größer der Flüssigkeitsverlust. Ein Athlet kann auf einen Kilometer 100 ml Flüssigkeit verlieren. Da aber pro Stunde die Resorption auf nicht mehr als 1 l Flüssigkeit begrenzt ist, entsteht zwangsläufig ein Defizit (➤ Abb. 3.9).

Bereits ein Dehydratationsgrad von 1–2 Prozent kann die physische Leistungsfähigkeit bei Langdistanzwettkämpfen vermindern, wie zum Beispiel

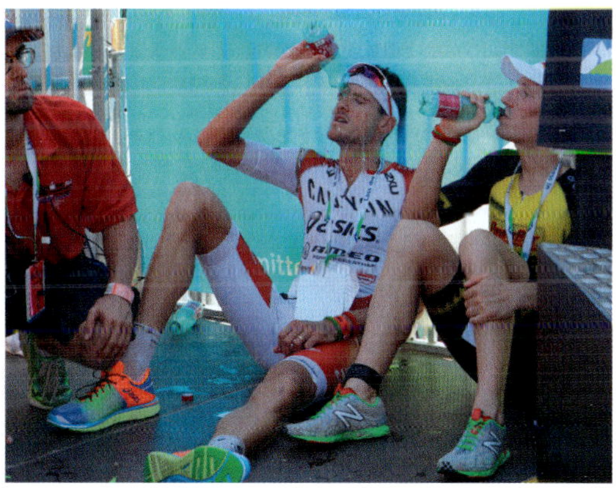

Abb. 3.9 Sebastian Kienle und Jan Frodeno füllen ihren Wasserhaushalt nach dem Wettkampf wieder auf. [J815–002]

beim Langdistanztriathlon. Ab 3 Prozent, ausgehend vom Körperausgangsgewicht, sinkt die Leistungsfähigkeit um 3–5 Prozent. Die Herzfrequenz und die Körperkerntemperatur steigen an. Ab 4 Prozent Dehydratation liegt der Leistungsabfall bei 5–10 Prozent. Erreicht die Dehydratation 5 Prozent, tritt ein deutlicher Leistungsabfall ein und es kommt zu Erbrechen. Ab 6 Prozent treten Bewegungskoordinationsstörungen und Muskelkrämpfe auf. Eine Dehydratation von 10–15 Prozent bedeutet im Wettkampf meist einen Zusammenbruch, Desorientierung, Benommenheit und eine gestörte Durchblutung der Nieren.

Eine angemessene Flüssigkeitsaufnahme hat jedoch ihre Schwierigkeiten. Es ist leicht vorstellbar, welche Probleme die Aufnahme von 1 Liter (also 10 mal 100 ml pro gelaufenem Kilometer) bei einem magenempfindlichen Marathonläufer verursachen würde. Als Beispiel: Wenn ein 70 kg schwerer Athlet 3 Prozent seines Ausgangsgewichtes verliert, entspricht das 2,1 Liter. Wenn er erst jetzt mit dem Trinken begänne, ließe sich das Defizit nicht mehr ohne Leistungseinbuße kompensieren. Auf dem Rad dagegen kann ein Sportler während des Wettkampfes viel mehr trinken als ein Läufer, da das Magen-Darmsystem keinen größeren Erschütterungen ausgesetzt und der Magen lediglich aufgrund der Sitzposition eingeklemmt ist.

Bei Schnellkraftsportarten, zu denen die Wurf- oder Sprungdisziplinen gehören, desgleichen Gewichtheben oder Kufensportarten, kommt es in der Regel nicht zu Dehydrationszuständen, denn in den Pausen bei Mehrfachstarts ist genügend Zeit für eine ausreichende Flüssigkeitsaufnahme. Problematisch ist hier eher die Aufnahme von zu viel Zucker mit den Getränken. Während langer Wartezeiten bis zum Start fällt der Blutzuckerspiegel allmählich wieder ab, was sich leistungsminimierend auswirkt. Hier sind Nutzen und Nachteil also genau abzuwägen.

Bei den Kampfsportarten ist das sogenannte „Gewicht machen" ein Thema. Athleten versuchen, in kurzer Zeit sehr viel Gewicht zu verlieren, um zum Wettkampf die Gewichtsnorm einzuhalten. Flüssigkeitsrestriktion und verminderte Nahrungsaufnahme über mehrere Tage vor dem Wettkampf beeinflussen jedoch die Leistungsfähigkeit. Stattdessen sollte auch im Kampfsport eine angepasste Ernährung über das ganze Jahr hinweg angestrebt werden.

TIPPS FÜR TRAINING UND WETTKAMPF

Wenn die erwartete Belastung länger als 60 Minuten andauert, sollten pro 15 Minuten kleinere Trinkmengen von 100–200 ml aufgenommen werden, beginnend nach 20 Minuten. Dabei ist auf eine ausreichende Menge an zugesetzten Elektrolyten, also auch Salzen, zu achten. Ab einer Belastungsdauer von mehr als 3–4 Stunden empfiehlt sich eine Salzaufnahme von 1 g/Stunde. Trinken Sie auf keinen Fall nur Wasser. Übermäßige Wasseraufnahme kann zu einer Elektrolytverschiebung im Körper mit schwerwiegenden Konsequenzen führen: Während des Ironman in Frankfurt 2015 verstarb ein Hobbyathlet an einer Wasservergiftung. Erste Anzeichen solch einer Komplikation sind Desorientierung und Gleichgewichtsstörungen. Informieren Sie sich eingehend in der sportmedizinischen Literatur. Beginnen Sie Training und Wettkampf immer gut hydriert und mit Elektrolyten versorgt. Einmalgaben von 0,5 bis maximal 0,75 l Flüssigkeit 30–90 Minuten vor dem Training oder Wettkampf werden in der Regel gut vertragen. Grundsätzlich sollten Sie in den letzten Tagen vor einer langen und intensiven Belastung, egal ob Training oder Wettkampf, auf eine gute und gleichmäßige Hydratation achten. Eine Überhydratation vor dem Start andererseits verhilft nicht zu besseren Ergebnissen. Bedenken Sie, dass Sie 1–3 Liter pro Tag mehr brauchen als unter den für Sie normalen Umständen, abhängig von Dauer, Intensität und Temperatur.

Da sie harntreibend wirken, sollten Sie vor dem Wettkampf keine koffeinhaltigen Getränke zu sich nehmen. Die Urinfarbe kann Ihnen wertvolle Informationen über Ihren Hydratationszustand geben.

Freizeitsportler sollten sich unbedingt von einem Trainer beraten und betreuen lassen, bevor sie sich an eine längere Distanz wagen. Eine Langdistanz im Triathlon im „Selfmade-Modus" ohne professionelle Anleitung und Betreuung anzugehen, ist fragwürdig (➤ Tab. 3.1).

3.3.4 Feuchte Umgebungsluft

Unsere Sensoren im Körper eignen sich eher für die Wahrnehmung von Temperaturunterschieden, weniger für die Einschätzung des Feuchtigkeitsgehaltes der Luft. Erst ab einer sehr hohen Luftfeuchtigkeit von ungefähr 80 Prozent spüren wir Unterschiede deutlich.

Feuchte und zugleich warme Umgebungsluft ist für Mitteleuropäer ungewohnt, für manche sogar unangenehm. Man hat das Gefühl, bei feuchter und heißer Luft schlechter atmen zu können als bei feuchter, aber kühler Luft. Im Sport ist auf langen Strecken bei heißer und feuchter Luft mit den meisten Problemen

Tab. 3.1 Empfehlungen gegen Dehydratation, Trinkempfehlungen in der Übersicht (Heike Priess)

Belastungsdauer der sportlichen Betätigung	Häufigkeit und Menge der Flüssigkeitszufuhr	Inhalt des Getränkes
< 1 Stunde z. B. Volksläufe bis 10 km, Sprinttriathlon, Spiel- und Ballsportarten	Beginnend ab der 30. Minute alle 10–15 Minuten ca. 50–100 ml, entspricht 2–3 Schlucke Flüssigkeit (ca. 200–300 ml pro Stunde)	Isotonisches Sportgetränk Saftschorle ohne Kohlensäure, Cola
1–3 Stunden z. B. Spiel- und Ballsportarten, Halbmarathon, Triathlon olympische Distanz, Skilanglaufwettbewerbe	Beginnend ab der 30. Minute alle 10–15 Minuten ca. 100–150 ml, entspricht 3–4 Schlucke Flüssigkeit (ca. 400–600 ml pro Stunde)	Isotonisches Sportgetränk mit einer Prise Salz Pro Stunde sollten 50–80 g Kohlenhydrate zugeführt werden.
> 3 Stunden z. B. Marathon, Mittel- und Langdistanz, Triathlon, Radmarathon, Ultraläufe	Beginnend ab der 30. Minute alle 15 Minuten ca. 150–200 ml, entspricht 4–6 Schlucke Flüssigkeit (ca. 600–800 ml pro Stunde). Die Flüssigkeitszufuhr kann individuell höher liegen.	Isotonisches Sportgetränkt mit einer Prise Salz. Zusätzliche Einnahme von Salztabletten ist empfehlenswert. Pro Stunde sollten 50–80 g Kohlenhydrate zugeführt werden. Die Kohlenhydratzufuhr kann individuell höher liegen.
Vor jeglicher sportlichen Betätigung	90–30 Minuten vor Beginn der Belastung regelmäßig mehrere Schlucke trinken (ca. 500–750 ml).	Isotonisches Sportgetränk, Tee mit Agavensirup oder Honig, Gel mit Wasser, Saftschorle ohne Kohlensäure
Nach jeglicher sportlichen Betätigung	Unmittelbar nach Ende der Belastung mit dem Trinken beginnen und innerhalb von 60–120 Minuten regelmäßig trinken (ca. 600–800 ml pro Stunde).	Isotonisches Sportgetränk, Tee mit Agavensirup oder Honig, Saftschorlen ohne Kohlensäure. Der Einsatz eines Regenerationsgetränkes, in dem neben Kohlenhydraten auch Aminosäuen (Eiweiß) und Elektrolyte enthalten sind, wird empfohlen.

zu rechnen. Es sind die meisten DNF („did not finish") im Wettkampf und die durchschnittlich langsamsten Zeiten zu erwarten, weil ab einer Luftfeuchtigkeit von ungefähr 60 Prozent die Schweißverdunstungsrate reduziert ist, welche die Körperkerntemperatur reguliert, was eine Überhitzung des Körpers nach sich zieht, die leistungslimitierend ist.

Eine besondere Situation ergibt sich in der Wüste, wo tagsüber Temperaturen von 30 Grad und mehr bei einer relativen Luftfeuchtigkeit von ungefähr 20 Prozent gemessen werden. Fällt abends die Temperatur auf unter 10 Grad, steigt die relative Luftfeuchtigkeit auf 100 Prozent und kondensiert. Ähnliches ist auch aus gemäßigteren Regionen bekannt: Nebel und Dunst sind Zeichen für eine hohe relative Luftfeuchtigkeit bei niedrigen Temperaturen. Eine feucht-warme Umgebungsluft bietet zahlreichen Erregern ideale Voraussetzungen. Es kommt deshalb häufiger zu Infektionen, einschließlich resultierender Magen-Darmprobleme und Atemwegserkrankungen.

3.3.5 Trockene Umgebungsluft

Für die Atmung und den Sauerstoffaustausch über die Lungenbläschen (Alveolen) ist eine zu niedrige Luftfeuchtigkeit ungünstig, da trockene Luft die mukoziliäre Clearance der Atemwege reduziert. Die sinkende Feuchtigkeit auf der Schleimhautoberfläche führt außerdem dazu, dass der Sauerstoff schlechter in die Blutbahn gelangt und die Schleimhäute keinen Verdunstungsschutz haben.

Trockene Umgebungsluft kann kalt oder warm sein. Gerade in Hotels oder überhitzten Räumen ist die Luft oft besonders trocken. In den meisten Ländern weicht das Raumklima durch die unterschiedliche Baukultur von der im deutschsprachigen Europa ab. Einfache Klimaanlagen und Lüftungen blasen warme oder kalte und trockene Luft in die Zimmer, in denen sich Athleten und Betreuer trotz Training und Wettkampf über viele Stunden aufhalten. Hotels sind im Hinblick auf eine möglichst große Lärmdämmung mit Teppichen ausgelegt. Teppiche wie-

3

derum entziehen den Räumen Feuchtigkeit und enthalten Hausstaubmilben. Gerade für die Dauer der Nacht können nicht immer ideale Bedingungen in einem Zimmer hergestellt werden. Typischerweise findet sich dann morgens etwas Blut im Nasensekret. Das ist zwar unbedenklich, jedoch ein deutlicher Hinweis auf zu trockene Umgebungsluft. Auch in Flugzeugen ist die Umgebungsluft mit lediglich 5–10 Prozent Luftfeuchtigkeit sehr trocken!

Seitdem SARS-CoV-2 im Februar 2020 seine Weltreise begann, ist nun jeder Mensch damit konfrontiert, im Alltag Masken tragen zu müssen. In Abhängigkeit von den Filtereigenschaften der Maske trocknet auch die Atemschleimhaut bei längerem Tragen deutlich mehr aus. Je höherwertig die Maske, desto stärker die Mund- und Schleimhauttrockenheit. Eine Maske hat die Aufgabe, das Aerosol der Atemluft aufzufangen. Hier gilt es wie für alle anderen Ursachen auch, auf die richtige Schleimhautpflege (➤ Kap. 4.3) zu achten.

TIPPS

Ein Hygrometer mit Temperaturanzeige, das Sie in jedem Elektrohandel günstig erwerben können, sollten Sie im Reisegepäck mitführen. So können Sie gezielter die Raumtemperatur regulieren und versuchen, die Luftfeuchtigkeit zu optimieren. Eine Luftfeuchtigkeit von 40–50 Prozent in Wohnräumen ist empfehlenswert. Ab 60 Prozent Luftfeuchtigkeit besteht die Gefahr von Schimmelbildung.

Sie können die Raumluft etwas befeuchten, indem Sie nach dem Duschen die Badezimmertür geöffnet lassen. Auch ein nasses Handtuch über der Heizung hilft, sofern ein Heizkörper vorhanden ist. Bei Fußbodenheizung stellen Sie ein Gefäß mit Wasser auf den Boden. Gegenüber überheizten Räumen in Hotels mit zentraler Wärmeregulierung ist man meist machtlos.

Eine Raumtemperatur von 20–22 Grad ist den meisten Athleten angenehm. In Schlafräumen oder zu den Schlafenszeiten wählen Sie für Temperatur und Luftfeuchtigkeit eher untere Grenzwerte, entsprechend der individuellen Vorliebe. Durch die ausgeatmete Luft steigt im Verlauf der Nacht die Luftfeuchtigkeit im Raum an, deshalb sollten Sie die Nacht nicht bei 50 Prozent Luftfeuchtigkeit beginnen lassen. Wenn Sie lieber und gut bei 16–20 Grad schlafen, ist das unproblematisch, solange keine Zugluft entsteht oder kalte Luft während des Schlafes auf Sie „fällt".

Die auf dem Markt erhältlichen Raumluftbefeuchter sind nach acht Wochen von einer beachtlichen Bakterienflora besiedelt. Daran ist nichts zu ändern, auch wenn die in den Bedienungsanleitungen empfohlenen Hygieneregeln eingehalten werden. Deshalb ist bei Nutzung solcher Geräte Vorsicht geboten.

3.3.6 Wechsel zwischen kalter und warmer Umgebung

Für Wintersportler bedeutet ihr Sport insbesondere an Wettkampftagen den ständigen Wechsel aus kalter Außenumgebung mit Wärmekleidung in die meist sehr warmen, feuchten und schlecht belüfteten Umkleidekabinen. Darauf müssen Sportler und Betreuer sich immer wieder einstellen. Nach dem Vorbereiten der Sportgeräte gilt es, sich ausreichend aufzuwärmen. Im Umkleidebereich muss das Zwiebelschalensystem genutzt werden, um die richtige Körpertemperatur zu erhalten. Gilt es, in einer Sportart mehrere Starts an einem Wettkampftag zu unterschiedlichen Uhrzeiten zu absolvieren, muss in der Wartezeit die Kleidung gewechselt werden, denn wenn sie nass ist, kühlt sie den Körper zu stark aus. Erfahrene Athleten verfahren meist nach ihrem eigenen, ausgeklügelten System.

Findet der Sommersportler klimatisierte Umkleide- oder Aufenthaltsräume vor, muss er für ausreichend warme Kleidung zum Überziehen sorgen. Er sollte eine starke Erhöhung seiner Körperkerntemperatur vor dem Wettkampf vermeiden und sich möglichst im Schatten aufhalten.

3.3.7 Raumluft

Mit einem CO_2-Messgerät lässt sich bewerten, wie gut oder schlecht ein Raum belüftet ist. CO_2 – Kohlendioxid – ist eine chemische Verbindung aus Sauerstoff und Kohlenstoff, ein farb- und geruchloses Gas. Es entsteht u. a. durch die Atmung von Mensch und Tier. Gute Luftqualität ist bei einer CO_2-Konzentration von 400–500 ppm (parts per million) gegeben. Je mehr Menschen sich in einem Raum aufhalten, je kleiner der Raum, je höher das Aktivitätsniveau der Menschen dort, je länger ihre Verweildauer und abhängig von den Heiz- und Verbrennungsvorgängen im Innenraum, desto höher ist die CO_2-Belastung. Steigt sie auf 1.500 ppm und höher, treten erste Anzeichen von Unkonzentriertheit, Kopfschmerzen, Unwohlsein, Müdigkeit und sogar Schwindel auf. Diese Beschwerden verschwinden, sobald der CO_2 -Wert wieder im gesunden Normwert liegt, d. h. unter 1.000 ppm (➤ Tab. 3.2).

Tab. 3.2 Umweltbundesamt: Hygienische Bewertung der Kohlendioxid-Konzentration in der Innenraumluft

CO_2-Konzentration (ppm)	Hygienische Bewertung	Empfehlungen
< 1.000	Hygienisch unbedenklich	Keine weiteren Maßnahmen
1.000–2.000	Hygienisch auffällig	Lüftungsmaßnahme (Außenluftvolumenstrom bzw. Luftwechsel erhöhen), Lüftungsverhalten überprüfen und verbessern
> 2.000	Hygienisch inakzeptabel	Belüftbarkeit des Raumes prüfen, ggf. weitergehende Maßnahmen prüfen

Problematischer sind die Auswirkungen auf die Schleimhäute, die bei empfindlichen Personen zu Beschwerden in den Atemwegen führen können. Asthmatische Symptome, pfeifende Atemgeräusche sowie Halsschmerzen können auftreten. Grundsätzlich erhöht sich mit dem Anstieg des CO_2 auch die Infektwahrscheinlichkeit, denn in einem Raum, in dem ein hoher CO_2-Wert herrscht, verteilen sich besonders viele Keime. Wissenschaftler untersuchten eine Gruppe von 30 Personen in einem Raum. Sie hielten sich dort 4 Stunden auf. Unter ihnen befand sich eine Person mit einer akuten Grippe. Bei 1.000 ppm steckten sich 5 Personen an, bei 2.000 ppm 12 Personen und bei 3.000 ppm steckten sich sogar 15 Personen an, also 50 Prozent der Anwesenden im Raum.

BEACHTE

Achten Sie stets auf Ihr Wohlgefühl in einem Raum. Die Geruchsintensität ist hier durchaus ein valider Parameter, er trügt in aller Regel nicht. Ob Umkleidekabinen oder Wohn-Schlafräume, es ist auf ausreichende Lüftung zu achten. Eine gründliche Querlüftung mit einem Außenluftstrom von wenigen Minuten reicht meist aus, um die CO_2-Konzentration wieder in einen gesunden Bereich zu bringen.

BEACHTE

Beim Tragen von Gesichtsmasken als Schutz gegen Keime (u. a. SARS-CoV-2) sammelt sich **nicht,** wie oft behauptet, vermehrt CO_2 unter der Maske an. CO_2 ist ein Gas, welches entweicht. Auch ist die Sauerstoffsättigung beim Tragen einer Maske immer gleich gut. Lediglich die Atemarbeit zum Erreichen des Atemzugvolumens ist durch den Widerstand der vorgeschalteten Maske leicht erhöht.

3.3.8 Luftverschmutzung

Die Zahlen der WHO sind ernüchternd: Weltweit sterben jährlich ungefähr 2 Millionen Menschen an Atemwegserkrankungen aufgrund von Luftverschmutzung. „Bewegung an der frischen Luft" ist mittlerweile in manchen Regionen ein Wunschtraum. Die zunehmende Belastung der Umwelt u. a. durch die Verwendung von Chemikalien in der Industrie und den damit verbundenen Ausstoß an Kohlendioxid (CO_2), Stickoxiden (NOx), Ammoniak (NH_3) und Mikroplastikbelastung betreffen Luft, Böden, Wasser und natürlich unsere Haut und Organe. Insbesondere die Atemwege sind bei entsprechender Emissionslage belastet, denn im Sport kommt es durch die gesteigerte alveoläre Ventilation zur verstärkten Aufnahme von Umweltgiften.

Aufgrund der Höhe der Luftverschmutzung sind einige Regionen und Städte wie Peking, Tokio, Mexico-City, Los Angeles, London und viele weitere für Sportler und deren Atemwege als Orte für Trainingslager und Wettkämpfe nicht empfehlenswert, aber Profisportler können ihre Wettkampfstätten nicht auswählen. Sport im Freien führt an diesen Orten zu oxidativem Stress durch vermehrt auftretende freie Radikale. Sie sind eine Folge von intensiver UV-Einstrahlung, Zigarettenrauch, Umweltgiften und eben vermehrter körperlicher Arbeit, etwa Leistungssport. Freie Radikale stören wichtige Stoffwechselprozesse und können Proteine, Zellwände und auch die Erbsubstanz DNS angreifen.

Bei den Olympischen Sommerspielen in Peking 2008 kam es denn auch zu erheblichen Problemen. Der Marathonläufer Haile Gebrselassie hatte seine Marathonteilnahme für Peking konsequenterweise abgesagt. Auch die Tennisspielerin Justine Henin verzichtete auf ihre Teilnahme in Peking. Trotzdem entschied das IOC im Juli 2015, die Olympischen Winterspiele 2022 in Peking austragen zu lassen.

„Smog“, wie ursprünglich die Kombination aus Rauch und Nebel bezeichnet wurde, ist regional unterschiedlich zusammengesetzt. Es gibt den Smog „Modell London“ eher in kalten Regionen oder im Winter. Von Smog „Modell Los Angeles“ spricht man in warmen Regionen oder im Sommer. Die Entstehung von Smog in Ballungsgebieten basiert auf dem dort herrschenden Verkehr, den Emissionen der ansässigen Industrie und bestimmten Wetterbedingungen, etwa Windstille. Auch die topografische Lage, zum Beispiel in einem Tal, kann die Entstehung von Smog begünstigen. Während in Paris zuletzt 2014 Smogalarm ausgelöst wurde, ist Smogalarm in Peking alltäglich geworden. Die Smogbelastung liegt hier viermal so hoch wie in Deutschland.

Smog kann Übelkeit, Kopfschmerzen, Kreislaufprobleme und Atemprobleme durch die Reizung der Schleimhäute hervorrufen. Das Kohlenmonoxid in der eingeatmeten Luft besetzt zudem den roten Blutfarbstoff Hämoglobin, der dann für mehrere Stunden Sauerstoff nicht mehr binden und transportieren kann. Besonders im Ausdauersport wirkt sich das auf die Leistungsfähigkeit aus.

TIPP

Falls Wettbewerbe in Smog-Regionen stattfinden, reisen Sie möglichst erst kurz vor dem eigentlichen Wettkampf an. Bedenken Sie jedoch die Zeitverschiebung, für die der Körper pro Stunde einen Tag zur Umstellung braucht. Für die Dauer des Aufenthaltes sollten Sie so gut es eben geht Staubschutzmasken tragen. Man kann sich daran gewöhnen. Ein Wettkampf sowie Schlüsseleinheiten im Training sind mit Staubschutzmasken nicht realisierbar. Am besten trainieren Sie daher so viel wie möglich in einer Sporthalle.

3.3.9 Ozon

Ozon (O_3) ist die instabile Form des Sauerstoffs und Bestandteil der bodennahen Luftschicht, also unserer Atemluft. In der Stratosphäre schützt es das Leben auf der Erde, indem es Teile der UV-Strahlung der Sonne absorbiert. Aufgrund seiner oxidativen Eigenschaften führen unterschiedliche Konzentrationen in der Atemluft zu einer Reihe von Beschwerden bis zu ernstlicher Gesundheitsgefährdung. Der Richtwert für unbedenkliche Ozonkonzentration beträgt weniger als 110 μg/m³. Ab einer Konzentration von mehr als 180 μg/m³ veröffentlichen die Gesundheitsämter in Deutschland eine Warnung. Empfindliche Menschen reagieren mit Kopfschmerzen, Reizung der Schleimhäute und der Augen. Weniger empfindliche Individuen bemerken ab 200 μg/m³ erste Symptome wie tränende Augen, Halskratzen, Husten, Atemnot, Beklemmungsgefühle und die typischen Brustkorbschmerzen bei tiefer Einatmung. Erreichen die Ozonwerte mehr als 240 μg/m³, nehmen Symptome wie Husten, Schmerzen hinter dem Brustbein (retrosternale Schmerzen) und Giemen (klingt wie ein Pfeifen) beim Atmen zu. Ab 360 μg/m³ ist die menschliche Gesundheit entschieden gefährdet. Derartig hohe Ozonkonzentrationen werden als unangenehmer, scharfer oder stechender Geruch wahrgenommen.

Unter solchen Bedingungen wird von körperlicher Betätigung im Freien abgeraten, damit auch von Sport. Ozon als Bestandteil der Atemluft wird zu 91 Prozent von den Atemwegen aufgenommen. Bei sportlicher Belastung mit dem erhöhten Atemzugvolumen gelangt deutlich mehr bis in die Bronchiolen und kann diese schädigen.

Paradoxerweise ist die Ozonbelastung im Sommer in den Städten und Stadtzentren geringer als im grünen Umland einer Stadt, denn die Autoabgase, das Stickoxid, wirken der Bildung von Ozon entgegen.

Nicht immer kann man sich bei der Reisevorbereitung auf prognostizierte Ozonwerte in bestimmten Regionen verlassen. Die Fußball-Nationalmannschaft war 1993 in Mexico-City Werten von über 600 μg ausgesetzt! Bereits in der Halbzeit klagten die meisten Spieler über Atembeschwerden, Übelkeit und Husten. In Mexico-City überschreitet der Grenzwert an manchen Tagen sogar 1.000 μg.

TIPP

Bei zu erwartenden hohen Ozonwerten sollten Sie möglichst nicht im Freien trainieren. In der Halle liegen die Ozonkonzentrationen meist um 50 Prozent niedriger. Günstige Trainingszeiten sind die Morgen- und Abendstunden.

Ozon wird zur Wasseraufbereitung eingesetzt, daher sind manche Schwimmbäder mit Ozon entkeimt. In Schul- oder Klinikbecken können folglich aufgrund der höheren Keimlast auch höhere Ozonwerte auftreten.

3.3.10 Chlor

In öffentlichen Badeanstalten rechnet man pro Badegast mit ungefähr 30 ml Urin im Becken. Es wurden 0,7–1,6 mg Harnstoff pro Liter Wasser gemessen. Auf ein Schwimmbecken mit 1 Million Liter Wasser macht das 200 Liter Urin pro Tag. Wenn man voraussetzt, dass Leistungsschwimmer sich „zurückhalten", erklärt das, wieso das Wasser in reinen Sportschwimmbecken (im Gegensatz zu öffentlichen Schwimmbädern) so klar und türkis wie die Fliesen wirkt.

Chlor hat keimtötende Wirkung. In Wasser gelöst, bindet es Bakterien und macht sie somit unschädlich. Verbindet es sich mit organischen Stoffen wie Schweiß oder Urin, entstehen Chloramine. Diese führen zu den allseits bekannten Schleimhautreizungen, zum Beispiel zu geröteten Augen und Husten.

In Schwimmbädern werden automatische Dosieranlagen betrieben. Chlorgeruch kann von zu viel (das Chlor gast dann aus), aber auch von zu wenig Chlor (meist hervorgerufen durch Chloramine, wenn zu wenig Chlor im Wasser ist) im Wasser herrühren. Für den Chlorgehalt in Schwimmbädern gibt es einen gesetzlich festgelegten Grenzwert. Da die Wasseraufbereitung eines Schwimmbades eine korrekte und zuverlässige Handhabung verlangt, empfiehlt es sich, ein Schwimmbad zu wählen, mit dem ein Athlet oder die Mannschaft bereits gute Erfahrungen gemacht haben.

ANEKDOTE

„Ich war als betreuende Physiotherapeutin am 24-Stunden-Rutschen für das Guinness-Buch der Rekorde beteiligt. Das Rutsch-Event 2010 begann mittags an einem Feiertag, als sich viele Badegäste samt Kindern im „Bad mit den Rutschen" aufhielten. Dementsprechend viel Chlor musste dem Wasser beigemischt werden, und vermutlich ebenso viel Urin und Sonstiges wurde im Wasser gebunden. Die technischen Details entziehen sich meiner Kenntnis. Die Schwimmbadverwaltung hat im Anschluss an das Event auch trotz Anfragen keine Stellungnahme abgegeben. Da wegen der vielen Badegäste eine Erhöhung des Chlorgehaltes im Badewasser notwendig war und die Chloraminwerte sich somit erhöhten, sammelte sich das Trichloramin in den Rutschröhren. Es verblieb auch noch im Schwimmbad, nachdem dieses für die Öffentlichkeit geschlossen worden war. Bereits nach wenigen Stunden klagten die Athleten über Husten und erhebliche Atemprobleme. Aufgrund unserer Beschwerden und unter Einsatz der Sanitäter wurde das große Dachfenster geöffnet, um besser zu belüften. Leider reichte das bei Weitem nicht aus. Die Konzentrationen waren so hoch, dass keine Normwerte mehr zu erzielen waren. Eine Athletin musste noch in der Nacht ins Krankenhaus eingewiesen werden. Mehrere Athleten mussten das Rennen vor dem Ende des Wettbewerbs mit Rücksicht auf ihre Gesundheit abbrechen. Auch Tage bis Wochen nach dem Event wiesen einzelne Athleten Zeichen einer „Chlorvergiftung" auf."

TIPPS

Ständige Augenreizungen, Hautreizungen und Hustenreiz nach dem Training sprechen für ein nicht optimal eingestelltes Wasser. Sprechen Sie den zuständigen Bademeister darauf an. Die Wasserqualitäten sind außerdem in aller Regel auf den Webseiten der jeweiligen Stadt einzusehen oder im Rathaus zu erfragen.
Sofern es Jahreszeit und Wetter zulassen, sollten Sie Freiwasserschwimmen vorziehen. Sind die Augen auch noch am nächsten Tag sehr rot, hilft es, sie mit NaCl 0,9 Prozent Kochsalzlösung zu spülen. Nicht immer ist die Chlormischung alleiniger Grund für die Rötung. Es können auch Chlamydien und andere Keime übertragen worden sein. Bei Fragen hierzu sollten Sie einen Augenarzt aufzusuchen. Die oft empfohlene Schwimmbrille ist bei Sportschwimmern meist ohnehin üblich. Sie wird jedoch immer wieder abgenommen und gespült, und somit kommen die Augen doch mit Badewasser in Kontakt.

TIPPS

- Für Ruhezeiten, Schlafen und Besprechungen, z. B. vor den Wettkämpfen, sollten ideale klimatische Bedingungen geschaffen werden.
- In Bereichen wie Tribünen oder an Wänden herrscht eine höhere Wärmebelastung durch Abstrahlung.
- Durch Luftzug und zu trockene Luft kann auch eine Klimaanlage Probleme bereiten.
- Die Kleidung sollten Sie den Anforderungen anpassen.
- Die Haut braucht bei Kälte eine spezielle Pflege und Schutz, wie auch bei hoher Sonneneinstrahlung.
- Grundsätzlich sind bei allen Ausdauersportarten bzw. längerer Belastungs- oder Verweildauer der Athleten unter ungünstigen klimatischen Verhältnissen mehr Probleme zu erwarten als in den Kraft- und Schnellkraftsportarten.
- Eine vorbeugende Medikation als Schutz gibt es nicht.
- Asthmatiker bzw. Belastungsasthmatiker müssen die auf sie angepasste Therapie beachten und durchführen.

3.4 Ernährungsdefizite

Die Annahme, ein Sportler lebe grundsätzlich gesund, ist ein Irrtum. Mangel- und Fehlernährung sind im Spitzensport weit verbreitet. Mangelzustände sind feststellbar z. B. bei Eisen, Zink, Vitamin A, C, E, B6, B12, D3. Ernährungsdefizite wirken sich im Besonderen negativ auf die Immunlage der Athleten aus. Je ausgeprägter die Mangelzustände, desto infektanfälliger unter Umständen der Athlet. Leider gewährleisten auch regelmäßige sportmedizinische Untersuchungen nicht, dass Mangelzustände erkannt werden, da bei diesen Untersuchungen keine Vitamin- oder Mikronährstoffspiegel überprüft werden. Athleten und Betreuer müssen deshalb selbst aufmerksam die Werte des großen Blutbildes eigenverantwortlich kontrollieren, hinterfragen, mit den Vorjahren vergleichen und zumindest alle 2–3 Jahre ein Mikronährstoff-Blutbild ergänzend erstellen lassen. Das Erfordernis dieser Maßnahmen sollte nicht bagatellisiert werden.

Allgemeine Anzeichen eines möglichen Mikronährstoffmangels:

- Infektanfälligkeit
- Leistungsanfälligkeit
- Müdigkeit
- Erhöhte Anfälligkeit für Übertraining
- Muskelkrämpfe
- Verzögerte Regeneration
- Erhöhtes Verletzungsrisiko
- Entzündungsneigung

Die Zufuhr und Auswahl von Nahrungsmitteln und Kalorien muss an die jeweilige Sportart, individuelle Verträglichkeit und körperliche Aktivität der Athleten angepasst werden. Besondere Beachtung erfordern lange und erschöpfende Belastungen, hohe exzentrische Anteile im Training, Training während eines Infektes (➤ Kap. 5.3), unter extremen klimatischen Bedingungen oder bei entzündlichen Erkrankungen. Dasselbe gilt für Übertraining und Burn-out-Zustände. Die Sportmagersucht, die Anorexia athletica, ist ein leidiges Thema. Zu den betreffenden Risikosportarten zählen alle ästhetischen, Ausdauer- und gewichtslimitierten Sportarten, wie zum Beispiel Skispringen.

Eine nicht bedarfsgerechte Supplementierung – womöglich ohne die Bioverfügbarkeit von Nahrungsergänzungsmitteln zu prüfen – ist nicht nur nicht zielführend, sie kann sogar gesundheitsschädlich sein, z. B. durch Überdosierung vieler Vitamine und Spurenelemente. Weiterhin stellt der Körper bei nicht sinnhafter Einnahme von Vitaminen im „Gießkannenprinzip" wichtige Stoffwechselvorgänge in diesem Zusammenhang ein. Eine gesunde und entzündungshemmende Ernährung ist einer Supplementierung immer vorzuziehen. Dass alle Nahrungsergänzungsmittel zunächst anhand der Kölner Liste überprüft werden müssen, versteht sich (➤ Kap. 7.6 Doping).

Da das Thema Sport und Ernährung ein eigenes Spezialfach ist, wird auf die einschlägige Literatur und eine notwendige spezifische Beratung durch eine erfahrene Ernährungsberatungsstelle speziell für den Sport verwiesen. Dem vorliegenden Buch sind keine detaillierten Listen und Empfehlungen beigefügt, da die Autorin diesem Thema hier nicht gerecht werden kann (➤ Kap. 3.4, Ernährung und Zellmilieu).

Unabhängig vom sportartspezifischen Bedarf und den individuellen Verträglichkeiten wie auch Vorlieben sind die positiven Auswirkungen einer entzündungshemmenden Ernährung auf das Gewebe mittlerweile sehr gut belegt. Ein Mangel an Antioxidanzien, Aminosäuren, Vitaminen und ungesättigten Fettsäuren unterhält Gewebeentzündungen. Mitochondrien sind die Kraftwerke unserer Zellen. Weiterhin haben Antibiotika und Schmerzmittel einen hemmenden Effekt auf Mitochondrien. Gewebeentzündungen entstehen durch die Aktivierung der Leukozyten, die immunologisch wirksame Substanzen freisetzen. Auch durch das saure Milieu, das im Gewebe durch den Konsum von zu viel Fleisch und Wurst entsteht, verändert sich das Gleichgewicht der Omega-6-Fettsäuren. Dadurch reichert sich zu viel Arachidonsäure im Gewebe an. Arachidonsäure wird auch durch Zucker und Weißmehle produziert. Wir sprechen hier von Übersäuerung, die das Gewebe verletzungsanfälliger macht und es weniger gut heilen lässt. Diesen Abläufen im Gewebe wird nicht nur eine reduzierte Immunabwehr und Wundheilung zugeschrieben, sie können auch unsere Gefühle beeinflussen.

TIPP

Olivenöl ist stark entzündungshemmend: 50 ml davon entsprechen 200 mg Ibuprofen. Allerdings sollte man bedenken, dass die 50 ml 400 kcal enthalten und somit in den Kalorienhaushalt passen müssen.

3.5 Schilddrüsenfehlfunktionen

Bestandteil des jährlichen Check-up beim Arzt oder der großen sportmedizinischen Untersuchung sollte das differenzierte Abfragen der körperlichen Befindlichkeit sein, auch hinsichtlich der Symptome einer Schilddrüsenfehlfunktion (➤ Kap. 7.4), die einen leistungslimitierenden und immunschwächenden Faktor darstellen kann. Sie kann unter anderem die Hitzeempfindlichkeit, Schwitzen oder Frieren, Herzfrequenz, Stoffwechsel und Schlafverhalten beeinflussen, Verdauungsprobleme, Veränderung von Haut und Haaren sowie Muskelschmerzen verursachen. Es gilt, eine Entzündung des Schilddrüsengewebes, Knotenbildungen, Unterfunktion oder eine Überfunktion auszuschließen. Dafür ist neben der Untersuchung von Blutwerten auch ein Ultraschall des Schilddrüsengewebes erforderlich. Diese Untersuchung erfordert keinen erheblichen Mehraufwand, setzt aber entsprechende Erfahrung voraus. Ein Endokrinologe oder mit der sonografischen Untersuchung der Schilddrüse erfahrener Radiologe kann bereits erste Veränderungen im Schilddrüsengewebe erkennen, bevor Veränderungen des Thyreotropin-Spiegels (TSH) auffallen, denn dieser liegt oft noch über Monate im Normbereich (➤ Abb. 3.10). Im Falle einer Schilddrüsenfehlfunktion ist nicht nur die Leistungsfähigkeit reduziert, sondern auch die Infektanfälligkeit erhöht. Statistisch gesehen sind Frauen von einer Erkrankung der Schilddrüse häufiger betroffen als Männer (➤ Kap. 1.3).

3.6 Reisen

Lange Anreisen mit dem Auto, dem Bus oder Flugzeug sind für alle Athleten und Betreuer leidiges Erfordernis, zumal das Reisen die Infektanfälligkeit und -quote erhöht.

Ein Nachteil langer Flugreisen ist – zusätzlich zu der geringen Luftfeuchtigkeit in Flughäfen und Flugzeugen – je nach Reiseziel die Zeitverschiebung und die Veränderung der klimatischen Verhältnisse. Müssen drei oder mehr Zeitzonen überwunden werden, treten vermehrt Schlafstörungen und allgemeine Symptome wie Kopfschmerzen, Appetitverlust und Verdauungsstörungen auf. Während der Anpassungsphase des Biorhythmus' nach Ankunft im Zielort ist die Leistungsfähigkeit von Athleten voraussichtlich reduziert.

Reisen bedeutet auch Kontakt mit vielen Menschen aus aller Herren Länder. Die Immunantwort auf eventuell auch neue Infektionserreger ist unterschiedlich. Handhygiene, Abstand zu anderen Menschen halten und seit 2020 auch der Mund-Nasen-Schutz ist unter diesen Umständen noch wichtiger als sonst.

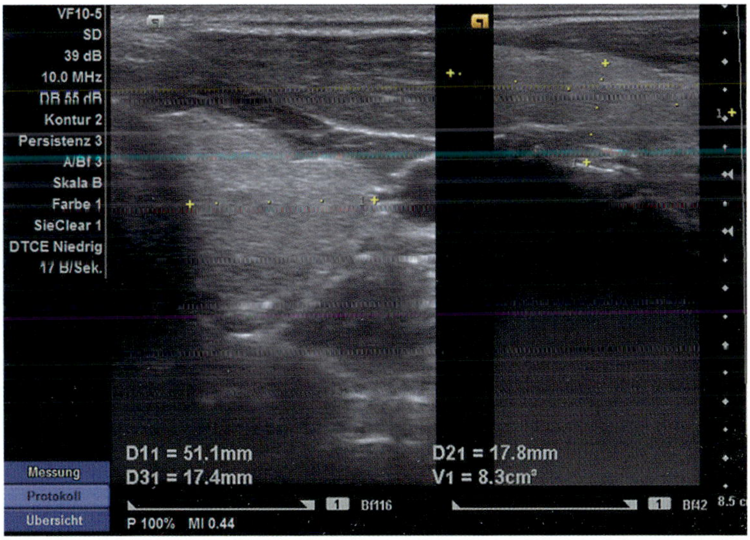

Abb. 3.10 Auffällige Sonografie der im Laborbefund unauffälligen Schilddrüse von Francesco Friedrich. [T1178]

Die Wartezeit am Flughafen vor dem Abflug sollten Athleten und Betreuer nicht ausschließlich im Sitzen verbringen, sondern den Körper durch Spazierengehen, im Idealfall mit Treppensteigen, durchblutet halten.

Flugreisen von mehr als 3–4 Stunden sind insbesondere für Sportler körperlich belastend. Der Kreislauf, die Organsysteme und der Bewegungsapparat von Athleten sind auf gute Durchblutung, d. h. Bewegung und Bewegungsfreiheit angewiesen, was bei Flugreisen nicht gegeben ist. Das Standardplatzangebot bietet wenig Bewegungsspielraum: Die Sitzbreite variiert von 40,6 cm bis 45,7 cm, der Sitzreihenabstand beträgt meist nur 79 cm.

Durch die abgewinkelten Beine und den gebeugten Leistenbereich ist der venöse Blutfluss vermindert, was sich insbesondere auf die Unterschenkel auswirkt, wo es leicht zu Stauungen kommt. Leider drängen die meisten Fluggesellschaften darauf, dass sich keine Passagiere in den Gängen oder im Bordküchenbereich aufhalten. Für Athleten ist dies besonders unangenehm, denn sie sollten sich mindestens einmal in der Stunde im Gang auf und ab bewegen und sich strecken können.

Auto- und Busreisen lassen sich leichter entsprechend den individuellen Bedürfnissen gestalten. Alle zwei bis drei Stunden sollte eine Bewegungspause eingelegt werden!

ANEKDOTE

Für die Autorin als betreuende Physiotherapeutin von Thomas Hellriegel und Sebastian Kienle in der Saison 2009/2010 sah der Wettkampfkalender den Ironman auf Hawaii vor. Die Anreise mit einem Flieger voller Triathleten ist aufgrund von deren eher geringer Körpermasse relativ gut zu meistern.
Ganz anders sieht eine Flugreise mit der Bob-Nationalmannschaft aus. Für die Frauen ist die Sitzplatzbreite noch ausreichend. Die Männer dagegen haben ein Körpergewicht zwischen 98 und 114 kg Muskelmasse und eine sportartspezifisch verhältnismäßig stark ausgeprägte Gesäß- und Beinmuskulatur. Zudem ist auch die Körpergröße dieser Athleten mit bis zu 198 cm überdurchschnittlich. Glücklicherweise berechnen nicht alle Fluggesellschaften ihre Preise wie Samoa Airways, nämlich nach Passagiergewicht. Pro Kilo Körpergewicht werden bei dieser Linie für Inlandsflüge 40 Cent und 80 Cent für internationale Flüge aufgeschlagen. Das käme den Bob- und Schlittenverband bemessen am Gesamtgewicht der Mannschaft eher teuer.

TIPP FÜR LANGE FLUGREISEN

Die innere Uhr kann sich erfahrungsgemäß um eine Stunde pro Tag anpassen, was in etwa auf einen Tag pro Zeitzone hinausläuft. Versuchen Sie, sich möglichst schnell der Ortszeit anzupassen, ohne zu große Schlafdefizite entstehen zu lassen. Dies ist allgemein von Ost nach West leichter als in umgekehrter Richtung zu erreichen.

3.7 Hygiene

Atemwegsinfekte breiten sich über eine Tröpfchen- und Schmierinfektion sowie über Aerosolaustausch aus. Alles was ausgeniest, gehustet oder normalerweise auch beim Sprechen abgeatmet wird, bleibt direkt in der Umgebungsluft und an den Händen (➤ Abb. 3.11), durch die sich Keime überall verteilen: an den Türgriff, die Tischplatte, das Besteck am Buffet, den Brotkorb, die Teekanne, die Getränkeflasche, das Geld, das Handy, die Toilettenspülung, den Schlüssel, das Sportgerät, die Behandlungsbank, die Mund-Nasen-Schutzmaske.

Die Räumlichkeiten für Sportler sind oft sehr beengt und lassen in den Umkleidekabinen kaum Abstand zwischen den Athleten zu (➤ Abb. 3.12). Für Sportarten wie Fußball, Golf und Tennis sind die Bedingungen oft besser und geben mehr Platz für die einzelnen Athleten und deren Betreuer. Bei finanziell weniger gut ausgestatteten Sportarten fehlt gelegentlich auf den Toiletten sogar Seife, ganz zu

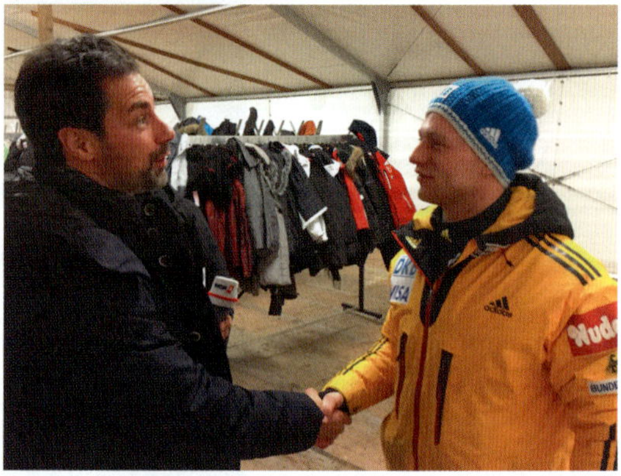

Abb. 3.11 Marco Shreyl vom WDR und Francesco Friedrich vor dem Interview. Händedruck während der Grippewelle in Deutschland 2015. [P1048]

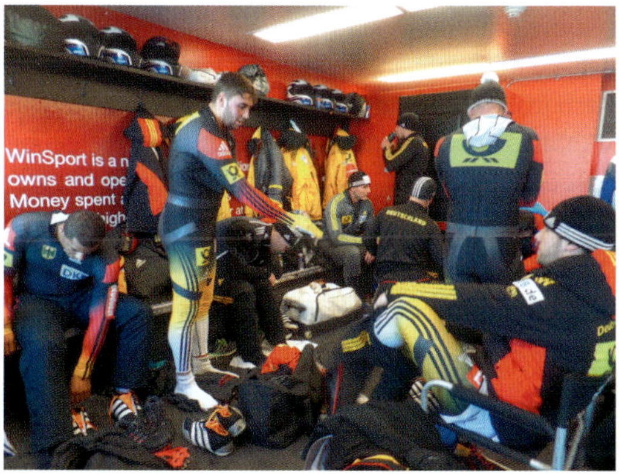

Abb. 3.12 Bob Nationalmannschaft in Umkleidekabine in Calgary 2015. [P1048]

schweigen von Handdesinfektionsmitteln, die jeder selbst mitführen muss. Entsprechend hoch ist das Ansteckungsrisiko. Erst seit SARS-CoV-2 findet man eine reguläre Bestückung mit Seife und Desinfektionsmittel.

Flugreisen, Hotels, öffentliche Verkehrsmittel oder auch der erkrankte Partner bzw. Zimmermitbewohner können eine Infektionsquelle sein. Damit soll keiner übertriebenen Hygiene das Wort geredet werden, aber es gilt, der Tatsache Rechnung zu tragen, dass Leistungssportler erhöht infektanfällig sein können und daher besonders hohe Hygienestandards einhalten sollten.

In vielen Ländern ist die Leitungswasserqualität nicht unbedenklich. Sicherheitshalber sollte deshalb Wasser aus Flaschenabfüllung benutzt werden, ob zum Zähneputzen, Nasespülen oder um Getränke anzurühren. Befindet sich im Hotelzimmer ein Wasserkocher, sollte Leitungswasser abgekocht werden. Eiswürfel sind eine Gefahrenquelle für Magen-Darminfekte, ebenso wie Salate oder mit Wasser gewaschenes, nicht geschältes Obst: Cook it – peel it – or leave it!

TIPPS

Waschen Sie sich häufiger die Hände, vor allem unmittelbar vor dem Essen. Für Buffetmahlzeiten empfiehlt sich die Benutzung eines Desinfektionstuches am Tisch. Man kann für Mannschaften Boxen mit Desinfektionseinmaltüchern auf den Tisch stellen. Auch marktübliches, flüssiges Desinfektionsmittel im Dosierspender ist geeignet. Wichtig ist, dass dies am Ende des Buffets oder direkt auf dem Esstisch steht, damit dies unmittelbar vor dem Essen Anwendung findet.

Reinigen Sie regelmäßig Ihr Handy, denn es ist eine Infektionsquelle. Sie führen es mehrfach pro Tag an Ihr Ohr und somit nah an Nase und Mund. Einer Untersuchung zufolge wird das Handy durchschnittlich 88-mal pro Tag in die Hand genommen.

Händewaschen nach dem Toilettengang sollte Standard sein. Für Frauen empfiehlt es sich auch vorher. Alle Schleimhäute, so auch die Vaginalschleimhaut, bieten Keimen eine Eintrittspforte.

Das Zimmer des Physiotherapeuten ist ein viel frequentierter Raum, in dem einige Regeln beachtet werden sollten. Für jeden Athleten sollte ein eigenes Tuch für die Behandlung bereit sein. Insbesondere das Gesichtsfeld und die Bank müssen nach jeder Behandlung desinfiziert werden. Händewaschen nach jeder Behandlung ist selbstverständlich. Wer das Physiozimmer betritt, sollte mit einigen Sprühstößen aus der Desinfektionsflasche in die Hände empfangen werden.

Müssen Athleten bei Interviews und Verpflichtungen mit Sponsoren und Verbandspolitikern viele Hände schütteln, sollten sie immer ein Mittel zur Handdesinfektion in der Tasche haben. Besonders achtsam sollte man sein, wenn im Anschluss an diese Verpflichtungen weitere Wettkämpfe zu bestreiten sind. Im Wintersport bieten dünne Handschuhe guten Schutz. Im Sommersport ist das aufgrund der höheren Temperaturen keine Option.

3.8 Nikotin

Es mag abwegig erscheinen, aber auch in einem Buch, das sich mit Sport und Atmung befasst, muss das Thema Nikotin behandelt werden. Ob es um Zigaretten- oder Zigarrenrauchen oder Kautabak, Snus, geht, es gibt Athleten, die diese ungesunde Gewohnheit pflegen. Nikotin wirkt stimulierend, kurzfristig sogar aufputschend, es steigert Leistungsbereitschaft und Wachzustand, die Herzfrequenz wird um 10–20 Schläge erhöht. Dies hält für ungefähr 15–45 Minuten an. Unter Nikotin ist der Fettstoffwechsel reduziert, die Thermoregulation erschwert, die Schlafqualität sinkt, Ein- wie Durchschlafen kann gestört sein. Die Schleimhäute sind erheblich anfälliger für Atemwegsinfekte, da die mukoziliäre Clearance behindert ist.

3.8.1 Rauchen

Bekanntlich ist das Rauchen ungesund, aber genau was ist daran ungesund?

- An erster Stelle liegt die Erkrankung des Herzens mit 84 Prozent. Es gibt aber kein Organ und keine Struktur im Körper, die durch Rauchen nicht auch geschädigt wird. Neben Nikotin enthält eine Zigarette noch ungefähr 500 weitere Inhaltsstoffe, die alle für den Organismus schädlich sind.
- Es kommt im Körper zu einer Kohlenmonoxidbelastung, die die Entwicklung einer Arteriosklerose begünstigt. Rote Blutkörperchen können sich schlechter verformen und haben deshalb einen erhöhten Fließwiderstand in den Kapillaren.
- Rauchen schädigt direkt die Schleimhäute der Atemwege. Eine einzige Zigarette lähmt für 14 Tage das Selbstreinigungssystem der Lunge.
- Rauchen reduziert bereits nach 2–3 Zigaretten die maximale Sauerstoffaufnahme, da die Bindungsfähigkeit von Kohlenmonoxid an das Hämoglobin 245-mal höher ist als die von Sauerstoff und der „Sauerstofftransporteur" im Blut dadurch bereits besetzt ist.
- Alle Gasaustauschvorgänge in der Lunge verschlechtern sich. Das Atemminutenvolumen wird reduziert, bei Steigerung des Sauerstoffbedarfs der Atemmuskulatur.
- Das Zigarettenrauchen ist noch schädlicher als das Pfeifenrauchen, denn der Hauptstrom des Kohlenmonoxids ist bei einer Zigarette um ein Vielfaches höher als bei einer Pfeife. Zudem gelangen etwa 30 Prozent des Nikotins einer Zigarette in den Mund.
- Passivrauchen ist kaum weniger schädlich als selbst zu rauchen: es beläuft sich auf 85 Prozent des selbst Rauchens. Das für Gaststätten und öffentliche Gebäude geltende Nichtraucherschutzgesetz schützt leider nicht in Privatwohnungen, Autos, Garagen und Werkstätten.

3.8.2 Snus – Kautabak

Laut aktuellen Erkenntnissen verursacht Kautabak weniger Schäden als Rauchen. Es wird von 90–95 Prozent geringerer Auswirkung ausgegangen. Andererseits liegt die Rate der Erkrankungen an Bauchspeicheldrüsenkrebs durch den Konsum von Kautabak deutlich höher. Zu diesem Ergebnis kam das Karolinska Institut in Schweden. Snus macht genauso abhängig wie Rauchen. Der einzige Vorteil ist, dass es zumindest keinen Passivkonsum bei Umstehenden gibt und somit niemand anderes geschädigt wird.

3.9 Psychischer Stress

Stress ist in der heutigen Zeit ein Thema, mit dem sich jedermann befassen muss – so und gerade auch die Hochleistungssportler und deren Betreuer. Wettkampfsituationen und der organisatorische Aufwand vor Wettbewerben verlangen klugen Umgang mit dem unvermeidlichen Stress, damit die Leistungsfähigkeit der Athleten nicht beeinträchtigt wird. Lesen Sie hierzu den ausführlichen Beitrag der Experten in ➤ Kapitel 7.5.

3.10 Schlaf

Ausreichender Schlaf ist ein weiterer wichtiger Faktor für die Gesunderhaltung des Immunsystems. Gesunder und guter Schlaf bedeutet, dass man innerhalb von 15 Minuten ohne Weiteres einschlafen kann, nach kurzen Wachphasen innerhalb von Minuten wieder einschläft und durch leichte Geräusche nicht aufzuwecken ist. Tiefschlaf und sogenannte REM-Schlafphasen wechseln sich ab. Wir durchlaufen circa 20 Wachphasen pro Nacht, die wir als solche nicht wahrnehmen. Ideal ist es, wenn ein junger, gesunder Sportler ohne Wecker nach 8–9 Stunden Schlaf frisch und munter aufwacht.

Alle Studien zeigen, dass ausreichender und guter Schlaf sportliche Fähigkeiten und Leistungen verbessert. Eine 2011 an der Stanford University durchgeführte Studie ergab bei einer Verlängerung von 7,5 auf 10 Stunden Schlaf deutliche Verbesserungen: + 4 Prozent bei den Sprintzeiten, + 9 Prozent Präzision bei Korbwürfen der untersuchten Basketballer, + 8,1 Prozent verbesserte Sprintzeiten für Tennisspielerinnen. Aufschlaggenauigkeit und Grundliniengenauigkeit verbesserten sich um 29 Prozent. Bei den Schwimmern wurden Verbesserungen der 15 m-Zeit um 0,51 s, Blockreaktion um 150 ms, Wenden um 0,1 s gemessen.

Eine von Jama 2011 veröffentlichte Untersuchung belegte, dass nach nur einer Woche mit weniger als fünf Stunden Schlaf pro Nacht der Testosteronspiegel von jungen Männern sinkt, als wären sie um 11 Jahre gealtert. Bei kurzfristigem Schlafentzug von zwei Tagen ist die körperliche Leistungsfähigkeit noch nicht eingeschränkt, die geistige Leistungsfähigkeit dagegen ist bereits nach einem Tag mit zu wenig Schlaf signifikant reduziert. Während wir schlafen, finden im Körper Wachstums- und Reparationsvorgänge statt. Es hängt auch von der Qualität des Schlafes ab, wie gut diese Prozesse ablaufen. In den sogenannten REM-Schlafphasen regeneriert der Mensch psychisch.

TIPP

Gehen Sie vor 23 Uhr schlafen. Essen Sie spätestens gegen 19 Uhr ein eher fettarmes, dafür eiweißreiches Abendbrot. Alkohol zum Einschlafen sollte vor allem für Sportler ein Tabu sein. Ungefähr 90 Minuten vor dem Einschlafen sollte das Auge keine blauen Lichtreize mehr bekommen. Wer jedoch schon einmal mit einer Mannschaft über Monate unterwegs war, weiß, wie unrealistisch die Empfehlung ist, den Abend ohne TV und PC zu gestalten. Eine Alternative könnten leichte Gymnastik und Yogaübungen vor dem Schlafengehen sein, mit besonderer Beachtung von tiefen und langsamen Zwerchfellatemzügen bei geschlossenen Augen (siehe Möglichkeiten der Vorbeugenden Maßnahmen, ➤ Kap.4.1.1).

3.11 Funktionelle Atemstörungen

Die möglichst störungsfreie Arbeit des Körpers mit allen Strukturen des Bewegungsapparates und allen die Organe versorgenden Bahnen setzt eine überwiegend aufrechte Körperhaltung im Alltag voraus. Die ➤ Abbildung 3.13 veranschaulicht, welche Druckspitzen sich allein auf die Wirbelsäule ergeben, wenn der Kopf um 1 cm weiter nach vorn verlagert gehalten wird.

Wenn eine gebeugte Körperhaltung überwiegt oder täglich viele einseitige Abläufe wiederholt werden, kommt es zu ungünstigen Veränderungen im Gewebe. Physiotherapeuten sprechen in diesem Fall von einem „Funktionsüberwiegen“.

Davon sind auch die Atembewegung und sämtliche Stoffwechselvorgänge betroffen. Die Lunge selbst kann sich nicht bewegen. Sie haftet an den Lungenhäuten und ihren Faszien im Inneren des Brustkorbs an (➤ Abb.1.9). Die Atembewegung wird durch Muskulatur geleistet, in der Form und in dem Ausmaß, wie es der Bewegungsapparat ihr durch die aktuelle Beweglichkeit ermöglicht. Aus den Geweben der kinetischen Ketten werden Störungen ins Nervensystem gemeldet. Die Durchblutung, die Versorgung aller Strukturen im Körper, auch die der Atmungsbewegung, kann auf Dauer nur optimal ablaufen, wenn es zu keinen wesentlichen Anhaftungen (Adhäsionen, Verfilzungen) in diesen Strukturen kommt, denn diese Rückmeldungen aus den Geweben führen zwangsläufig zu einer zentralen (aus dem Nervensystem entspringenden) Reduktion und Anpassung der Bewegungsmöglichkeiten.

BEACHTE

Der aktive wie der passive Bewegungsapparat, alle versorgenden Strukturen wie Nervenbahnen, Gefäße und alle Organe dürfen keinen Stau im osteopathischen Sinne aufweisen. Im manual- oder bewegungstherapeutischen Sinne dürfen keine Einschränkungen vorhanden sein (➤ Abb. 1.5).

Aus ➤ Abbildung 3.13 werden die Züge und Spannungen im vorderen Rumpfbereich ersichtlich, die sich ungünstig auf alle Abläufe im Bewegungsmuster und so auch auf die Atmung auswirken. Betrachtet man diese anatomischen Strukturen, so wird nachvollziehbar, wie Verfilzungen und Funktionsstörungen die Atembewegung limitieren können. Eine Einschränkung der Pektoralismuskulatur begünstigt zudem eine Verkrümmung der Brustwirbelsäule (BWS Kyphose), eine Einschränkung der Funktionsfähigkeit (Insuffizienz) des Zwerchfells, der Bauchmuskeln und der tiefen Stabilisatoren der Lendenwirbelsäule (➤ Abb. 3.14). Niemals ist eine anatomische Struktur isoliert zu betrachten.

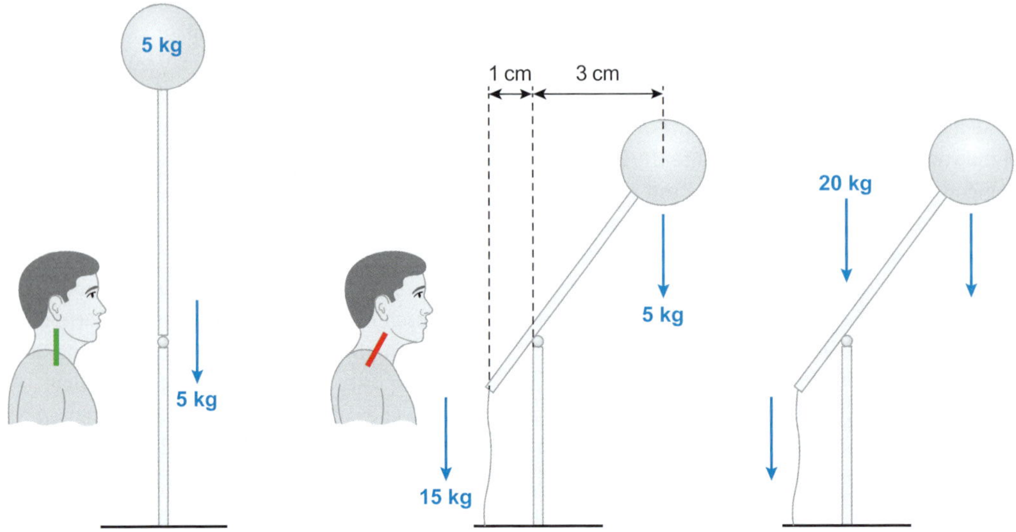

Abb. 3.13 Änderung der einwirkenden Last auf den Körper, wenn der Kopf nach vorn „geschoben" gehalten wird. [L231]

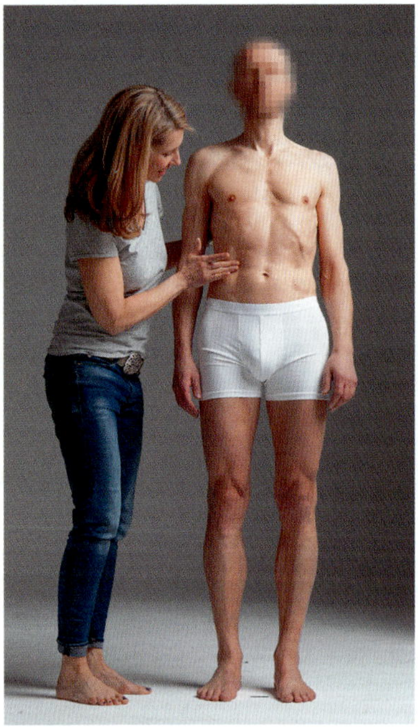

Abb. 3.14 Nach über 20 Jahren Radfahren: deutliche Anpassungen des Körpers an die sitzende Position auf dem Rad und massive Einziehungen im vorderen Rumpfbereich mit Auswirkungen in den ganzen Körper und auf die Stimme (in diesem Fallbeispiel: Heiserkeit und zu geringer Anblasedruck bei der Phonation). [K416]

Verlagert sich die Atembewegung in Richtung Einatmung, reduziert dies die Atembewegungen (Exkursionen) des Zwerchfells, der Atemmuskeln und deren Faszien, ebenso wie der Knochen und des Bandapparates. Infolgedessen kommt es längerfristig zu einem Umbau der betroffenen Gewebe. Es entstehen Spannungsveränderungen und Verfilzungen und nachfolgend der Verlust der Beweglichkeit (Visco-Elastizität) des Gewebes. Resultierende Gleitstörungen und Verdickungen des Bindegewebes behindern alle funktionellen Bewegungsabläufe.

Betrachten wir Hals und Kopf. Störungen in der Bewegungskette von Hals und Kopf setzen sich in den korrespondierenden Strukturen fort. Eine Überlastung der Mm. scaleni und des M. sternocleidomastoideus (u. a. sie bewegen und stabilisieren die Stellung von Halswirbelsäule und Kopf) reduziert die Beweglichkeit der Halswirbelsäule und des oberen Brustkorbabschnittes. Sie spielen des Weiteren eine bedeutende Rolle für Unterkieferstellung und Schlundspannung.

Diese Beispiele sollen nur in die Zusammenhänge und Abhängigkeiten des Körpers als System einführen. Es ließen sich unzählige weitere Zusammenhänge anführen.

Kommt es im Alltag des Athleten während einer bestimmten Tätigkeit oder im Sport zu einem Funktionsüberwiegen, wird der Körper kompensieren und adaptieren. Das Erlernen von sportartspezifischen Bewegungsabläufen, die ein Athlet braucht, benötigt Jahre. Wenn Trainingsaufbau und Technik sachgemäß und individuell stimmig sind, können schädigende Abläufe im Sinne einer sportartspezifischen Anpassung bei gutem Bewegungsausgleich und Pflege des Bindegewebes weitgehend vermieden werden. Wenn jedoch die Entwicklung und jedes Ausmaß an der viel beschriebenen sportartspezifischen Adaptation als normal betrachtet werden, sind Störungen im Ablauf und Verletzungen aufgrund ständig sich wiederholender Mikrotraumatisierung und Verfestigung des Bindegewebes die Folge.

Über verschiedene, bei Bewegung im Körper ablaufende Reflexbögen werden ganze kinetische Muskelketten überprogrammiert. Der Körper „denkt" nicht in Muskeln, sondern in Bewegungen. Bewegung ist immer komplex als Einheit von Muskeln, Bändern, Faszien, Gelenken, Organen, zu- und abführenden Bahnen, der Steuerung und der Versorgung im Hinblick auf das beabsichtigte und geplante Bewegungsziel zu sehen. Überprogrammierte Muskeln können keine Höchstleistung mehr erbringen. Dr. Schleip und seine Kollegen konnten zeigen, dass bei Gewebeverfilzungen und funktionellen Störungen die Muskeln nicht wie gewollt angesteuert werden können.

Was folgt daraus?

Sie sollten sich klarmachen, dass alles mit allem zusammenhängt. Alle Zellen kommunizieren miteinander und bedingen sich. Sie passen sich ihren Aufgaben an: „form follows function". Alles was Sie tun, ob Sie trainieren, einen Wettkampf absolvieren, ruhen, arbeiten, essen, sprechen, singen, lachen, weinen, fühlen und vor allem, was Sie ständig denken, zieht Veränderungen des gesamten Systems nach sich.

3.12 Thorakale Hochatmung

Ruheatmung (➤ Kap. 4.1) ist, wie von den meisten Autoren beschrieben und durch Ultraschalluntersuchungen belegt, zu 75 bis 95 Prozent Zwerchfellarbeit (➤ Kap. 1.2): Beim Einatmen kontrahiert das Zwerchfell und senkt sich ab, da es abflacht. Dabei hebt sich der Bauch, denn die Organe werden bei diesem Vorgang verschoben. Beim Ausatmen entspannt sich das Zwerchfell, kehrt in seine Ruhelage zurück und der Bauch flacht wieder ab.

Dieser Ablauf setzt ein „Punctum fixum" für die Atmung voraus, d. h. einen bzw. mehrere Fixpunkte. Einer davon liegt im Bereich des Halses und wird u. a. von den Mm. scaleni und M. sternocleidomastoideus gebildet. Die Mm. scaleni strahlen in eine fasziale Struktur ein, die mit dem Lungenfell (Pleura) verbunden ist. Weitere Fixpunkte liegen an der Wirbelsäule und dem unteren Rippenbogen. Je trainierter und störungsfreier die Atmung eines Athleten ist, desto eher erfolgt eine ökonomische Ruheatmung allein über das Zwerchfell. Eine Kokontraktion der Bauchmuskeln ermöglicht die Weitstellung des Brustkorbs und eine Stabilisierung der Lendenwirbelsäule. Die Abläufe der korrekten Atmung verbinden den Brustkorb funktionell mit dem Becken und sorgen somit für Rumpfstabilität.

Die enge Beziehung von Atmung und Rumpfstabilität wird bei sportlichen Aktivitäten offensichtlich. Beispielhaft seien hier Gewichtheben (➤ Abb. 4.6), Sprints und Tennisaufschlag genannt. Atmung und der stabilisierte Rumpf sind hier Voraussetzung, damit der Bewegungsablauf gelingen kann. Ein effektives Rumpfstabilisationstraining gelingt nur bei normaler Ruheatmung und einer guten Atembewegung im Alltag.

Yogaübende haben eine niedrigere Atemfrequenz als Hochleistungssportler, wie die Autorin beobachten konnte. Es scheint, dass die auf den Atemfluss und die Synchronisation von Bewegung und Atmung gerichtete Achtsamkeit mit der Atemfrequenz korreliert, wie andererseits der Trainingszustand eines Athleten.

Ein wichtiger Aspekt ist die Abhängigkeit der Atembewegungen von der Körperhaltung. Je aufrechter und stabiler im Alltag und im Sport die Haltung, desto besser können das Zwerchfell und alle beteiligten Strukturen die Atemarbeit durchführen. Damit ist für Fluss im ganzen Körper gesorgt (➤ Kap. 1.1, ➤ Kap. 1.2). In gekrümmter Körperhaltung hat das Zwerchfell keinen Raum sich abzusenken und kann seiner Aufgabe nicht nachkommen. Während einer Vorwärtsbeuge in aufrechter Körperhaltung, für die mit Kraft oder mit einem Gewicht die Haltefunktion des Rumpfes erforderlich ist, stützt sich die Wirbelsäule regelrecht auf das nun angespannte Zwerchfell. Das Zwerchfell wiederum stützt sich auf die Organe (Magen, Darm, Leber, Galle, Milz, Gebärmutter, Blase). Diese sind nicht komprimierbar und geben somit einen Gegenhalt. Ein Teil der Last überträgt sich direkt weiter auf das Becken. Je nach Schwere der Last muss bei diesem Vorgang die Stimmritze verschlossen werden, damit die Luft nicht aus dem Rumpf entweicht, welche zusätzlich Stabilität und somit die Möglichkeit zur Kraftvektoren-Verteilung gibt. Die geschlossene Stimmritze und der angehobene Beckenboden erhöhen im gesamten Rumpf den Druck, sodass die Wirbelsäule gestützt wird und somit auch ein höheres Kraftmoment gewebeschonend wirken kann.

BEACHTE

Das Zwerchfell und die Bauchmuskeln haben jeweils statisch-funktionelle Aufgaben und auch Atemfunktionen.

Es werden unterschiedliche Atemtypen beschrieben. Die Ruheatmung in den Bauch (abdominal), in den Brustkorb (sternal), in Flanken-Bauch (costo-abdominal), und in Flanken-Brustkorb (costo-sternal). Nach Meinung der Autorin kann es aufgrund der physiologischen und funktionellen Gesetzmäßigkeiten nur die korrekte Ruheatmung (➤ Kap. 4.1) in den Bauch geben. Die richtige Atembewegung, die Stabilisation der Lendenwirbelsäule, erfordert die Koordination von Kontraktion des Zwerchfells und Bauchwand. Auch der jeweilige vegetative Zustand hat Einfluss auf die Atembewegungen. Erregung und Sport führen zu einer vertieften und schnelleren Atmung, Stress zur oberflächlichen und hoch-thorakalen Atmung.

BEACHTE

Es gibt nur einen korrekten Atemtyp! In Ruheatmung muss die Bauchatmung vorherrschen! Die auch sichtbaren leichten Flanken- und Brustkorbbewegungen sind weiterlaufende Bewegungen durch das „sich-Füllen" der Lunge und demnach physiologisch.

Wenn sich bei funktionellen Atemstörungen aufgrund von Dysbalancen oder aufgrund von fehlender Bauchatmung in Ruhe der Bewegungsablauf der Atmung überwiegend oder ausschließlich zu reiner Brustkorbatmung verlagert, entstehen manifeste Atemstörungen, die im Sport vor allem unter Belastung spürbar werden. Bei zunehmendem Sauerstoffbedarf der Muskulatur intensiviert der Körper dann neben anderen, das Herz- und Gefäßsystem betreffenden (kardiovaskulären) Vorgängen die Atembewegung, und die Atemhilfsmuskeln mit allen dazugehörigen und nicht davon trennbaren Einheiten des Körpers verstärken ihre Arbeit und ermöglichen es Brustkorb und Bauch, sich in alle Richtungen auszuweiten, um das Atemzugvolumen entsprechend dem Bedarf zu erhöhen.

Ist die Atemhilfsmuskulatur bereits durch andauernde Fehl- und Vorbelastung in Ruhe chronisch überlastet und findet daher keine koordinierte Bewegung der Atemhilfsmuskeln mit der Zwerchfell-Bauchatmung in Ruhe statt, ist dies eine mögliche Ursache für die Entstehung von Atemstörungen, die in maximalem Ausmaß in eine Vocal-Cord-Dysfunktion münden (➤ Kap. 2.1.9). Die atemsynchronen Bewegungen fallen beim Atemtyp der Thorakalen Hochatmung weg. Häufig zeigt sich eine Verspannung in Hals und Nacken und auch die Mundbodenmuskulatur weist erhöhte Spannung auf. Mittlerweile belegen unterschiedlichste Studien, dass Dysfunktionen und Schmerzen im Bewegungsapparat, insbesondere in Hals, Nacken, Brustkorb und Wirbelsäulenregionen, die Atmung negativ beeinflussen. Das Störungsbild der fehlenden korrekten Ruheatmung in den Bauch kann so ausgeprägt sein, dass diese völlig „verlernt" wird.

Paralympische Athleten mit einer Behinderung in Rumpf, Becken, Beinen haben ein noch größeres Problem damit, dass unter maximaler sportlicher Belastung keine ökonomische, natürliche Atmung auch in den Bauch ablaufen kann. Die erhöhte Belastung der Arme kann zusätzlich zum Einsatz der Atemhilfsmuskulatur noch eine Verschiebung in Richtung Thorakaler Hochatmung mit sich bringen.

Im Falle einer Behinderung, bei der der Athlet ein Leben überwiegend im Stehen führt, sind die Auswirkungen geringer als bei Athleten, die ihrem Alltag und Sport im Sitzen nachgehen müssen. Hier summieren sich ungünstige kompensatorische Anpassungen der Bewegungsabläufe und mechanische Einschränkungen der Atmung.

Diesen Besonderheiten muss in der Behandlung von paralympischen Athleten Rechnung getragen werden.

KAPITEL

4 Vorbeugende Maßnahmen, Prophylaxe

Während heilende (kurative) Behandlungen (➤ Kap. 5) per Gesetz Ärzten und Heilpraktikern vorbehalten sind, liegen alle vorbeugenden Maßnahmen in der Hand der betroffenen Individuen, in unserem Falle der Athleten. Es steht ihnen frei, z. B. Physiotherapeuten zur Prävention heranzuziehen.

Zentrales Thema dieses Kapitels ist es, funktionellen Atemstörungen und Atemwegsinfekten vorzubeugen. Die Möglichkeiten der Eigenbehandlung werden in ➤ Kapitel 5 beschrieben.

BEACHTE

Die Auswahl der Maßnahmen und Übungen ist bewusst sehr einfach und eingeschränkt gehalten, da in einem Buch, ohne den Betroffenen persönlich zu kennen, lediglich ein möglicher therapeutischer Ansatz vorgestellt werden kann. Es gibt natürlich viel mehr Übungen und Behandlungsansätze und Kombinationen daraus, als dies in einem einzigen Buch sinnvoll dargelegt werden kann.

Die Atemübungen in ➤ Kapitel 4.1 seien allen Lesern ans Herz gelegt, um dauerhaft eine korrekte Ruheatmung zu erreichen oder zu erhalten. Sie sind Grundlage für alle Maßnahmen im Zusammenhang mit der Behandlung von Atmungs- und Atemwegsproblemen.

4.1 Korrekte Ruheatmung im Alltag und in Bewegung

Bei allen Menschen und Athleten, die eine funktionelle Atemstörung entwickeln, ist nach Erfahrung der Autorin ein gemeinsamer Nenner zu erkennen: Sie zeigen bereits in Ruhe eine ausgeprägte, fixierte Einatemstellung, die Thorakale Hochatmung (➤ Kap. 2.2.5; ➤ Kap. 3.12). Das heißt, es liegt eine reine bis überwiegende Brustkorbatmung unter Einsatz der Atemhilfsmuskeln vor und keine bis kaum Atembewegungen in den Bauch. Keiner dieser Betroffenen ist anfangs in der Lage, einfachste Atemübungen, wie die nachstehend beschriebenen, zur Automatisierung der korrekten Atmungsbewegungen durchzuführen.

Es ist daher notwendig, die Aufmerksamkeit auf die aufrechte Körperhaltung (➤ Kap. 4.2) im Alltag ebenso wie im Sport und auf eine korrekte Ruheatmung zu richten. Nur so können die Auswirkungen der krummen Körperhaltung und fixierten Einatemstellung auf den Bewegungsapparat, die Atembewegung und die nachfolgenden Dysfunktionen von Atmung, aber auch schadhaften Bewegungsabläufen, vermieden oder korrigiert werden.

In Ruhe sollte hauptsächlich das Zwerchfell in Koordination mit seinen korrespondierenden Geweben die Atemarbeit ausführen. Viele Athleten jedoch weisen eine verschobene Ruheatmung auf. Sie hängen fixiert in der Einatemstellung fest, das heißt, der Schultergürtel ruht nicht auf dem Brustkorb, er hängt vielmehr förmlich am Hals. Die Atmung fließt in diesem Fall überwiegend in den Brustkorb, statt über die Zwerchfellbewegung in den Bauch, wobei Nacken und Schultergürtel entspannt bleiben würden. Daraus resultiert eine ständige Überlastung und Überprogrammierung der Atemhilfsmuskulatur. Das Bindegewebe wird durch unphysiologische Nutzung des gesamten Bewegungsweges unbewegli cher. Die Überlastung der Halsgewebe kann sogar zu Problemen an der Stimmritze führen (➤ Kap. 2.1.9 Vocal Cord Dysfunktion; ➤ Kap 3.11; ➤ Kap. 3.12). Die starken, zum Teil dadurch schon bindegewebig umgebauten Atemhilfsmuskeln, die am Hals, dem Schlüsselbein, den Rippen und am Brustbein ansetzen und in Richtung Kopf ziehen, sind deutlich sichtbar.

Durch eine korrekte Ruheatmung über die Zwerchfellabsenkung in den Bauch werden zudem die Bauchorgane „massiert" und dadurch angeregt. Die Darmbewegung und allgemein die Verdauung werden verbessert. Wird das Zwerchfell zur Ruheatmung korrekt eingesetzt, fungiert es als Kolben und erzeugt einen Sog, der den Abfluss der Körperflüssigkeiten aus den Extremitäten fördert. Der Pumpeffekt wirkt sich auf die Regeneration und Funktionsfähigkeit des gesamten Bindegewebes positiv aus. Man kann sich das Gewebe, somit den ganzen Menschen, wie einen Schwamm vorstellen, der sich mit jeder Atembewegung füllt und leert (➤ Abb. 1.1).

Auch die Rippenwirbelgelenke und die Wirbelsäule profitieren funktionell von den Bewegungen des Zwerchfells. Dieses haftet an der Wirbelsäule, an den unteren Rippen und den anhaftenden Geweben. Bei einer unbeeinträchtigten Atembewegung werden Wirbelsäule, insbesondere Lendenwirbelsäule und Rippenwirbelgelenke sowie das Brust- und Schlüsselbein mit jedem Atemzug mitbewegt, was sich positiv auf die Funktion dieser Strukturen auswirkt. Die Auswirkung auf das vegetative Nervensystem ist deutlich spürbar: Man wird ruhiger und entspannter. Vagedes et al. (2009) fanden, dass die Synchronisation von Atmung und Bewegung, insbesondere von Dehnübungen, den Parasympathikus anregen, was im Yoga und in der Meditation seit Jahrtausenden bekannt ist und u.a. auch zur Schmerzlinderung genutzt wird.

Gehört ein Athlet zur Gruppe der Asthmatiker, kann er mit Atemübungen wichtige Therapieziele erreichen: Angstminderung bei asthmatischer Atemnot, dadurch neurovegetative Minderung der Atemwegsobstruktion, Herabsetzung der erhöhten Atemarbeit, Erleichterung während erschwerter Ausatmung oder auch Einatmung.

BEACHTE

Alle hier beschriebenen Atemübungen finden in reiner Nasenatmung statt, das heißt: durch die Nase ein- und ausatmen. Dies ist natürlich nur möglich, wenn genügend Luft durch die Nase strömen kann.

Nachdem die korrekte Ruheatmung erarbeitet und ein schon weitgehend automatisiertes Atemmuster unter höheren Belastungen hergestellt ist, folgt die Zusammenarbeit mit dem Trainer. Die jeweilige Sportart wird mit ihm zusammen technisch in Bewegungsabschnitte zerlegt und in diese wird dann die wieder oder neu erlernte Atembewegung integriert und wiederholt geübt. Dieser Transfer des erlernten korrekten Atemmusters muss über viele Wochen und Monate gefestigt werden. Spitzensportlern gelingt das zumeist erstaunlich schnell. Dennoch müssen die Abläufe über Wochen, Monate und Jahre wiederholt und im Bewusstsein verankert werden, bevor sie halbwegs automatisiert sind. Wird dieses Einüben zu früh vernachlässigt, setzt sich schnell das alte, dysfunktionale Bewegungs- und Atemmuster wieder durch (Bericht Anne Herr, ➤ Kap. 3.1.2). Der Athlet muss in seiner Sportart atemtherapeutisch begleitet werden, denn ausnahmslos ist es anfänglich schwierig, die in jahrelangem Training und Alltag eingeschliffenen Bewegungsmuster zu verändern.

In der Fachliteratur werden unterschiedliche physiologische Atemtypen beschrieben. Vereinfacht gesagt unterscheidet man sogenannte „Bauchatmer" und „Brustkorbatmer". Die Autorin ist der Meinung – im Gegensatz zur einschlägigen Literatur – dass der letztere Typ als **nicht**-physiologische Variante anzusehen ist. **Die überwiegende Ruheatmung in den Brustkorb stellt immer einen positiven, das heißt behandlungsbedürftigen Befund dar. Generell sollte die Atmung eines Menschen in Ruhe überwiegend eine Bauchatmung sein,** auch wenn die Atembewegung als weiterlaufende Bewegung im Brustkorb oder in den Flanken sichtbar wird. Eine vom Bauch in den Brustkorb und in die Flanken weiterlaufende Bewegung ist normal, muss aber in Ruhe nicht zwingend erfolgen. Eine reine Bauchatmung, die ökonomisch und gleichmäßig den Bauch leicht hebt und senkt, ist als Normalbefund zu bewerten (➤ Kap. 3.12). Es gibt im Vergleich zum Athleten eher in der Normalbevölkerung sogenannte mechanische Hindernisse (vermehrtes Bauchvolumen), die einen Zwerchfellhochstand und damit einhergehend die Brustkorbatmung bedingen. Ein übermäßiges Bauchvolumen lässt dem Zwerchfell keinen Platz, nach unten abzusinken. Es entsteht darüber hinaus ein krankmachender Stau im Gewebe, da die physiologischen Flüssigkeitsweiterleitungen und dadurch die Hydratation der Gewebe fehlen und die Lunge dadurch nicht ausreichend belüftet wird.

4.1.1 Grundlegende Übungen

Tiefe, langsame Zwerchfellatemzüge wirken beruhigend auf das vegetative Nervensystem und insofern sowohl vorbeugend als auch therapeutisch. Sie dienen der Gewebeatmung und Gewebehydratation.

HINWEIS

Das vegetative Nervensystem steuert alle lebenswichtigen Funktionen. Man unterscheidet zwischen *sympathischem* und *parasympathischem* Nervensystem. „Sympathisch" ist gleichbedeutend mit Anregung und grundsätzlicher Reaktionsbereitschaft (sogenannte ergotrope Wirkung), "parasympathisch" bedeutet dagegen Beruhigung des Systems (sogenannte trophotrope Wirkung). Hierbei spielt die Steuerung durch den Hirnstamm eine zentrale Rolle: Leitungsbahnen, auf denen die Innervation von Kopf, Hals, Brustkorb und anderen Organen erfolgt, werden durch tiefe Zwerchfellatemzüge entspannt und beruhigt. Die Regeneration wird durch die insgesamt bessere Hydratation der Gewebe gefördert und das neurovegetative Nervensystem entspannt sich. Funktionelle Atemstörungen im Halsbereich können durch das Training aktiver Entspannung vermieden werden (➤ Kap. 5.5).

In Rückenlage

Nehmen Sie auf dem Boden eine bequeme Rückenlage ein, möglichst auf einer eher festen Unterlage, z. B. einer Yogamatte, damit Sie die Auflagefläche Ihres Körpers spüren können. Eine entspannte Lagerung, vor allem des Schultergürtels, fördert die Bauchatmung. Legen Sie sich gegebenenfalls ein Kissen oder ein gefaltetes Handtuch unter den Kopf, damit die Halswirbelsäule nicht überstreckt (hyperlordosiert) wird, wenn der Hinterkopf auf der Matte aufliegt (➤ Abb. 4.1a).

Legen Sie nun Ihre Hände auf den Bauch und spüren Sie dem Weg der durch die Nase einströmenden Luft nach. Bei der Einatmung sollten Sie eine deutliche Bewegung des Bauches in Richtung Ihrer Hände spüren (➤ Abb. 4.1c). Diese Einatembewegung setzt sich in Ruhe in den ganzen Brustkorb fort. Legen Sie eine Einatempause ein.

Mit dem Ausatmen löst sich die Muskelaktivität der Einatmung, Brustkorb und Bauch senken sich. Bei der Ausatmung müssen Bauch und Brustkorb „einen Weg gehen" (➤ Abb. 4.1d). Das bedeutet, auch der Brustkorb senkt sich deutlich spür- und sichtbar ab. Ein- wie Ausatmung geschieht durch die Nase.

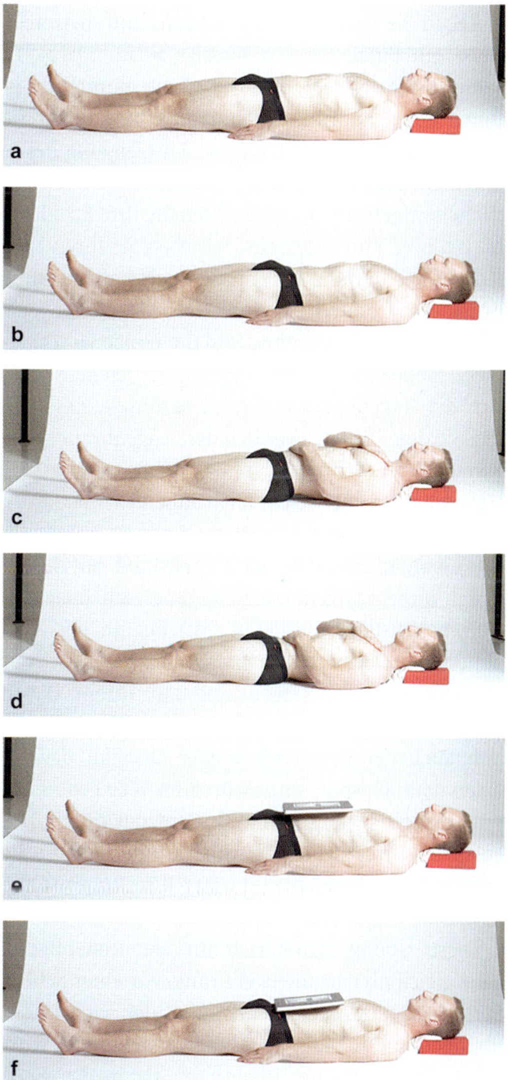

Abb. 4.1 [K416]
a) Korrekte Lagerung von Halswirbelsäule und Kopf in Rückenlage. Hier: eine gut sichtbare Einatmung über das Zwerchfell in den Bauch.
b) Bei der Ausatmung sinken der Brustkorb und der Bauch ab. Der Brustkorb „geht einen Weg".
c) Mit je einer Hand auf dem Bauch und dem Brustkorb langsam lange und tief einatmen.
d) Verfolgen Sie mit den Händen, wie Sie mit der Ausatmung den Bauch und auch den Brustkorb absinken lassen. Der Brustkorb muss „einen Weg in die Ausatmung gehen".
e) Einatmung: Das Buch hebt sich deutlich.
f) Ausatmung: Der Brustkorb und das Buch sinken wieder ab.

Legen Sie sich nun einen Gegenstand, beispielsweise ein Buch, auf den Bauch (➤ Abb. 4.1e). Es sollte so schwer sein, dass Sie es gut spüren und es Ihnen einen Führungswiderstand gibt. Drehen Sie Ihre Arme auf. Sie sollten ohne Anstrengung liegen und nicht gehalten werden müssen. Die Handinnenflächen zeigen zur Decke. Richten Sie Ihre Schultern nach hinten und unten aus. Schieben Sie Ihren Hinterkopf nach hinten und Ihr Kinn eher in Richtung Brustbein, wodurch Sie Ihren Nacken verlängern. Lösen Sie den Zahnschluss und die Zunge vom Gaumen, schließen Sie Ihre Augen ganz leicht, sodass sich die Augenlieder nur sanft berühren. Entspannen Sie den Bereich zwischen den Augenbrauen. Die Beine liegen währenddessen ohne Spannung und sinken naturgemäß leicht nach außen.

Verfolgen Sie den Atemstrom und wie sich durch die Einatembewegung der Gegenstand auf Ihrem Bauch anhebt und diese Bewegung sich über den ganzen Brustkorb ausdehnt. Mit Beginn der Ausatmung senken sich Brustkorb und Bauch wieder ab, wie auch der Gegenstand auf Ihrem Bauch (➤ Abb. 4.1f). Achten Sie besonders darauf, dass sich auch der Brustkorb wieder absenkt, dass er einen deutlich spür- und sichtbaren Weg geht. Führen Sie diese Übung über 100 Atemzüge durch. Das entspricht circa sieben bis zehn Minuten. Achten Sie während des Tages darauf, dass Ihre Ruheatmung hauptsächlich in den Bauch geht.

Diese Übung eignet sich für alle Ruhephasen, ganz gleich ob nach dem Training, vor einer Schlafperiode mittags oder abends, vor oder nach Dehnübungen und in jeder im Alltag entstehenden Wartezeit. Einige Trainer integrieren sie in das Ende einer Trainingseinheit. Roman Böttcher, leitender Stützpunkttrainer Biathlon am Bundesstützpunkt Todtnau-Notschrei, setzt sie im Mannschaftstraining erfolgreich ein.

TRAINER-BERICHT

„Atmen, richtig atmen, Bauchatmung", eigentlich eine ganz normale Sache, über die ich und sicher fast alle meiner Kollegen nicht tiefgründig nachgedacht haben. Doch manchmal passieren Dinge, da sucht man nach einem Rettungsanker. In genau so einem Moment kam ich das erste Mal mit Sport-Atemphysiotherapie in Berührung.

Dazu kam es durch das „Belastungsasthma" einer ehemaligen Athletin von mir. Für ihr Belastungsasthma und ihre ausgeprägten Allergien hatte niemand so richtig einen Therapieansatz. Die letzte Hoffnung war unser Mannschaftsarzt Prof. Dr. med. Bernd Wohlfarth. Er stellte den Kontakt zu Brigitte her. Dies liegt nun schon ein paar Jahre zurück, war aber der Beginn, mich mit dem Thema näher zu befassen. Sicher um etliche Erfahrungen reicher in diesem Bereich, kann ich nur sagen, atmen ist nicht gleich atmen. Es gehört viel Know-how, Disziplin, Durchhaltevermögen und vor allem Pflege der Atemwege dazu.

Vor ein paar Jahren betreute ich eine Athletin mit erheblichen Atembeschwerden, eine junge Nachwuchsbiathletin (Anne Herr) mit durchaus etwas mehr Talent als gewöhnlich. Wenn sich ein Infekt bei ihr festsetzte, dauerte dieser über Wochen an. Es gesellte sich bei sportlichen Belastungen in den intensiveren Bereichen eine Verengung der Stimmritze hinzu. Die Athletin hatte von Haus aus eine sehr kleine Nase und bekam dadurch schlecht Luft.

Zusätzlich gebeutelt von einem Pfeifferschen Drüsenfieber war sie leider um einiges zurückgeworfen worden. Zudem kamen vermehrt durch den nicht gerade guten Trainingszustand die Probleme mit der Atmung. Ihr „Pfeifen und Piepsen" bei extremen Belastungen war so schlimm, dass meine Kollegen und auch ihre Trainingspartner es mit der Angst zu tun bekamen. Durch die vielen Rückschläge war Anne kurz davor, alles hinzuwerfen, bevor es überhaupt richtig losgegangen war.

Gemeinsam stellten Anne und ich den Kontakt zu Brigitte her, um ihr schnellstmöglich zu helfen. Schon beim ersten Besuch bei Brigitte wurde uns vor Augen geführt, wie wichtig richtiges Atmen ist und wo die Probleme lagen. Im Verlauf stellte sich nach einer weiteren CT- Diagnostik heraus, dass eine nicht gerade Nasenscheidewand, verengte Nasenhöhlen und ein Dorn die Belüftung und den Abfluss im Nasenbereich so einschränkten, dass eine Abheilung der Infekte und das Überwinden der dadurch ausgelösten Vocal-Cord-Dysfunktion eher unwahrscheinlich wurde. Anne entschied sich zu einer Operation. Nach überstandener Nasen-OP und beseitigten Infekten ging das Training erst richtig los.

Als Trainer machte ich mir natürlich weiterführende Gedanken und hatte nicht nur die eine Athletin, sondern alle Sportler meiner Gruppe im Kopf. Gerade was das Thema Bauchatmung für uns im Biathlon zum Stehend-Schießen angeht, ist eine kontrollierte Atmung das „A und O". Nur sie gewährleistet eine möglichst geringe Gewehrbewegung. Mir wurden bei der Begleitung dieses Falles wieder mal die Augen geöffnet. Neben allen Befunden schaffte Anne es nicht, über den Bauch zu atmen und blockierte völlig in der Brust. Daraufhin beschloss ich, mit der kompletten Trainingsgruppe zu Brigitte zu fahren. Die neu gewonnene Bewusstheit war die Konsequenz dieser Entscheidung.

Mit einem Bus voller Athleten fuhren wir also nach München. Bei 8 von 10 Sportlern wurde eine unzureichende Bauchatmung in Ruhe festgestellt. Sie konnten nicht korrekt atmen und fast jeder war nicht in der Lage, aufgrund der blockierenden Atmung das zu leisten, was an sich in ihm steckte. Brigitte und ich erarbeiteten daraufhin einen Plan, wie wir nicht nur unserem „Akutfall Anne", sondern auch den Anderen Hilfestellung in diesem Bereich geben könnten. Atmungstraining, Bauchatmung, Schleimhautpflege und Erkältungsprophylaxe sind die wichtigsten Dinge, die ich übernommen habe. Für mich hat das seither einen entscheidenden Stellenwert im Training eingenommen und ich arbeite aktiv an der Atmung meiner Trainingsgruppe. Jeder weiß, wovon ich rede, wenn ich erwähne, dass Sportler oft nicht ganz die Bewusstheit, das Wissen und auch oft nicht immer Lust haben, zusätzlich etwas für sich zu tun. Sie können oft noch nicht einschätzen, was wofür wichtig ist und sind auf uns erfahrenere Trainer angewiesen.
Auch aktuell habe ich wieder einige Athleten und Athletinnen, bei denen durch eine Fehlatmung „Luft"-Probleme und dadurch auch Leistungsverminderung eintreten. Jetzt gilt es auch wieder, den nächsten Step zu machen und ihnen gemeinsam mit Brigitte zu helfen - sicher, zum einen für den Leistungssport, aber auch für ihr weiteres Leben. Der erste Schritt ist meist der schwerste. Der Athlet muss es als Problem für sich erkennen und offen dafür sein, gemeinsam mit uns Trainern und vielmehr noch mit den Therapeuten daran zu arbeiten. In den meisten Fällen reicht schon die erste Behandlung, um die Augen richtig zu öffnen.
Ich kann nur sagen, wer von uns Trainern, Betreuern und Therapeuten dies nicht erkennt, dieses Problem nicht bewusst annimmt und an ihm arbeitet, auch konsequent darauf hinweist, wird vermutlich leider nie das Maximum der individuellen Leistungsfähigkeit der Sportler herauskitzeln können."

Roman Böttcher, leitender Stützpunkttrainer Biathlon

In Bauchlage

In Bauchlage kann die Bauch- und Flankenatmung gut gespürt und erlernt werden, da die Atembewegung in dieser Position den Brustkorb gegen den Widerstand der Schwerkraft anheben muss.

Legen Sie sich mit nach außen gedrehten Beinen und Füßen auf den Bauch. Die Fußinnenränder wenden sich der Unterlage zu. Legen Sie den Kopf auf Ihrer bevorzugten Seite ab, eine Hand unter der Kopfseite, auf der die Wange aufliegt. Das Kinn richten Sie zum Brustbein hin, sodass der Nacken lang wird. Die gedrehte Halswirbelsäule wird dadurch entlastet. Lösen Sie die Spannung in Gesicht und Kiefer, schließen Sie die Augen und atmen Sie in Bauch und Brustkorb ein und aus. Spüren Sie der Rückbewegung nach. Nach 25 Atemzügen drehen Sie den Kopf zur anderen Seite, wechseln bei Bedarf die Hand und wiederholen den Vorgang.

Nach weiteren 25 Atemzügen drehen Sie die Beine nach innen, sodass die Fußrücken aufliegen, und legen die Arme neben dem Körper ab. Drehen Sie den Kopf wieder zur anderen Seite. Bei Bedarf stützen Sie ihn mit einem gefalteten Handtuch. Nehmen Sie wieder 25 langsame und tiefe Atemzüge. Im Unterschied zur eingangs beschriebenen Lage mit den außenrotierten Armen und Beinen kann jetzt der Bauch- und Brustkorbatmung leichter nachgespürt werden. Durch die relative Innenrotation der Arme und ihre Positionierung neben dem Körper ist der Brustkorb in Ausatemstellung gelagert. Nach 25 Atemzügen drehen Sie den Kopf wieder zur anderen Seite und atmen auch hier 25-mal langsam und tief durch.

HINWEIS

Atemsynkinese (➤ Kap. 1.1) bedeutet die angeborene physiologische Kopplung von Bewegung und Atmung. Das Öffnen der Augen z. B. ist natürlicherweise mit der Einatmung gekoppelt, das Schließen mit der Ausatmung. Sich strecken ist mit Einatmung und sich nach vorn beugen mit Ausatmung gekoppelt. Eine Innenrotation der Extremitäten ist mit einer Ausatmung und die Außenrotation mit einer Einatmung verbunden.

Im Sitz

Nachdem Sie die Ruheatmung in liegenden Ausgangsstellungen geübt haben, ist die Ausführung im Sitz ein wichtiges Etappenziel im Aufbau für den Alltag. Je höher die Ausgangsstellung, desto schwieriger die Umsetzung der korrekten Ruheatmung. Setzen Sie sich auf einen Stuhl, der so hoch ist, dass sich die Knie in etwa auf der Höhe Ihrer Hüftgelenke befinden. Schieben Sie das Gesäß ganz an die Rückenlehne und richten Sie die Wirbelsäule auf. Lassen Sie die Schultern nach hinten und unten sinken. Strecken Sie den Nacken, sodass sich das Kinn in Richtung Brustbein bewegt und der Scheitel horizontal im Raum steht. Legen Sie eine Hand auf das Brustbein

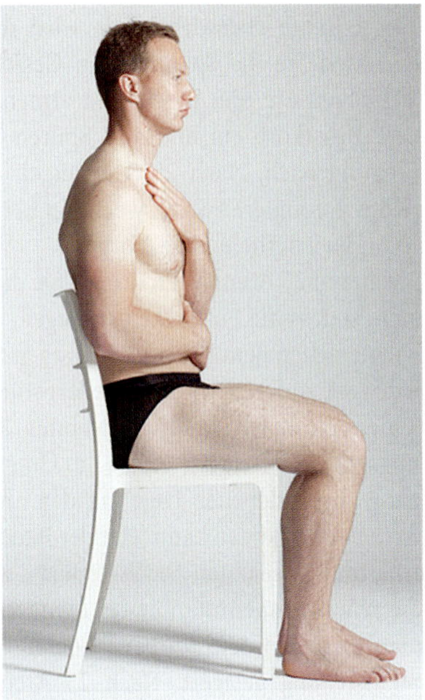

Abb. 4.2 Bei Einatmung bewegt sich erst der Bauch und dann der Brustkorb in Richtung der Handflächen. [K416]

und die andere Hand auf den Bauch (➤ Abb. 4.2). Wie zuvor in der Rückenlage wölbt sich der Bauch durch die Aktivität des Zwerchfells bei Einatmung vor. Diese Bewegung setzt sich in den gesamten Brustkorb bei weiterlaufender Einatmung fort. Mit Beginn der Ausatmung lösen sich die Muskeln wieder, der Brustkorb und der Bauch senken sich. Der Rückweg des Brustkorbs sollte deutlich spür- und sichtbar sein. Die Nasenatmung wird beibehalten.

TIPP

Diese Übung können Sie im Alltag durchführen. Jede Warte- oder Reisezeit lässt sich hierfür nutzen. Ziel ist es, diese Atembewegung und Atemform in Ruhe durch möglichst viele Wiederholungen pro Tag zu automatisieren.

In Torwartstellung

In der Torwartstellung (➤ Abb. 4.3) können Sie durch den Einfluss der Schwerkraft die Bauchatmung besonders gut üben. Wenn Sie zudem die Ausatmung etwas forcieren, spüren Sie die Aktivität der Bauchmuskeln deutlicher.

Stellen Sie sich beckenbreit (nicht hüftgelenksbreit!) und so weit vornüber gebeugt hin, dass Sie Ihre Handflächen (Fingerspitzen zeigen Richtung Knie) auf die Oberschenkel stützen können. Die Schulterblätter bleiben nach hinten und unten gerichtet. Der Hals „verlängert" die Wirbelsäule. Diese ist getreckt, Fußspitzen und Kniescheiben zeigen in dieselbe Richtung, Unter- und Oberschenkelachsen sind mit 90° zueinander ausgerichtet. Das Gewicht ist gleichmäßig auf den Füßen verteilt. Während der gesamten Übung bleibt der Beckenboden aktiviert.

Atmen Sie nun durch die Nase langsam und tief in den Bauch ein. Verweilen Sie einen Moment in der Einatmung und spüren Sie der deutlichen Einatembewegung in den Bauch nach. Mit Beginn der Ausatmung senken Sie den Brustkorb ab und beziehen den Bauch in die Ausatembewegung mit ein. Der Bauch soll sich bis zum Ende der Ausatmung nach innen bewegen. Ein Kollaps der Atemwege durch eine zu stark fortgesetzte Ausatmung sollte vermieden werden. Bei zu starker Ausatmung fehlt den Atemwegen die Stabilität in den Tuben. Für Ein- wie Ausatmung zählen Sie bis auf „4" Sekunden.

Nach 25 Atemzügen in dieser Form steigern Sie das Tempo. Erhöhen Sie schrittweise die Frequenz von Ein- und Ausatmung durch die intensive Bauchbewegung. Atmen Sie zunächst auf „3", dann „2" Sekunden ein und aus und steigern dies auf ungefähr „1" Sekunde.

Die Steigerung dieser Übung ist das sogenannte „yogische Nauli". Hierbei wird der Kopf weiter in die Beugung (Flexion) bewegt und die Stimmritze aktiv verschlossen („Jalandhara Bhanda"). Durch die Ausatmung wird in dieser Haltung fast „von allein" der Bauch eingezogen („Uddiyana Bandha"). Während der Ausatempause bewegt sich der Bauch durch ein gezieltes Bewegen der Bauchmuskeln rhythmisch im Kreis, was allerdings tägliches Üben über einen langen Zeitraum hinweg voraussetzt. Neben der positiven Auswirkung auf die Bauchatmung werden dabei der Darm und alle Bauchorgane aktiviert und besser durchblutet, was im Hochleistungssport von großem Vorteil ist. Wer „Nauli" praktizieren möchte, sollte dies frühestens zwei bis vier Stunden nach der letzten Nahrungsaufnahme tun.

In Kleinkindstellung

Die Kleinkindposition (Päckchenstellung) ist im Yoga ein viel praktiziertes Pausen-Asana (➤ Abb. 4.4a).

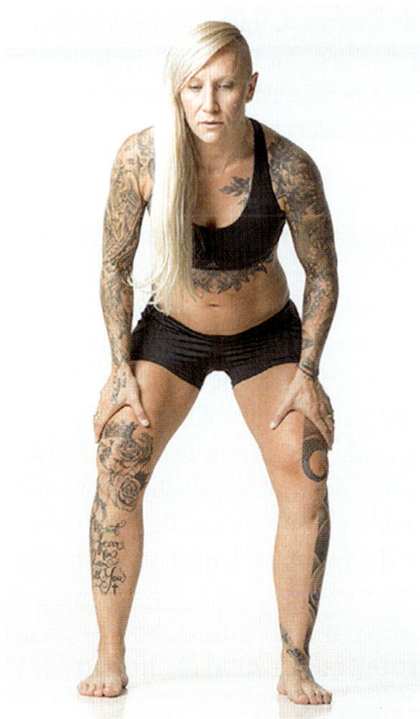

Abb. 4.3 In aufrechter Körperhaltung vorgebeugt, die Hände auf den Oberschenkeln (Torwartstellung), langsam, lange und tief in den Bauch und weiterlaufend in den Brustkorb einatmen und beim Ausatmen Brustkorb und Bauch wieder lösen. [K416]

Durch dieses Asana werden alle Organe im Rumpf (Lunge, Herz, Magen, Darm, Leber, Galle, Milz, Gebärmutter, Blase) leicht komprimiert, sodass für eine maximale Ausdehnung der Atembewegung nur die Bewegungsrichtung in den Rücken bleibt.

Nehmen Sie den Fersensitz ein und beugen Sie sich nach vorn auf die Oberschenkel. Legen Sie die Stirn auf die Matte, schließen Sie die Augen und legen Sie die Arme neben dem Körper ab. Die Oberschenkel öffnen Sie so weit, dass Sie für Bauch und Brust genügend Platz haben.

Wenn die Stirn aufgrund der Körpermasse oder mangels Beweglichkeit nicht die Matte erreicht, legen Sie sich einen Yogablock unter die Stirn. Das gleiche gilt für Ihre Schultern. In den Beinen sollten Sie weder Schmerz noch zu hohen Druck spüren. Um das abzuwenden, legen Sie eine Rolle, ein Kissen oder eine Decke zwischen Ober- und Unterschenkel (➤ Abb. 4.4b). Die Sprunggelenke mancher Athleten erlauben es nicht, die Fußrücken flach auf den Boden zu legen. Auch alte Verletzungen in diesem Bereich könnten ein Hindernis darstellen. Treten deshalb Schmerzen auf, falten Sie ein Handtuch flach und legen es zum Abstützen unter die Fußrücken, an die Stelle, wo es Sie am meisten entlastet.

Atmen Sie nun tief und langsam ein und aus. Spüren Sie der Atembewegung in dieser Haltung nach. Mit der Einatmung können Sie sich das Mantra „Lass“ und mit der Ausatmung „los“ gedanklich sagen.

Nach 20 bis 50 Atemzügen legen Sie sich auf den Rücken und spüren dem Ergebnis nach. Die Bauchatmung sollte jetzt besser zu spüren sein (➤ Abb. 4.4c).

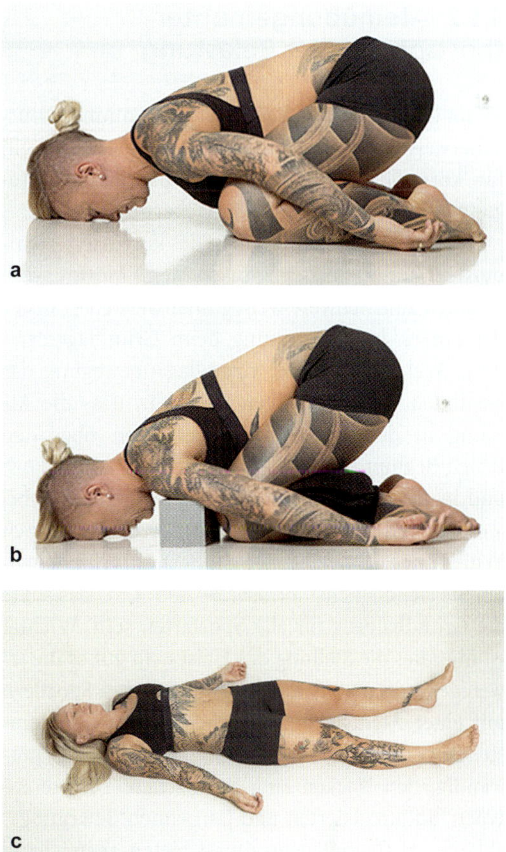

Abb. 4.4 [K416]
a) In der Päckchen- oder Kleinkindposition kann die Atmung in die rückwärtige Körperseite gut wahrgenommen, beübt und erweitert werden.
b) Yogablöcke können die Schultern unterstützen und eine Decke zwischen den Ober- und Unterschenkeln Druck von den Knien nehmen.
c) In Rückenlage spüren Sie der Wirkung der Atemübungen aus der Kleinkindposition nach.

4

4.1.2 Atemübungen unter sportspezifischer Belastung

Wenn im Sport vertieft geatmet wird, nimmt natürlicherweise auch die Brustkorbatmung zu. Das gilt für körperliche Belastung oder psychische Erregung – positiv wie negativ – gleichermaßen.

Verfahren Sie beim Einüben des korrekten Atemmusters unter Belastung nach dem Motto „vom Leichten zum Schweren". Beginnen Sie den Transfer der korrekten Ruheatmung beim Grundlagentraining. Welche Form der Grundlagenbewegung das bei Ihnen auch ist, sorgen Sie dafür, dass die Atmung in den niederen Pulsbereichen über den Bauch beginnt und weiterlaufend in den Brustkorb und in die Flanken gelenkt wird. Achten Sie dabei auf eine aufrechte Körperhaltung: Strecken Sie sich in die Länge, lassen Sie die Schultern sinken und halten Sie sie möglichst locker (➤ Abb. 4.5). Das sollte die Grundhaltung für alle Sportarten sein. Wichtig ist überdies die Stellung des Halses. So gut es die jeweilige Sportart zulässt, ist es gerade bei Sportlern mit einer Atemstörung wie der fixierten Einatemstellung (Thorakale Hochatmung, ➤ Kap. 3.12) notwendig, den Nacken lang zu machen. Die stereotypen, automatisierten und langsamen Bewegungsabläufe im Grundlagentraining bieten ausreichend Zeit und Wiederholungen, um die korrekte Atembewegung zu üben. Es ist jedoch realistisch mit circa einem Jahr bei täglichem Training zu rechnen, bis diese automatisiert ist.

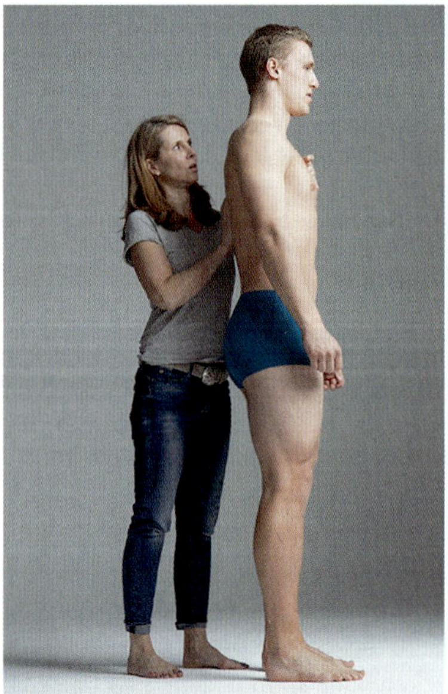

Abb. 4.5 Einüben des korrekten Atemmustern in aufrechter Körperhaltung. [K416]

Atemmuster im Grundlagentraining

Sobald es gelingt, das beschriebene Atemmuster in Ruhe wie auch im Grundlagentraining umzusetzen, kann die Atembewegung während der gymnastischen oder athletischen Einheiten geübt werden. Fließend und ruhig in den Bauch und Brustkorb zu atmen, ohne die Luft anzuhalten, und auch wieder auszuatmen mit Absenken des Brustkorbs, sollte während der gesamten Einheit möglich sein.

Atemmuster im Krafttraining

Beim Krafttraining ist es jedoch erforderlich, die Atmung zur Stabilisierung des Rumpfes anzuhalten (➤ Abb. 4.6a, b).

Nach einem trainingsbedingten Atemverhalt, wie zum Beispiel beim Gewichtheben oder einer hoch intensiven Lauf- bzw. Trainingseinheit, sollten einige tiefe und bewusste Atemzüge durchgeführt werden, um nicht erneut in das alte Muster der Thorakalen Hochatmung zurückzufallen. Diese bewusste Atmung wirkt sich zudem positiv auf den Blutdruck nach Krafttraining aus. Wenn sie in Rückenlage ausgeführt wird, trägt sie auch zur Entlastung der Wirbelsäule nach Gewichtheben bei.

HINWEIS FÜR PHYSIOTHERAPEUTEN

Hier kann die Physiotherapie mit ihren Konzepten ansetzen. Sowohl bei einem PNF-Pattern wie jeder anderen physiotherapeutischen Maßnahme wirkt sich eine langsame und tiefe Atmung, beginnend im Bauch, auf alle Abläufe im Körper aus. Auf der Matte wie auf der Behandlungsbank muss auf eine gleichmäßige und tiefe Ein- wie Ausatembewegung geachtet werden. Grundsätzlich sollten Sportler während jeder Behandlung daraufhin beurteilt und unbedingt auch angeleitet werden.

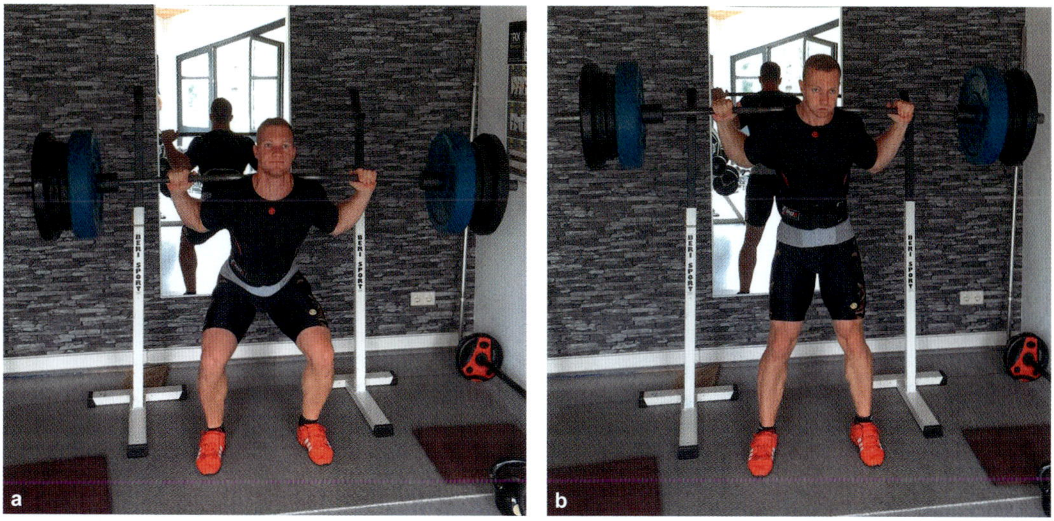

Abb. 4.6 [K416]
a) Zur Stabilisierung und Unterstützung des Rumpfes wird die Atmung bei hohen Lasten oder explosiven Bewegungen angehalten.
b) Intuitiv nutzen Athleten die sogenannte Lippenbremse, um die Luft in den Atemwegen zu halten. Die Lippenbremse dient beim Krafttraining einer gezielten Atmung, die den Kollaps der Atemwege verhindert, da sie die Luftsäule in den Atemwegen erhält.

Atemmuster unter höheren Belastungen

Deutlich schwieriger ist es, das wieder oder neu erlernte Atemmuster, d. h. die notwendigerweise zu integrierende Bauchatmung, auch unter höheren Belastungen beizubehalten. In diesem Falle greifen naturgemäß (physiologisch) die Atemhilfsmuskeln unterstützend in den Prozess ein, damit das notwendige Atemvolumen für die Belastung erreicht wird. War ein Athlet jedoch ehemals in Ruhe von einer fixierten Einatemstellung (Thorakale Hochatmung) betroffen, fällt er bei intensiven Belastungen schnell in das alte Muster der alleinigen oder überwiegenden Brustkorb-Atmung zurück. **Es braucht tägliche, hundertfach über Wochen, Monate und Jahre gleichbleibende Wiederholung des Atemmanövers in den Bauch, damit es zum automatisierten Grundmuster wird.** Da Hochleistungssportler motiviert sind, Tipps bezüglich Techniken schnell umzusetzen, fällt es ihnen in der Regel leicht, durch regelmäßiges Üben die Bauchatmung in ihre Atembewegung zu integrieren.

Es dauert trotz täglichen Übens mindestens ein Jahr, bis die Atembewegung im beschriebenen Muster automatisiert ist und auch das Bindegewebe sich dadurch so umgebaut und angepasst hat, dass alle beteiligten Strukturen wieder zu einer automatisierten Vollatmung in den Bauch finden. Sich wiederholende Bewegungsmuster und Atembewegungen sind sozusagen der Antrieb für ein dauerhaft rhythmisch korrektes Atmen.

Besonders unter hoher Belastung, wie sie zum Beispiel bei Einheiten im Bereich maximaler sportlicher (und auch emotionaler) Belastung wie auch im Wettkampf entsteht, bricht anfangs das alte Muster oft wieder durch. Nur über die ständige Wiederholung im Trainingsalltag wird die Integration der Bauchatmung unter höheren Belastungen gelingen. Außerdem sollte parallel dazu die mentale Verknüpfung, Atmung und der spezifische Stressmoment, (➤ Kap. 2.2.2) hergestellt werden. Es ist überaus wirkungsvoll, genau in diesen Situationen das Bauchatemmanöver zu integrieren, da die Atmung mit dem vegetativen Nervensystem verknüpft ist. So lässt sich über Atmung der Stresslevel steuern und reduzieren.

BERICHT

„Den Sommer über war ich komplett beschwerdefrei in meiner Atmung. Ein Infekt hatte sich seit meiner Nasen-OP nicht mehr eingestellt. Daher war ich sehr überrascht, dass sich im Herbst der „Kopf einmischte" und die Atmung wieder über den Haufen schmiss. Das hätte ich nicht gedacht. Eine Trainingseinheit in der Gruppe bestand aus einem Berglauf, welcher zunächst gut verlief. Die ersten Kilometer lief ich an zweiter Position. Meine Leistung am Berg reichte an diesem Tag nicht, die Position zu halten. Im Augenwinkel sah ich, wie mich eine Teamkollegin zu überholen schien. Schlagartig verfiel ich in dasselbe Muster wie vor einem Jahr. Nach und nach wurde die Atmung schwerer, aber dies war für mich kein Grund langsamer zu machen. Jedoch mit den Atemnotzuständen (Vocal-Cord-Dysfunktion) vom Vorjahr im Hinterkopf, entschied ich dann doch abreißen zu lassen. Auch wenn ich langsamer unterwegs war, arbeitete mein Kopf umso schneller. Der Engel in mir, welcher mich mental unterstützen sollte, war schon längst verstummt. Das „Teufelchen" protestierte lautstark und machte mir ein schlechtes Gewissen. Ich machte mich während des ganzen Anstiegs selber fertig, was sich enorm auf meine Atmung auswirkte.

Wieder versuchte ich, genügend Luft durch den sich zuschnürenden Hals einzusaugen, doch es kam kaum welche an. Ich war in meinem alten Muster – in meinem Tunnel. Mit Scheuklappen lief ich weiter und ignorierte die beruhigenden Worte meiner Trainer. Ich war viel zu sehr mit mir selbst beschäftigt. Am Ziel angekommen, konnte ich die Enttäuschung und Wut nicht mehr länger verdrängen und brach so wieder in Tränen aus. Dies war wieder der nächste Schritt, um mich selber außer Gefecht zu setzen. Immerhin waren die Trainingspartner nicht mehr so schockiert, wenn ich nach Luft ringend am Boden lag. Sie kannten es alle schon.

Die folgenden Trainingseinheiten waren geprägt von diesem Vorfall. Für mich war es, als würde ich wieder bei null anfangen, denn nun hatte ich Angst vor den Bergen! Angst vor schnellen und intensiven Intervallen! Angst keine Luft mehr zu bekommen! Angst vor dem Schießen!

Es folgte ein weiterer Kontrollwettkampf. Der Countdown lief und je näher meine Startzeit rückte, desto panischer wurde ich. Vor ein paar Monaten freute ich mich noch auf solch einen Kontrollwettkampf, doch der Vorfall mit dem alten Atemmuster hatte mich komplett aus der Spur geschmissen. Ich war nervös. Es war keine normale Wettkampfnervosität, viel mehr die Angst vor dem erneuten Versagen. Mental am Ende und mit Tränen stand ich an der Startlinie. Der Spaß und die Freude, mit der ich meinen Sport bis jetzt betrieb – war längst verflogen. Ich wollte nicht mehr laufen und nicht mehr schießen. Einfach der Stresssituation entfliehen. Am Ende sprach das Ergebnis für sich. Ich lief mit einem deutlichen Abstand hinterher, obwohl ich eigentlich auf demselben Leistungsniveau wie die anderen war. Rückblickend war es einzig und allein Kopfsache!

Für mich war es erschreckend, wie sehr die Leistung darunter leiden musste, nur weil mein Kopf zu viel ratterte. So brauchte ich wieder die aufmunternden Worte von Brigitte. Solch eine mentale Barriere ließ sich nicht von heute auf morgen beseitigen. Ich sollte eine Liste anlegen und aufschreiben, was ich schon alles überwunden hatte in den letzten Monaten. Mir selbst vor Augen führen, wie viele Hürden ich bisher überwunden hatte. Zugegeben hatte ich die Schleimhautpflege und die Atemübungen zur Automatisierung der korrekten Atembewegungen wieder etwas schleifen lassen. Ich begann, wieder alles, was ich gelernt hatte, zu pflegen. Zusätzlich führte mich Brigitte in die Mediation ein. Oftmals sind es nur Kleinigkeiten, wie dieses einfache Handwerkzeug, die große Wirkungen zeigen. Mein Mantra sollten meine positiven Gedanken werden, wie ich aus eigener Kraft alles Zurückliegende der letzten Monate geschafft hatte. Zurückblickend kann ich auch positive Schlüsse aus solchen Ausnahmezuständen ziehen. Ich habe meinen Körper, meinen Geist, meine Atmung besser kennengelernt. Es ist jedoch wichtig, an den Übungen dranzubleiben und das Ziel nicht aus den Augen zu verlieren. Es war sehr wichtig für mich, immer mit Brigitte als Ansprechperson - Mama - Freundin oder Seelsorgerin in Kontakt zu bleiben. Denn nur so konnten beide Seiten Rückschlüsse ziehen und an den vorhandenen Problemen arbeiten.

Natürlich führe ich des Öfteren noch innere Konflikte, bei denen ich versuche, gegen mich selbst zu kämpfen. Doch dank der Sport-Atemphysiotherapie kann ich meinen Sport ohne Einschränkungen sowie mit viel Spaß und Freude ausüben."

Anne Herr, ehemalige Biathletin

4.2 Aufrechte Körperhaltung im Alltag

Wie im voranstehenden Kapitel beschrieben, ist für alle Körperfunktionen, den Bewegungsapparat und vor allem die Atmung eine überwiegend aufrechte und gelöste Körperhaltung im Alltag wichtig. Alle Züge und Aufhängungen des Bewegungsapparates und der Organe sind einem sogenannten Funktionsüberwiegen ausgesetzt. Das bedeutet z. B., dass sich alle Strukturen und physiologischen Abläufe zwangsläufig an eine überwiegend gekrümmte Körperhaltung anpassen, was zu strukturellen Veränderungen des gesamten Systems führt. Die Gleitschichten der Gewebe können sich dann nicht mehr störungsfrei gegeneinander verschieben, es kommt zu Verklebungen und resultierenden Funktionsstörungen im Bewegungsapparat. Auch Organfunktionen werden eingeschränkt und Stoffwechselvorgänge und die Drüsensekretion behindert. Dies ist ein schleichender Prozess, der letzten Endes ebenso eine höhere Verletzungsanfälligkeit des Bewegungsapparates nach sich zieht.

Die aufrechte Haltung stellt ein funktionelles Gleichgewicht her, das für eine störungsfreie Atmung und ausreichende Durchblutung notwendig ist. Bereits in der sportlichen Jugendarbeit sollte ein Augenmerk auf diesen Aspekt gerichtet werden. Trainer und Physiotherapeuten können bei der Erarbeitung der notwendigen Übungen helfen, auch in dem Maße, dass diese nicht als lapidar angesehen werden.

Eine aufrechte Körperhaltung ist nicht zuletzt auch ein Ausdruck von Persönlichkeit und Gemütslage. Sie ähnelt grundsätzlich der Beschreibung von „Tadasana" (➤ Kap.6.1.2; ➤ Abb. 6.13 a; ➤ Abb. 6.14), wenngleich die Fuß- und Armhaltung sich im Alltag dem Bedarf und dem Bewegungsziel unbewusst und automatisch anpasst.

Es erfordert ein hohes Maß an Motivation, eine Alltagshaltung zu verändern. Körperhaltung generell ist automatisiert, Änderungen müssen daher vielfach am Tag bewusst aktiv vorgenommen, wiederholt und gefestigt werden. Es ist ein Prozess des Bewegungslernens, wie auch eine neue Technik in einer Sportart erlernt wird. Ein motivierter Leistungssportler kann normalerweise innerhalb weniger Wochen solch eine Umstellung vollziehen, vorausgesetzt, er hat erkannt, wie wichtig sie ist und ist gewillt, sie im Alltag umzusetzen.

4.3 Schleimhautpflege für die Atemwege

Grundsätzlich gilt für die Schleimhäute der Atemwege, dass ausreichend getrunken werden sollte. Pauschale Empfehlungen können hierzu nicht gegeben werden, da sie sportart- und körperabhängig sind.

Die Nase, die Nasennebenhöhlen, Rachen, Bronchien und die sich anschließenden Atemwege sind alle mit Schleimhaut ausgekleidet. Da die Atemwege untereinander verbunden sind, findet ein Austausch des Zellmilieus und damit auch der Keimbesiedlung statt. Sie lässt sich durch regelmäßige, den Selbstreinigungsmechanismus unterstützende Schleimhautpflege reduzieren. Eine Nasenspülung sowie eine Inhalation mit NaCl 0,9 % kann sowohl therapeutisch als auch prophylaktisch vorgenommen werden. Deren häufige bis regelmäßige Anwendung zur Unterstützung der Selbstreinigung der Atemschleimhaut ist eine effektive Vorbeugung gegen jegliche Atemwegsinfekte (➤ Abb. 5.1).

4.3.1 Nasenspülung für die oberen Atemwege

Grundsätzlich sollte nach der Saisonpause am Ende des Grundlagenaufbautrainings erneut mit der täglichen Nasenspülung begonnen werden, denn da die Trainingseinheiten wieder länger und intensiver werden, wird die mukoziliäre Selbstreinigungsfunktion der Schleimhautoberfläche in den Atemwegen stärker beansprucht. Dies gilt für den Sommersport- wie für den Wintersportathleten. Der Flüssigkeitsverlust aufgrund der vermehrten Atemarbeit und der Einfluss aller bereits beschriebenen Ursachen können ein erhöhtes Infektrisiko zur Folge haben, was die Empfehlung für eine ganzjährige Therapie und auch prophylaktische Anwendung begründet.

Eine Nasenspülung erzeugt bei korrekter Anwendung unmittelbar nach der Spülung ein angenehmes Gefühl. Die Mineralsalze bewirken eine alkalische Reaktionslage, durch die saure Stoffwechselprodukte aus Entzündungsprozessen gepuffert werden und die Keimzahl auf der Nasenschleimhaut reduziert wird. Borken lösen sich und werden ausgespült, was die Nasenschleimhaut abschwellen lässt. Dies alles wirkt einem anfliegenden oder bereits vorhandenen Infekt der oberen Atemwege wie auch einer Allergiebereitschaft entgegen.

Der Nutzen der Nasenspülung ist erwiesen (➤ Abb. 4.7, ➤ Abb. 4.8, ➤ Abb. 4.9): Eine Studie von Schmidt et al. (1996) an hunderten von Bundeswehrsoldaten zeigte, dass Teilnehmer, die sechs Wochen lang regelmäßig ihre Nase spülten, in den ersten drei Wochen durchschnittlich 3,5 Tage weniger an Atemwegserkrankungen litten als ihre nicht-spülenden Kollegen. Innerhalb eines weiteren dreiwöchigen Beobachtungszeitraums wurde kein einziger Nasenspüler krank. Schmidt (2001) führte in Zusammenarbeit mit

4

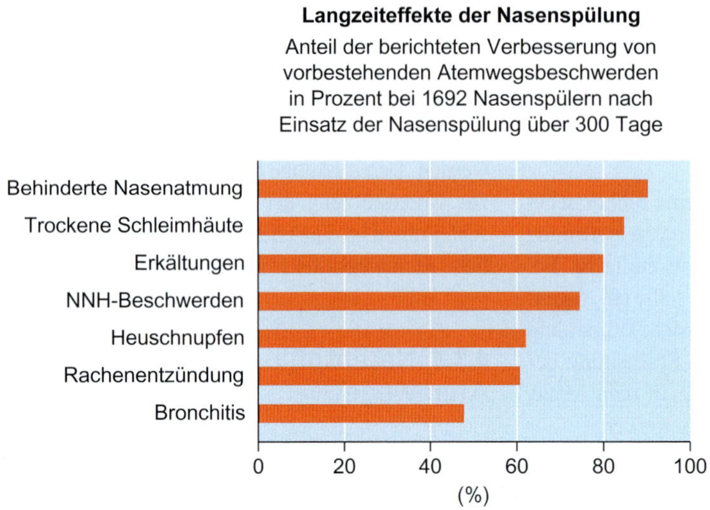

Abb. 4.7 Langfristige Besserung von Beschwerden und Erkrankungen im Bereich der oberen Atemwege bei Nasenspülern (modifiziert nach Schmidt et al., 2001) [L231]

der GEK- Versicherung eine umfangreiche Studie mit tausenden Probanden durch. Deren Befragung ergab nach 300 Tagen merkliche Verbesserungen bei zuvor behinderter Nasenatmung, trockenen Nasenschleimhäuten, Heuschnupfen und auch Schnarchen. Die Erfahrungen der Autorin mit der Wirkung von Nasenspülungen bestätigen die Ergebnisse.

TIPP

Eine tägliche, in jedem Falle regelmäßige Nasenspülung und Kochsalzinhalation für die unteren Atemwege stellt eine wirksame Maßnahme der täglichen Schleimhautpflege und Infektprophylaxe dar.

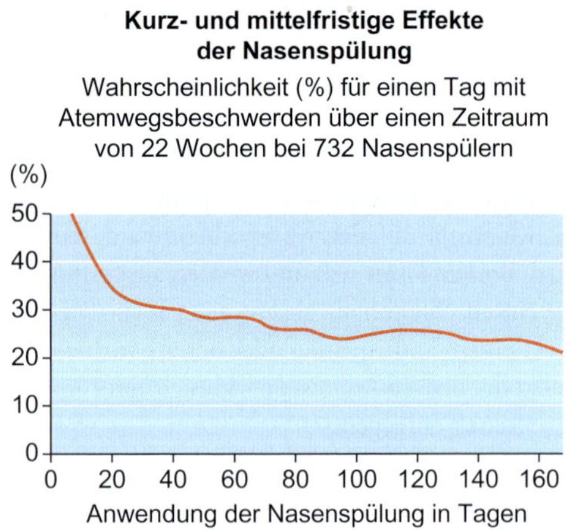

Abb. 4.8 Kurz- und mittelfristige Effekte der Nasenspülung. Kontinuierliche Abnahme der Wahrscheinlichkeit (%) für einen Tag mit Atemwegsbeschwerden über einen Zeitraum von 22 Wochen bei 732 Nasenspülern, die durchschnittlich 1,5-mal pro Tag die Nase mit Salzwasser spülten (multivariate Modellrechnungen unter Kontrolle für Alter, Geschlecht und Jahreszeit). Atemwegsbeschwerden wurden in täglichen Tagebuchangaben dokumentiert. (modifiziert nach Schmidt et al., 2001) [L231]

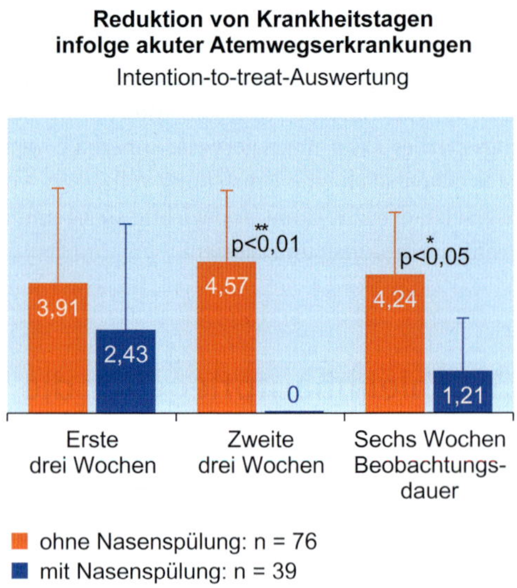

Abb. 4.9 Reduktion von Krankheitstagen infolge akuter Atemwegserkrankungen pro Bundeswehrrekrut in 100 Beobachtungstagen. Die T-Balken geben den Standardfehler (SE) an. Die Intention-to-treat-Auswertung berücksichtigt alle zu Studienbeginn eingeschlossenen Teilnehmer. Nasenspüler (N): blau; Kontrollgruppe (K): orange. (modifiziert nach Plümer (1995); Schmidt et al. (1996)) [L231]

TIPP

Besonders Pollen- und Hausstauballergiker und Athleten mit tendenziell trockenen Schleimhäuten profitieren von Nasenspülungen. Auch bei akuten und chronischen Infekten ist eine Nasenspülung zu empfehlen. Darüber hinaus können Athleten, die zu Entzündungen der Nasennebenhöhlen neigen, auch eine Verbesserung der Symptome erwarten.

BEACHTE

Eine Nasenspülung verflüssigt vorhandenes Sekret, verbessert und aktiviert den Zilienschlag der Flimmerzellen und reduziert die Keimbelastung und den Atemwegswiderstand. Sie hilft bei Pollenallergien und bei chronischen Nasennebenhöhlenentzündungen.

Während die Nasenspülung mit Hilfe des Kochsalzes und der mechanischen Abspülung die Keimlast reduziert, reinigt der Bernoulli-Effekt die Nasennebenhöhlen: Durch das Vorbeiströmen an der Engstelle des Nasennebenhöhlenzugangs entsteht ein Unterdruck, der einen Sog auf die Nasennebenhöhlen bewirkt (➤ Abb. 4.10).

Gelegentlich wird die Auffassung vertreten, Nasenspülungen begünstigten die Entstehung von Infekten. Anhand einer Studie über die Dauer eines Jahres mit 68 Personen (keine Leistungssportler), konnte das Gegenteil belegt werden. Auch nach Erfahrung der Autorin profitieren alle Anwender von einer fast täglichen, zumindest regelmäßig periodisch ausgeführten Nasenspülung.

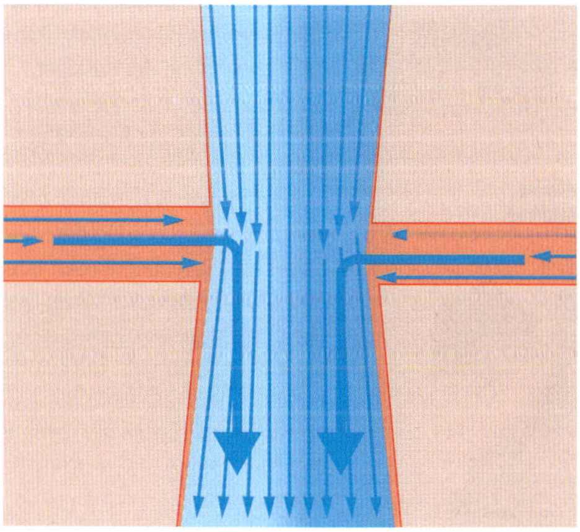

Abb. 4.10 Der Bernoulli-Effekt sorgt dafür, dass beim Naseputzen und bei der Nasenspülung auch die Nasennebenhöhlen gereinigt werden. [L231]

BEACHTE

Abzugrenzen sind Einzelfälle, in denen die anatomischen Gegebenheiten in der Nase, Nasenscheidewand und/oder Nasennebenhöhlen und deren Schleimhautbesiedelung die Abklärung durch einen erfahrenen Radiologen oder HNO-Arzt notwendig machen. Dasselbe gilt im Fall von chronischen oder häufig wiederkehrenden Infekten der oberen Atemwege.

4.3.2 Verfahrensweise

Eine Nasenspülung ist einfach durchzuführen. Man befüllt das Nasenspülgefäß mit leicht gekühltem Wasser, da es besser abschwellend wirkt, und gibt einen Messbecher der flüssigen Nasenspüllösung oder ein Päckchen des medizinischen Nasenspülsalzes dazu. Das Gefäß wird mehrmals geschüttelt, um den Zusatz vollständig aufzulösen, gleichmäßig zu verteilen und eine reizfreie Anwendung zu gewährleisten (➤ Abb. 4.11a, b, c, d).

Nasenspülsalze sind von verschiedenen Herstellern in unterschiedlichen Zusammensetzungen erhältlich. Für den täglichen Gebrauch und die tägliche Pflege eignet sich ein 5 % Salzkonzentrat. Bei ersten Krankheitsanzeichen für den therapeutischen Einsatz empfiehlt sich ein höher konzentriertes Salz.

Dexpanthenol, ein Provitamin, ist Bestandteil anderer, bereits flüssiger Präparate. Die Lösung hat zusätzlich zur therapeutisch wirksamen Mineralsalzmischung noch einen lindernden Effekt für den Hautstoffwechsel und ist in der Anwendung sehr angenehm und pflegend. Eine Allergie auf Dexpanthenol ist allerdings vorab auszuschließen. Für die tägliche präventive Nasenspülung reicht ein gefüllter Messbecher der flüssigen Lösung, bei einem akuten Infekt können auch zwei Messbecher in das Spülgefäß gegeben werden, denn je salziger die Lösung, desto besser wird Sekret gelöst und der Keimbefall reduziert. Wenn bei der Nasenspülung noch gelbes oder grünes Sekret austritt, ist die Spülung so oft zu wiederholen, bis das Sekret nach dem sanften Ausblasen klar bleibt. Bei einem akuten Infekt können zwei, drei oder auch vier Nasenspülungen notwendig sein.

BEACHTE

Flüssige Nasenspüllösungen sind hoch konzentriert. Sie enthalten 27 % Salz und dürfen daher auf keinen Fall für die Kochsalzinhalation der unteren Atemwege verwendet werden!

4

Es werden unterschiedliche Gefäßmodelle angeboten. Eine gut funktionierende Nasendusche sollte eine möglichst hohe Wassersäule haben, was für einen guten Fließdruck sorgt. Der Behälter darf während der Nasenspülung nicht komprimiert werden. Durch die Druckerhöhung auf den Behälter könnte bei gestörtem nasalem Widerstand (zum Beispiel bei einem Schnupfen, wenn die Spülflüssigkeit nicht durchläuft) die Spüllösung mit infektiösem Sekret in die Nasennebenhöhlen gepresst werden. Die Nasenhaupthöhle wird bei gesunden anatomischen Nasenverhältnissen auch ohne Druck auf den Behälter durch die Wirkung der Schwerkraft gespült. Wenn die Nasennebenhöhlen frei zugänglich sind, kann die Spüllösung dort hineinlaufen, was aber unbedenklich ist, da sie meist gleich oder etwas später wieder in die Nasenhaupthöhle zurück und dann abfließt. Anwendung und Reinigung des Gefäßes sind einfach und in der jeweiligen Anleitung nachzulesen.

HINWEIS

Für akute Infekte oder die Behandlung von akuten und chronischen Infekten sind Nasenspülsalze gedacht, deren feste Bestandteile durch schonendes Eindampfen von Thermalwasser gewonnen werden. Die Zusammensetzung variiert mit der Herkunft des jeweiligen Thermalwassers.

Für die tägliche Anwendung eignen sich Mineralsalzmischung mit 5 Prozent natürlichem Salz und anderen wertvollen Mineralsalzen. Die Mineralstoffkomposition sollte mit den Hauptbestandteilen – dem Gehalt an Natrium, Hydrogencarbonat, Kalium, Sulfat und Chlorid – an die physiologischen Bedingungen im Körper (Ionenkonzentration des Nasensekretes) angelehnt und dadurch besonders reizarm sein.

Für die tägliche Behandlung, sowie für den Einsatz bei akuten und chronischen Infekten gedacht: Natursole 99,1 %; wässrige Dexpanthenol-Lösung (75 %) 0,9 % frei von Konservierungsstoffen

Wenn Sie das gefüllte Gefäß in der Hand halten, legen Sie den Zeigefinger auf das kleine Loch auf dem Schraubdeckel. Halten Sie Ihren Kopf seitlich ge-

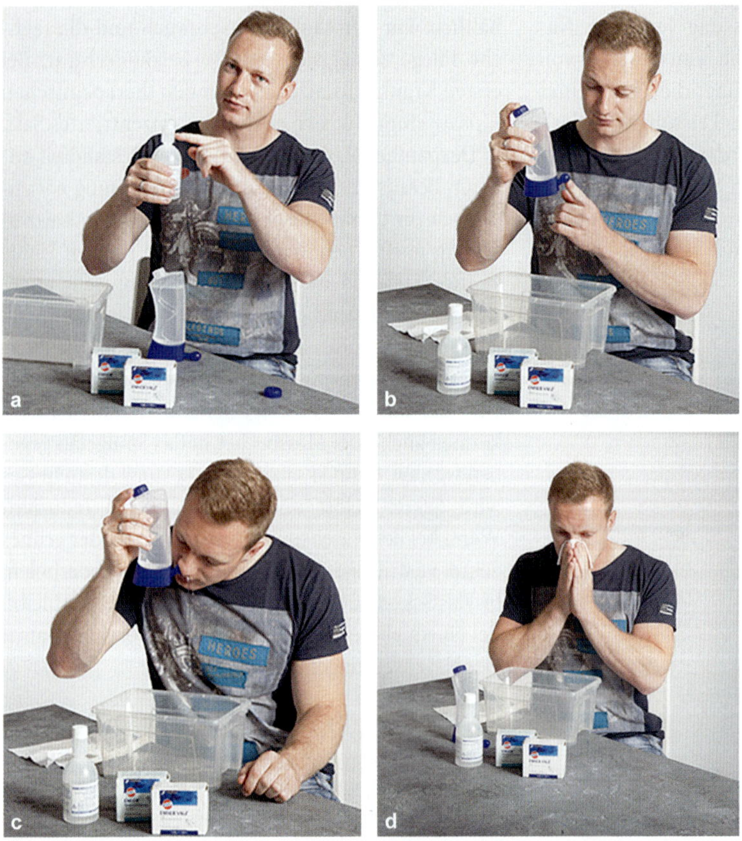

Abb. 4.11 [K416]
a) Wasser bis zur Markierung in die Nasendusche einfüllen. Dann bei Verwendung der flüssigen Salzlösung den innenliegenden Messbecher bis zur Markierung füllen.
b) Nach gutem Schütteln und Vermischen der Salzlösung oder des Salzes die Nasenbeere nach oben drücken und das Loch in der Deckelöffnung geschlossen halten.
c) Den Finger von der Deckelöffnung nehmen und den Kopf schräg halten. Dabei bei geöffnetem Mund ruhig und gleichmäßig weiteratmen.
d) Vorsichtig die Nase schnäuzen und den noch nach vorne gebeugten Kopf ein paarmal hin, her, vor und zurück bewegen.

neigt über das Waschbecken und beugen Sie sich so nach vorn, dass sich das Gefäß höher als die Nase befindet. Öffnen Sie den Mund und legen Sie die Zunge an den Gaumenboden, als ob Sie den Laut „ing“ artikulieren wollen. Dadurch ist der Rachen nach oben verschlossen. Den Mund halten Sie während der Spülung geöffnet, um atmen zu können.

TIPP

Die Erstattungsfähigkeit von Nasenduschen ist nicht pauschal geregelt und unterliegt somit der Einzelfallprüfung. Grundsätzlich ist von einer Verordnungs- und Erstattungsfähigkeit auszugehen, wenn entsprechend § 33 SGB 5 „das Hilfsmittel erforderlich ist, um den Erfolg einer Krankenbehandlung zu sichern".

Die erste Nasenspülung ist vielleicht ungewohnt, in der Regel will man sie aber schnell im Alltag nicht mehr missen. Ein Wechsel der Nasenlochseite während eines Spülvorgangs ist nicht notwendig, empfehlenswert ist dagegen ein Wechsel von Anwendung zu Anwendung. Schnäuzen Sie nach der Nasenspülung ganz vorsichtig ohne viel Druck aus und schwenken Sie im Anschluss den nach vorne gebeugten Kopf ein paarmal hin und her, damit die restliche Nasenflüssigkeit noch ablaufen kann. Benutzte Papiertücher immer direkt wegwerfen und nicht in die Kleidung „stecken“. Direkt nach der Nasenspülung sind die Hände gut zu waschen oder zu desinfizieren.

Bei verstopfter Nase läuft die Spüllösung möglicherweise kaum oder gar nicht durch. Brechen Sie den Vorgang dann nach wenigen Minuten ab, drücken Sie **nicht** auf das Gefäß, um einen kräftigeren Spülstoß zu bewirken. Die Behandlung einer verstopften Nase wird unten beschrieben.

TIPP

Es empfiehlt sich, ausschließlich für Nasenspülungen produzierte Mineralsalze zu verwenden. Von selbstgemischten Lösungen mit Küchensalzen und Natriumbicarbonat ist abzuraten. Es wäre aufwendig, exakt die richtige und damit unbedenkliche Konzentration herzustellen. Zudem müsste garantiert sein, dass die Küchensalze keine Rieselhilfen, Verklumpungshemmstoffe und für medizinische Salze nicht zugelassene Zusätze enthalten. Leitungswasser ohne Nasenspülsalze entzieht der Schleimhaut aufgrund des Osmoseeffektes wichtiges körpereigenes Salz und ist daher nicht geeignet.

BEACHTE

Die regelmäßige präventive Anwendung einer Nasenspülung ist wirkungsvoller als der rein kurative Einsatz.

4.3.3 Kochsalzinhalation für die unteren Atemwege

Die Inhalation von NaCl 0,9 % ist nachweislich eine effektive und kostengünstige Maßnahme, um nicht nur die MCC (mukoziliäre Clearance) zu verbessern, sondern auch die Keimlast in den Atemwegen und dem ausgeatmeten Aerosol zu reduzieren. Edwards D. A. et al. (2004) konnten belegen, dass nach einer 0,9 % NaCl-Inhalation um 72 Prozent weniger infektiöses Aerosol ausgeatmet wird. Im Umkehrschluss bedeutet dies, dass nicht nur die Umgebung einer geringeren Keimlast ausgesetzt wird und die Mitmenschen somit einer geringeren Ansteckungsgefahr, sondern auch der Anwender selbst von dieser Maßnahme profitiert. Dieser Effekt hält nach einer Inhalation für 6 Stunden an. Auch die DGP hat diese Ergebnisse von Edwards in ihrem Positionspapier im Frühjahr 2020 veröffentlicht. Dr. Voshaar, Pneumologe, Chefarzt der Bethanien Klinik in Moers und ärztlicher Berater des Gesundheitsministeriums während der SARS-CoV-2- Pandemie, empfiehlt die Kochsalzinhalation als Prophylaxe und auch als Therapie (➤ Kap. 5.2.2).

Daher empfiehlt es sich, die einfache Kochsalzinhalation zur Vorbeugung von Atemwegsinfekten in Kombination mit der Nasenspülung durchzuführen.

Zur Inhalation von Salzlösungen kann grundsätzlich jedes Inhalationsgerät mit Kompressor oder ein Membranvernebler verwendet werden, die eine stabile Aerosol-Partikelgröße und eine gute Verneblungsleistung garantieren. Membranvernebler haben den Vorteil, dass die NaCl-Inhalation nur 5–8 Minuten dauert, während ca. 15 Minuten erforderlich sind, um die gleiche Menge NaCl mit einem Inhalationsgerät mit Kompressor zu verabreichen.

HINWEIS

Geräteanforderungen

Was muss ein gutes Inhaliergerät, ein Kompressor oder Ultraschallvernebler können?

Es müssen garantiert dauerhaft so kleine Tröpfchen abgegeben werden, dass diese lungengängig sind, das

heißt weniger als 5 Mikrometer groß. Mit „dauerhaft" ist gemeint: die Dauer der Inhalation, wie auch die über Jahre hinweg abgegebene garantierte Partikelgröße bei jeder Anwendung.
Es hat eine Output-Rate von geprüft 64–67 Prozent der abgegebenen Tröpfchenrate kleiner 5 Mikrometer und 600 mg/min. Idealerweise kann man die Einsätze zur Wahl der benötigten Tröpfchengröße variieren. Somit können auch kleinere Tröpfchen (2,2 Mikrometer) abgegeben werden, um die tieferen Atemwege zu erreichen. Weiterhin sollte der Kompressor leise und jegliches Zubehör zuzukaufen sein, das sich mit dem Gerät kombinieren lässt.
Ein guter Ultraschall-Membranvernebler erreicht eine stabile Tröpfchenabgabe von 74 Prozent kleiner 5 Mikrometer, und er ist leicht zu reinigen.

Nachstehend ist die Anwendung mit einem Membranvernebler beschrieben, da sie als prophylaktische Maßnahme zeitlich am schnellsten durchzuführen ist. Zudem ist ein geeigneter Ultraschallvernebler lautlos und erhöht neben der zeitlichen Einsparung dadurch die Compliance des Anwenders. Es ist angenehmer, ein lautloses und zeitsparendes Gerät zu verwenden. Diese Anforderung erfüll der Ultraschallvernebler.

Nach Einfüllen der NaCl-Lösung (➤ Abb. 4.12a) wird der Schraubdeckel verschlossen (➤ Abb. 4.12b) und die Verneblung mit der Starttaste ausgelöst. Es ertönt ein leiser Piepton. Nach wenigen Augenblicken fließt das Inhalat als dichter Nebel in die Verneblerkammer und von dort in das Mundstück. Dieses sollte mit den Lippen umschlossen und der Ultraschallvernebler annähernd waagrecht, mit einer ganz leichten Neigung gehalten werden. Atmen Sie langsam und tief in den Bauch und weiter in den Brustkorb. Halten Sie die Einatmung einen Augenblick an (➤ Abb. 4.12c), bevor Sie mit der Ausatmung den Brustkorb weich absinken lassen (➤ Abb. 4.12d). Sie können das Mundstück beim Ausatmen im Mund belassen oder auch den Vernebler absetzen. Wenn Sie den Vernebler etwas nach hinten neigen, verbleibt der restliche Inhalt in der Verneblerkammer, sodass er mit dem nächsten Atemzug eingeatmet werden kann.

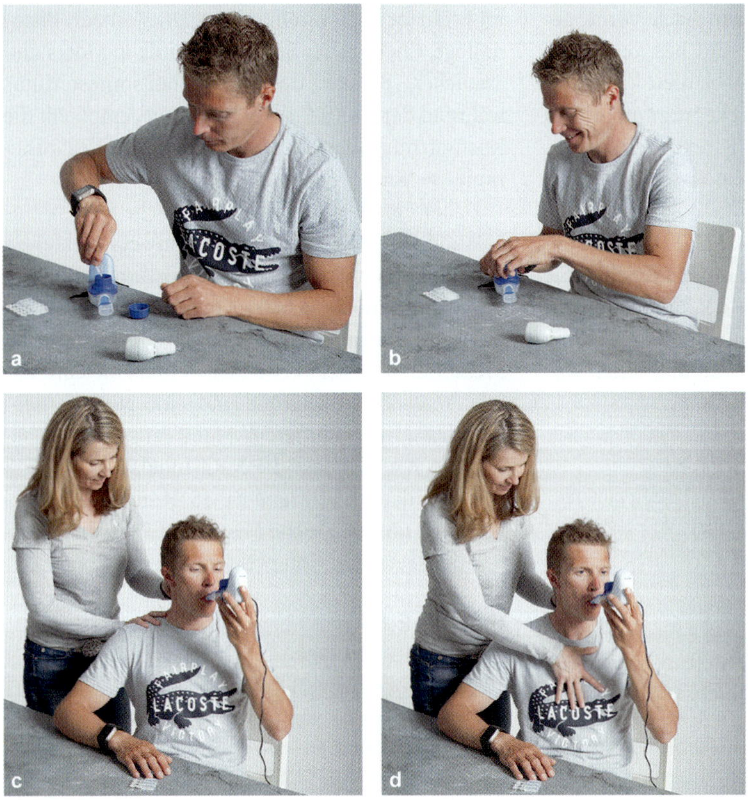

Abb. 4.12 [K416]
a) Einfüllen des Kochsalzes.
b) Den Schraubdeckel verschließen.
c) In aufrechter Körperhaltung, mit entspannten Schultern und langem Nacken langsam und tief einatmen.
d) Bei aufrechter Körperhaltung mit der Ausatmung den Brustkorb sinken lassen.

4.4 Hygiene

Um der Infektanfälligkeit eines Sportlers kein Open-Window zu bieten, ist es ratsam, sorgsame Hygieneregeln für alle Beteiligten einzuführen. „Dreck härtet ab", wie der Volksmund sagt, entspricht nicht der notwendigen Prophylaxe bei erhöht infektanfälligen Personengruppen, wie u. U. etwa Leistungssportlern.

Die Verbreitung des SARS-CoV-2 auf der Welt und die seither eingeführten generellen Hygieneregeln spielen der Autorin für die Etablierung von atem-physiotherapeutischen Standards im Leistungssport „in die Karten". Erstaunlich ist, dass es erst ein solches Virus brauchte, damit einfachste Maßnahmen, die auch Influenzaviren und banale Infekte in der Verbreitung eindämmen, umgesetzt werden.

4.4.1 Handschlag, Wangenkuss

In der westlichen Welt ist es jahrhundertealte Tradition, sich zur Begrüßung, Verabschiedung, bei Vertragsabschluss und als Friedensgruß die Hand zu reichen. Den Handschlag zu verweigern, gilt als unhöflich, wenn nicht sogar als Affront. Dabei wird man durch das Händeschütteln und das Nahekommen des Gegenübers Teil der Keimwelt des Begrüßten.

Die höchste Keimübertragungsrate (anders als beim neuen Virus SARS-CoV-2, ➤ Kap. 2.1.13) ergibt sich durch Kontakt mit Händen und Türklinken. Laut den Centers for Disease Control and Prevention in den USA entfallen 80 Prozent aller Keimübertragungen auf diesen Übertragungsweg, denn an den Händen bleibt alles haften, was wir berühren, und auf glatten Oberflächen haftende Keime können über Tage und Wochen akute Atemwegs- sowie Magen-Darm-Infekte auslösen. Ein ähnlicher Übertragungsweg ist der in Frankreich und Russland übliche und mittlerweile auch bei uns oft ausgetauschte Wangenkuss. Hier kommt man eventuell anhaftenden Keimen im Mund-Gesichtsbereich des zu Begrüßenden und dessen ausgeatmetem Aerosol gefährlich nah.

Was spricht denn dagegen, generell darauf zu verzichten?

Athleten könnten bei notwendigen Presseterminen und „Interview-Marathons" Handschuhe tragen. Das ist im Wintersport unauffällig möglich, bei den Sommersportarten würde es vermutlich irritieren. Es gilt kreativ zu werden, die Übernahme von Begrüßungsritualen zu erwägen, die in anderen Ländern praktiziert werden. Man könnte sich auch von Formen anregen lassen, wie sie z. B. bei Surfern und Triathleten üblich sind: Sie strecken mit abgespreiztem Daumen und kleinem Finger die Faust für ein „Hang Loose!" („Bleib locker!") aus. Alle Beteiligten würden von solchen Begrüßungsvarianten gesundheitlich profitieren, wenn hierzu noch ein Abstand von mindestens 2 Metern eingehalten würde. Es versteht sich, dass erkältete Partner und Familienmitglieder von Hochleistungssportlern sich vor wichtigen Trainings- und Wettkampfphasen ganz besonders zurückhalten sollten.

Was wir berühren, kommt über die Hände oft nah an unser Gesicht und somit auch in die Nähe der Schleimhäute – angefangen beim Mobiltelefon über das Geld bis zu gemeinsam benutztem Werkzeug, Geschirr, Besteck, Getränkeflaschen und vielem mehr – so zirkulieren Keime durch Mannschaften oder Trainingsgruppen.

ANEKDOTE

Ein Athlet war mit seiner Partnerin, die die gleiche Sportart betreibt, jedoch einer anderen Nation angehört, zur Weltcupsaison 2017 zufällig mit uns im gleichen Mannschaftshotel in Winterberg untergebracht. Die Frau hatte bereits seit drei Wochen Halsschmerzen gehabt und war ab der ersten Woche mit Antibiotika behandelt worden, wodurch sie so weit beschwerdefrei war, dass keine weiteren Untersuchungen veranlasst wurden. Nach jeder abgeschlossenen Woche Antibiotikaeinnahme verschlechterte sich ihr Zustand innerhalb von 24 Stunden wieder erheblich. Nach drei Wochen und zu Beginn der vierten Woche berichtete der Partner von Halsschmerzen. Wir besprachen uns mit dem Arzt, der die Partnerin in der dritten Woche versorgt hatte, und beschlossen für den Athleten eine symptomatische Behandlung. Mehrfach am Tag fragte ich ihn nach seinem Befinden. Außer Abgeschlagenheit und etwas Halsweh hatte er keine Symptome. Am nächsten Morgen klagte der Athlet, der mit ihm das Zimmer teilte, auch über Halsschmerzen. Nach Rücksprache mit dem Mannschaftsarzt Dr. Christian Schneider wurden beide Athleten untersucht, es wurde Blut abgenommen und ein Halsabstrich gemacht. Befund: Ein Athlet hat einen positiven Scharlachabstrich und einen stark erhöhten CRP, der andere lediglich erhöhte Leberwerte, aber keinen erhöhten CRP und einen negativen Halsabstrich. Der an Scharlach erkrankte Athlet reiste umgehend ab, das Hotel und alle Gemeinschaftsgegenstände wurden desinfiziert. Die Mannschaft erhöhte die Inhalations- und Nasenspülungsraten. Einige Athleten berichteten in dieser Woche von Halsschmerzen, aber bei keinem von ihnen brach glücklicherweise Scharlach aus. Das zeigt, wie schnell und gründlich man reagieren muss. Vermutlich war die Partnerin ebenfalls an Scharlach erkrankt gewesen, wies aber durch die unspezifischen Antibiotikumgaben keine typischen Symptome auf.

4.4.2 Reinigung von Händen und Oberflächen

Hände waschen

Körperliche Nähe ist im Sport häufig unvermeidbar. Bob-Athleten stecken mit ihren Technikern bei der Arbeit an den Sportgeräten täglich oft stundenlang die Köpfe zusammen, Werkzeug wandert durch die Hände der ganzen Mannschaft. Beinahe so stark frequentiert wie die Küche ist das Behandlungszimmer der Physiotherapeuten. Dort kommen die Besucher in aller Regel nicht nur mit Händen in Kontakt, auch das Gesicht liegt auf der Behandlungsliege auf.

Beim Sport wie im Alltag gilt die Empfehlung, häufiger die Hände mit Seife zu waschen, und zwar ungefähr 30 Sekunden lang, gründlich, von allen Seiten und zwischen den Fingern, die Fingernägel zu bürsten, anschließend die Hände abzuspülen und mit einem Papierhandtuch oder über dem Warmlufttrockner abzutrocknen. Das sollte routinemäßig geschehen, wenn man nach Hause kommt, vor und nach dem Essen, nach Kontakt mit einem Tier und vor allem nach einem Toilettengang, was leider durchaus nicht selbstverständlich ist. Da gerade Toiletten in Sportstätten oft nicht mit Seife ausgestattet sind, sollten Athleten und Betreuer immer eigene Reinigungs- und Desinfektionsmittel bei sich haben.

Hände desinfizieren

Handdesinfektion ist für die Haut schonender als Händewaschen mit Seife, denn beim Händewaschen werden wertvolle Hautfette herausgelöst und abgespült. Beim Desinfizieren geschieht das zwar auch, aber durch das Einreiben werden sie wieder zurück in die Haut gegeben. Der Alkohol in den Desinfektionsmitteln erzeugt bei kleinen offenen Hautstellen ein leichtes Brennen, das aber kein Anzeichen für eine Schädigung ist. Eine gute Handdesinfektion reduziert Keime ungefähr zwanzigmal besser als Händewaschen. Die Kombination beider Verfahren ist unnötig und sogar eher hautschädigend.

Bei der Auswahl des Desinfektionsmittels sind die Einsatzzwecke zu berücksichtigen. Bei internationalen Reisen empfiehlt sich ein vielseitiges Produkt, das sowohl bakterizid, fungizid, tuberkulozid als auch viruzid wirkt. Die Handdesinfektionslösung muss mindestens 30 Sekunden lang in den Händen verrieben werden. Zur Reinigung von Esstischen, Mannschafts- und Technikräumen eignen sich gebrauchsfertige Desinfektionstücher auch sehr gut, die mit einem Flächendesinfektionsmittel getränkt werden. Im Behandlungszimmer der Autorin werden die Athleten und die Besucher der deutschen Bob-Nationalmannschaft vor der Tür mit einigen Sprühstößen Desinfektionsmittel in die Handflächen „begrüßt".

Oberflächen desinfizieren

Im Sport ist in aller Regel die Desinfektion nur kleiner Flächen nötig, die oft und von vielen Personen berührt werden, etwa Türklinken, Aufzugknöpfe, Handys, Deckel von Teekannen und die Gesichtsfelder der Behandlungsbänke der Physiotherapeuten.

Flächendesinfektionsmittel enthalten Formaldehyd, das bei dauerhafter Anwendung die Haut schädigen würde. Auf dem Kunststoff der Behandlungsbänke kann es Verfärbungen hervorrufen. Behandlungsbänke können auch mit einem Handdesinfektionsmittel gereinigt werden, das 30 Sekunden einwirken muss und dann mit Papiertüchern abgewischt werden kann. Benutzte Tücher verbreiten die Keime, deshalb sind sie nach Gebrauch umgehend zu entsorgen.

Jeder Athlet sollte für die Behandlung beim Physiotherapeuten sein eigenes Handtuch bereithalten, das groß genug ist, um die ganze Bank abzudecken, denn es stehen nicht immer ausreichend viele Handtücher zur Verfügung. Für das Gesichtsfeld werden zusätzlich Einmalpapierauflagen verwendet. Falls diese nicht zur Verfügung stehen, kann man auch mit Toilettenpapier einen Papierkranz legen.

4.4.3 Schwämme, Trinkgefäße

Bei den meisten Veranstaltungen von Ausdauersportarten werden an der Wettkampfstrecke nasse Schwämme angeboten. Um der Verbreitung von Infektionen vorzubeugen, sollte man auf dieses Angebot verzichten, denn die Schwämme werden nach der Benutzung durch die Sportler lediglich eingesammelt, wieder getränkt und erneut ausgegeben. Es empfiehlt sich, zur Kühlung statt der Schwämme das Wasser aus den Bechern oder Flaschen zu verwenden. Bei gut organisierten Wettkämpfen sind an jedem Verpflegungstisch Wasser, Cola, und Energiedrinks aufgebaut. Manche Veranstalter füllen unter ökologischem oder logistischem Gesichtspunkt die Becher nach Gebrauch wieder auf. Aus hygienischen Gründen und wegen der Gefahr von Tröpfcheninfektionen ist das abzulehnen.

Um innerhalb einer Gruppe von Sportlern die Ausbreitung von Infektionen zu vermeiden, sollten Flaschen und Getränkebecher individuell markiert werden.

Mit den Maßnahmen der Infektionsprophylaxe sollen die Athleten überdies vor der Aufnahme dopingrelevanter Substanzen geschützt werden. Dafür reicht es, Teekannen mit Tape zuzukleben. Zudem ist dafür zu sorgen, dass immer jemand aus dem Team die Kannen und Becher im Auge behält. Falls das nicht möglich ist, sollten die Kannen mitgenommen und alle benutzten Becher vorsichtshalber weggeworfen werden.

4.4.4 Niesen und Husten

Die bekannte Aufforderung, „Kind, halte dir die Hand vor beim Niesen!“, ist glücklicherweise überholt. Auch die Empfehlung, in die Ellenbeuge zu niesen oder zu husten ist nicht optimal, denn auf Hand und Kleidung überleben manche Keime mehrere Tage lang, zumal Oberteile, insbesondere Jacken, nicht gerade häufig gewaschen werden. Beim Husten oder Niesen wird ein Luftstrom mit einer Geschwindigkeit von über 160 km/h ausgestoßen und kontaminiert die Umwelt. Im besten Fall kann man sich rechtzeitig von Umstehenden abwenden und in ein Papiertaschentuch niesen oder husten, das man anschließend wegwirft. Wenn nur die Hand als „Umweltschutz“ bleibt, sollte man diese umgehend waschen und desinfizieren, ohne zuvor etwas zu berühren.

In unserem Kulturkreis ist es üblich, die Nase in ein Papiertaschentuch zu reinigen. In anderen Kulturkreisen zieht man den Schleim in der Nase hoch. In beiden Fällen werden die Nasennebenhöhlen geklärt. Das hochgezogene Sekret wird ohne gesundheitliche Konsequenzen geschluckt.

Papiertaschentücher sollten unmittelbar nach Benutzung weggeworfen und nicht in die Tasche gesteckt werden. In einigen Kulturen – z. B. der japanischen – gilt das als unzivilisiert, sogar als anstößig.

In ➤ Kapitel 4.3.1 wird im Zusammenhang mit der Nasenspülung der „Bernoulli-Effekt“ (➤ Abb. 4.10) beschrieben. Dieser funktioniert in beide Strömungsrichtungen, das heißt, beim Naseputzen, dem einseitigen Ausblasen aus einem Nasenloch ebenso wie dem „Hochziehen“ des Nasensekrets. Die Nasenhöhlen und das Mittelohr sind durch die Eustachische Röhre miteinander verbunden. Beim Naseputzen entsteht ein Überdruck, beim Hochziehen ein Unterdruck in dieser Röhre. Bläst man die Nase zu stark aus, kann infektiöses Sekret in die Eustachische Röhre gepresst werden, und über diese Tubenverbindung kann der Infekt sich bis zum Mittelohr hin ausbreiten.

4.4.5 Zimmerbelegung – Quarantäne

Ein schwieriges, weil konfliktträchtiges Thema ist die Isolierung von erkrankten Athleten und Betreuern. Nicht immer sind die finanziellen oder logistischen Rahmenbedingungen in jeder Sportart gegeben, um Erkrankte umgehend in einem separaten Zimmer unterzubringen. Allerdings sollte nicht jeder Anflug von Halsweh und Schnupfen mit einer „Auslagerung“ geahndet werden. Der Betroffene sollte selbstverantwortlich und dem Team gegenüber offen mit der Gefährdungssituation umgehen – und dennoch verantwortungsvoll bereits beim Auftreten erster leichter Symptome das medizinische Team konsultieren.

BEACHTE

Ein einfacher Halsschmerz ist von einem Streptokokken-Infekt abzugrenzen, ebenso wie eine Erkältung von einer „echten" Grippe oder einer denkbaren SARS-CoV-2

Infektion unterschieden werden muss. Meist reisen Orthopäden mit den Mannschaften, die trotz Schulungen in der Beurteilung von Atemwegserkrankungen oder Infektionen, nicht unbedingt gleichermaßen erfahren sind. Einen Grippeschnelltest und vermutlich in Zukunft auch Testkits für SARS-CoV-2, sollte deshalb jedes medizinische Team im Gepäck haben. Im Ernstfall können so, meiner Erfahrung nach, echte Desaster für eine Mannschaft verhindert werden.

Wenn die Symptome der Erkrankung zunehmen, sollte der Erkrankte möglichst in ein eigenes Zimmer verlegt und auch von den Gemeinschaftszeiten der Mannschaft konsequent ausgenommen werden. Das betrifft vor allem die Essenszeiten, Mannschaftsbesprechungen sowie anfallende Arbeiten an den Sportgeräten. Einem gezielten Training wird der Athlet bei entsprechender Symptomatik ohnehin nicht nachgehen.

Es hat sich bewährt, Betroffene erst nach Freigabe durch eine befähigte und befugte Person aus dem medizinischen Team wieder zur Gemeinschaft stoßen zu lassen. Diese Maßnahme ist hart, aber notwendig, um die Ausbreitung eines Infektes innerhalb der Mannschaft zu verhindern. Es wäre unvernünftig und unsportlich, sich nicht daran zu halten, es sogar bewusst zu verschweigen und damit andere einem erhöhten Ansteckungs- Erkrankungs- und Ausfallrisiko auszusetzen. Im schlechtesten Falle bringt man das Team um mögliche Erfolge und riskiert bleibende Gesundheitseinschränkungen.

Der Arzt entscheidet letztlich über die notwendige Abreise eines Teammitglieds von der Mannschaft. Für den Erkrankten ist dies gesundheitlich die richtige Entscheidung, auch um sich ausreichend in Ruhe zu Hause auskurieren zu können. Immer aber ist es für die gesamte Mannschaft von Vorteil. Ist diese unbeliebte und schwierige Entscheidung einmal getroffen, muss sie von allen akzeptiert und umgehend umgesetzt werden.

Die Regelungen für die neue Problematik, d. h. den Umgang mit SARS-CoV-2- Infektionen, werden sicherlich die nächste Zeit immer wieder geändert werden. Zu den Kernpunkten wird bis auf Weiteres sicherlich die Isolierung Betroffener zählen, sowie ausschließlich geschützter Kontakt mit mindestens FFP2 Maske.

4.4.6 Infektprophylaxe im Wettkampfalltag

Athlet

Die Vorbeugung beginnt morgens im Bad (➤ Abb. 4.12). Eine Nasenspülung und eine kurze Kochsalzinhalation von 5 ml erfordern keinen großen Zeitaufwand. Die Wettkampftasche sollte ausreichend Wechselkleidung enthalten, vor allem für die Phase nach dem Wettkampf, zusätzlich entweder ein Desinfektionsgel oder Einmaldesinfektionstücher. Auch Salz-Lutschtabletten und ein Nasenspray mit Kochsalz kann man mitführen, zur Sicherheit vielleicht noch ein Nasenspray mit medizinischer Wirkung. Sollte die Nase im Verlauf des Wettkampftages „zugehen", ist das oft die Rettung. Für die Flüssigkeitszufuhr sollte zusätzlich zum Wettkampfgetränk, das sehr unterschiedlich zusammengesetzt sein kann, ungesüßter Kräutertee, am besten mit echter Kamille, zur Verfügung stehen. Der Tee dient zum Nachspülen nach Atembelastungen wie sie beim Aufwärmen oder Abwärmen oder zwischen den Wettbewerben entstehen. Besonders nach dem Konsum von zuckerhaltigen Getränken hilft der Tee, das saure Milieu zu neutralisieren. Die pharmazeutisch wirksame Kamille reduziert zudem Keime. Nach dem Wettkampf kann gegebenenfalls die Nase gespült und eine kurze Kochsalzinhalation angeschlossen werden.

TIPP

Packliste für den Wettkampftag oder intensive Trainingseinheiten

In der Unterkunft vor der Abreise:
- Nasenspülung
- NaCl- Inhalation

In die Wettkampftasche:
- Mund-Nasenschutzmaske
- Nasendusche
- Nasenspüllösung
- Inhaliergerät
- NaCl 0,9 %
- Wechselkleidung witterungsgerecht und in ausreichender Menge
- Wechselschuhe
- Desinfektionsgel
- Einmaldesinfektionstücher
- Salz-Lutschtabletten
- Nasenspray mit Salzlösung

- Nasenspray mit medizinischer Wirkung
- Nasensalbe
- Kräuter- Kamillentee

Zurück in der Unterkunft nach einem Wettkampf oder intensiven Trainingseinheiten:
- Nasenspülung
- NaCl- Inhalation
- Atemübungen zur Regeneration

Vor allem wenn weitere Wettkämpfe an den folgenden Tagen anstehen, sollte der Athlet nach dem Wettkampf und nachdem er für sich selbst und für das Sportgerät gesorgt hat, den Tag möglichst ruhig ausklingen lassen. Auch wenn der Sinn nach feiern steht, sollte er bedenken, dass man im Anschluss an einen Wettkampf durch den Open-Window-Effekt (➤ Kap.3.2) besonders infektanfällig sein kann.

Betreuer/Physiotherapeut

Physiotherapeuten einer Mannschaft sollten immer ausreichend Getränke wie Kräutertee mit pharmazeutisch wirksamer Kamille mitführen. Zusätzlich zu Tee, Pappbechern und einem wasserfesten Ölstift sollten Handdesinfektionssprays, Ersatz-Mund-Nasenschutzmasken und Einmaldesinfektionstücher zur Verfügung gestellt und am besten in der Mannschaftskabine bereitgestellt werden. Mit den Tüchern lassen sich auch Handys oder Oberflächen reinigen und desinfizieren. Weiterhin gehört eine „Zupftuch-Box“ mit Kosmetiktüchern zur Grundausstattung. Sie gewährleistet jedem Anwender eine maximale hygienische Entnahme.

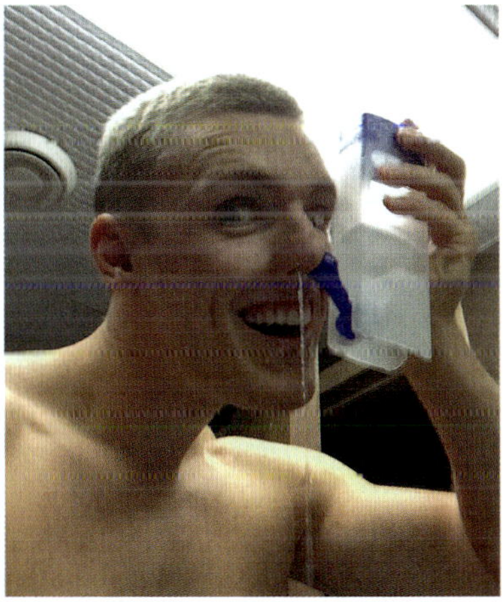

Abb. 4.13 Vor sowie nach intensiven Belastungen und auch generell morgens und abends ist eine Nasenspülung eine gute Infektprophylaxe. Thorsten Margis bei der Nasenspülung. [P1048]

Unerfahrenere oder auch hochkonzentrierte Athleten muss man gelegentlich daran erinnern, entsprechend der Witterung und anstehender Aufgaben die Wechselkleidung anzuziehen, die Jacke zu schließen oder eine Mütze aufzusetzen. Kühlt der Körper während der wirksamen Phase des „Open-Window-Effekts“ zu sehr aus, können wenige Minuten ausreichen, um einen Infekt auszulösen.

BEACHTE

Bei Tees sollte auf pharmazeutische Qualität geachtet werden. Ein Vorteil der hohen Qualitätsstandards von pharmazeutischen Tees ist, dass durch sie keine dopingrelevanten Inhaltsstoffe aufgenommen werden. Insbesondere die pharmazeutische Kamille wirkt positiv auf die Mundschleimhaut, die Zahnzwischenräume und auf die Schleimhäute von den oberen Atemwegen über die Speiseröhre bis hin zum Magen.

TIPP

Betreuer-Packliste für den Wettkampftag:
- ausreichend pharmazeutischer Kräuter- und Kamillentee
- Markierungsstift fixiert an die Teekannen
- Pappbecher
- Handdesinfektionsspray
- Einmalhanddesinfektionstücher
- Ersatz-Masken in ausreichender Zahl
- Papiertücher (Spenderbox)
- Salz-Lutschtabletten
- Nasenspülung
- Nasenspray mit Salzlösung
- Nasenspray mit medizinischer Wirkung
- Nasensalbe für sehr kalte Tage

4.5 Behelfsmasken versus Mund-Nasenschutz-Masken

Angehörige der US-Institutes of Health, Neeltje van Doremalen und Mitarbeiter, haben 2020 nachgewiesen, dass sich z. B. die SARS-CoV-2-Viruskonzentration in geschlossenen Räumen sowie auch auf Oberflächen bis zum Ende des Experimentes hielten, welches über vier Tage angesetzt worden war.

Die Halbwertszeit für z. B. SARS-CoV-2 und CoV-1 in der Luft in geschlossenen Räumen betrug 2,74 Stunden! Die Ergebnisse der Halbwertszeit auf Oberflächen waren: auf Plastik 15,9–17,7 Stunden, auf Stahl 13,1–9,77 Stunden, auf Pappe 8,45–1,74 Stunden.

Es können auch Auslöser wie die für z. B. Tuberkulose, Masern, Windpocken, Scharlach und eben auch Influenza über diesen Weg verbreitet werden. Aerosole sind Tröpfchen, in denen die Viren eingeschlossen sind. Ein direkter Kontakt ist also gar nicht nötig und im Falle von Corona muss ein sogenannter Spreader (Verbreiter) nicht einmal selbst Symptome aufweisen. Aktuell wird auch in Betracht gezogen, dass sich entsprechend kleine Keime, (kleiner 5 Mikrometer), über Klima- und Lüftungsanlagen verbreiten können.

Generell gelangen Bakterien und Viren, die Atemwegsinfekte auslösen, über das ausgeatmete Aerosol, wovon 1000–50.000 Tröpfchen in der Luft verteilt werden, in die Umgebungsluft. Das Aerosol von normal ausgeatmeter Luft ist kleiner als das Aerosol von ausgehusteter oder ausgenießter Luft. Dieses ist etwa 10-mal größer und sinkt daher auch schneller zu Boden.

Nicht geeignet als Infektionsschutz sind sogenannte Behelfsmasken aus handelsüblichem Stoff, wie Schals, Tücher, Buffs und einfache Stoffmasken ohne irgendwelche Filtereinsätze. Es werden lediglich größere Tröpfchen zurückgehalten oder die partikeleigene Geschwindigkeit der Tröpfchen verringert. Bestenfalls unterstützen sie das Bewusstsein für achtsamen Umgang und Abstand. Bakterien und Viren unterscheiden sich von der Größe her erheblich. Während Bakterien bis zu 1 Mikrometer groß sind, haben Viren eine Größe von 20–300 Nanometern. Das ist durchschnittlich 100-mal kleiner als Bakterien. Influenzaviren sind etwa 120 Nanometer und Coronaviren etwa 160 Nanometer groß.

Somit empfiehlt es sich, folgende Masken für den jeweiligen Einsatz zu tragen:

- Behelfsmasken, Stoffmasken:
  - Schützen gar nicht und darauf wird daher nicht weiter eingegangen.
- OP-Masken oder medizinische Gesichtsmasken:
  - Schützen nicht zuverlässig vor einatembaren Partikeln, da sie als Schutz für Patienten gedacht sind. Die in medizinischen Berufen arbeitenden Personen tragen sie, um keine Partikel in offene Wunden abzugeben. Sie dienen also mehr dem Schutz vor der Verbreitung von Viren als dem Selbstschutz. Sie helfen jedoch, das direkte Auftreffen größerer Tröpfchen abzufangen.
  - Norm: DIN EN 14683:2019-6, CE-Zertifikat1.
  - Einmalprodukt, welches direkt nach dem Tragen wegzuwerfen ist.
- Mund-Nasenschutz-Masken, filtrierende Halbmasken (FFP1-FFP2-FFP3; FFP bedeutet: Filtering Face Piece):
  - Schützen die tragende Person selbst. Je höher die Klassifizierung, desto höher der Schutz.
  - Schützen auch die Umgebung vor Aerosolen und Partikeln.
  - Norm: DIN EN 149:2001–10, CE-Zertifikat1.
  - Streng genommen sind sie die einzigen Masken, die bei korrektem Sitz zuverlässig den Träger vor einer Infektion schützen.

Raumluftreiniger

Im Hinblick auf die Virenprophylaxe stellen effiziente Raumluftfilter für Behandlungs-, Trainings-, Speise- und Schlafräume sowie Werkstätten eine sehr gute Ergänzung zum Lüften dar.

Prof. Dr. Kähler von der Universität der Bundeswehr München und sein Team legten 2020 eine Studie vor, der zufolge nur Luftfilter mit einem zertifizierten H14-HEPA-Filter DIN EN 1822–1 eine wirksame Maßnahme auch gegen SARS-CoV-2 Viren sind und diese zu 99,97 Prozent beseitigen, wenn sie 6-mal stündlich einen kompletten Luftumsatz des Raumes erreichen können.

Benutzt man hingegen lediglich einen H13-HEPA-Filter, ist die Filterleistung um das Zehnfache geringer. Der Reinigungseffekt würde lediglich für Bakterien ausreichen.

Unzureichende Geräte sind wirkungslos und können die Verteilung von Krankheitserregern im Raum sogar noch verstärken. Die WHO rät von UV-Licht-Geräten zur Desinfektion ab, da der Einsatz gesundheitsschädigend sein kann, wenn die UV-Quelle im Bereich des Sichtfeldes steht. Geräte, die mit Ionisation oder Ozon-Entkeimungstechnik arbeiten, beseitigen Viren nur unzuverlässig oder können die Luftqualität im Raum sogar verschlechtern.

Raumluft-Messgeräte
Messgeräte, die den CO_2-Gehalt der Raumluft anzeigen, unterstützen geeignete Hygiene-Konzepte, indem sie die Werte sichtbar machen und eine genauere Steuerung ermöglichen. Gute Raumluft ist bei 400–500 ppm (parts per million) gegeben. Der Wert sollte 1000 ppm nicht übersteigen (Kap. 3.3.7).

4.6 Grippe- und SARS-CoV-2-Impfung

Dieter Hoffmann

Während SARS-CoV-2-Impfungen von der ständigen Impfkommission allgemein ab einem Lebensalter von 12 Jahren empfohlen werden (Stand Herbst 2021), wird Leistungssportlern nicht generell zur Grippeeimpfung geraten. Trotzdem kann dies, vor allem für Wintersportler, sinnvoll sein. Wintersportler sind besonders durch Influenza und SARS-CoV-2 gefährdet: Die Schleimhäute der Atemwege werden wegen kalter Luft schlechter durchblutet, was die lokale Abwehr beeinträchtigt. Zum anderen sind Influenza- und SARS-CoV-2-Viren im Winter wesentlich häufiger und gefährden Wintersportler in ihrer Wettkampfsaison. Betreuende Ärzte sollten Wintersportlern Impfungen empfehlen, da sie gut verträglich und bei jungen Erwachsenen auch gut wirksam sind.

4.7 Ernährung

Die richtige Ernährung im Sport ist ein riesiges Themenfeld und dementsprechend gibt es ebenso viele Ernährungsphilosophien wie Ernährungs-Therapiekonzepte. Generell ist Ernährung all das, was wir in Form von Getränken und Lebensmitteln zu uns nehmen. Dabei sind die Bedürfnisse und Verträglichkeiten individuell sehr unterschiedlich. Jeder Mensch muss für sich die aktuell geeignete und ausreichende Versorgung mit Nahrungsmitteln finden. Jede Sportart braucht eine andere prozentuale Verteilung von Kohlenhydraten, Eiweißen und Fetten. Dies ist eine der wesentlichen Voraussetzungen für Leistungsfähigkeit.

Im Folgenden soll dem leistungsorientierten Sportler eine Vorstellung davon vermittelt werden, wie sich „ungesunde" Ernährung auf die Gewebe und Zellen auswirkt – wie die Redewendung sagt: „Du bist, was Du isst" – denn alles, was der Körper aufnimmt, baut er in seine Zellen ein.

Neben den spezifischen, sich aus der jeweiligen Sportart ergebenden und zu berücksichtigenden Ernährungsanforderungen ist eine regionale, saisonale und abwechslungsreiche Küche am besten geeignet, Ernährungsdefiziten vorzubeugen.

Defizitäre Ernährungszustände beeinträchtigen die Regeneration der Muskeln wie auch der Schleimhäute der Atemwege. Sie wirken sich auf alle Gewebe, das Immunsystem und damit auf die Leistungsfähigkeit aus.

In diesem Zusammenhang spielt der Darm eine besondere Rolle. Aus den Schleimhäuten der Darmwand (Mucosa) führen 100 Millionen Nervenzellen zum Gehirn, dagegen lediglich zehn Millionen Nervenzellen von dort zum Darm. Dreiviertel unseres Immunsystems sind im Darm lokalisiert. Das Wohlbefinden des Darmes trägt entscheidend zu einem gesunden Organismus bei, mehr noch, es bedingt ihn.

Für die Aktiven einiger Sportarten, vor allem in den Ausdauerdisziplinen, ist eine eher gesunde Ernährungsweise kennzeichnend. Sportler anderer Sportarten können in diesem Punkt hingegen oft noch dazulernen. Ernährt sich ein Kraftsportler ungesund, spürt er die Konsequenz wiederholter Besuche in einem Burger-Restaurant oft nicht unmittelbar. Angesichts sehr kurzer Maximalbelastungsphasen bemerkt er nicht unbedingt einen Zusammenhang zwischen Leistungsdefizit einerseits und defizitärer Ernährung andererseits. Ein Triathlet hingegen wird spätestens bei Kilometer 13 von 42,2 zu laufenden Kilometern daran erinnert, dass der Besuch beim Burgerbrater am Vorabend keine allzu gute Idee war. Die Ernährung ist im Kampf um den Platz auf dem Podium ein wichtiger Baustein – sowohl in Ausdauer-, als auch in Kraftsportarten. Jeder Sportler sollte seine Ziele auf Basis einer gesunden und anti-entzündlichen Ernährung verfolgen. Der beliebte Vergleich trifft den Punkt: Einen Formel-Eins-Rennwagen kann man nicht mit Diesel betanken.

4

BEACHTE

Eine gesunde, ausgewogene und entzündungshemmende Ernährung wirkt sich positiv auf das Immunsystem und somit auf die Infektanfälligkeit aus. Ein gesunder Darm hat aber noch weitreichendere Auswirkungen auf unsere Gesundheit. Es geht darum herauszufinden, was der Einzelne gut verträgt und was nicht.

Einige Anmerkungen zu wichtigen Gesichtspunkten bzw. Grundregeln einer sinnvollen Ernährung, die für alle ambitionierten Sportler und insbesondere für Hochleistungssportler von Belang sind: Ernährungswissenschaftler sind sich einig darin, dass die Kombination von vielen verschiedenen Obst- und Gemüsesorten, grünem Tee, echter Kamille, frischen Kräutern, Gewürzen, Nüssen, Sonnenblumenkernen, Olivenöl und generell pflanzlichen Ölen günstig ist, während Geflügel, Eier, Transfette (Margarine und andere gehärtete Fette) nachweislich Entzündungsreaktionen im Gewebe hervorrufen.

Zunehmend geraten vor allem Mehle sowie daraus hergestellte Backwaren in Verdacht, Entzündungen im Gewebe zu begünstigen. Nicht wenige Athleten machten positive Erfahrungen mit der schlichten Regel, „alles, was es beim Bäcker gibt" vom Speiseplan zu streichen. Sie berichten von einem verbesserten „Fitnessgefühl", weniger Müdigkeit, definierterem Gewebe und geringerer Verletzungs- und Infektanfälligkeit.

Abzuraten ist vom Konsum von Emulgatoren und Glutamat. Emulgatoren werden regelmäßig in industriell verarbeiteten Lebensmitteln eingesetzt (sie verbinden Wasser mit Öl zu einer „Emulsion", daher der Name). Sie verändern die Durchlässigkeit der Darmschleimhaut, was die Aufnahme von Nährstoffen behindert. Emulgatoren finden sich vor allem in Süßigkeiten, Schokoladenüberzügen und Industrieeis.

Glutamat ist das Salz der Glutaminsäure und kommt natürlicherweise in Nahrungsmitteln wie Käse, Fleisch und Tomaten vor. In der Nahrungsmittelindustrie wird es als Geschmacksverstärker eingesetzt und ist fast immer in Dosensuppen, Tiefkühl-Pizzen, Knabberartikeln, Wurst und Fertiggerichten enthalten. Das Kürzel für (Mononatrium-) Glutamat ist E621. Glutamat dient dem Gehirn als Botenstoff und ist am Zellstoffwechsel beteiligt. In sehr hoher Konzentration ist es neurotoxisch. Bekannt ist das „China-Restaurant-Syndrom" nach dem Genuss asiatischer Speisen, die häufig mit Glutamat gewürzt werden: Bei Glutamat-empfindlichen Menschen können Kopfschmerzen, Schweißausbrüche, Taubheitsgefühle bis zu allergischen Schockzuständen auftreten. Erste Hinweise deuten darauf hin, dass Glutamat Übergewicht begünstigt, indem es in die Appetitregulation eingreift.

BEACHTE

Glutamat muss per Gesetz nicht als E621 angegeben werden. Häufig werden stattdessen die Begriffe „Geschmacksverstärker", „Würze", „Aroma", „fermentierter Weizen" oder – bei Bioherstellern – „Hefeextrakt" benutzt.

TIPP

Jeder Athlet sollte jährlich den Blutspiegel für Spurenelemente, Vitamine und Mikronährstoffe überprüfen lassen. Selbst bei Spitzensportlern bestehen oft beträchtliche Mangelzustände.

Zwischen einer der Sportart entsprechenden, ausreichenden Kalorienzufuhr und der Verdauung der verzehrten Nahrungsmittel kommt es nicht selten zum zeitlichen Konflikt. Mahlzeiten vor sportlicher Aktivität sollten eher gering ausfallen, damit der Magen nicht zu voll ist. Bei sportlicher Betätigung wird die Verdauung vom Nervensystem in einen „Standby" Modus geschaltet. Dadurch ist die Blutversorgung für den Bewegungsapparat gewährleistet, aber „der Bauch" bleibt voll. Zudem sollte, um einem Reflux vorzubeugen, die letzte Mahlzeit im Idealfall mindestens zwei Stunden vor dem Zubettgehen, sei es Mittagsschlaf oder Abendruhe, eingenommen werden.

Wer unter Sodbrennen oder Reflux leidet, sollte Nahrungsmittel wie Kaffee, Säfte, Limonaden, jede Form von Kohlenhydratgetränken oder Zusätzen meiden, da sie für den Magen weder förderlich noch leicht verdaulich sind. Auf kohlensäurehaltige Getränke sollte verzichtet werden. Alle Zufuhr sollte möglichst naturbelassen und basisch sein.

Was für den Körper basisch, also günstig ist, ist jedoch nicht unbedingt leicht verdaulich für den Magen. Folglich muss differenziert werden zwischen gesunder Ernährung im Allgemeinen und einer notwendigen Anpassung der Ernährung bei Magen-

und Speiseröhrenproblemen. Rohe Gurken, Tomaten, Ananas, Kiwi, Ingwer, Salate, generell Rohkost und Pikantes sollten gemieden werden. Es empfiehlt sich die klassische Form von Schonkost, nämlich gedämpftes Gemüse oder Kartoffeln, gedünstetes Obst, also eher gegarte Nahrungsmittel, aber unter Beachtung der notwendigen Salzzufuhr

Zur Beruhigung und Unterstützung des Magens haben sich pharmazeutisch wirksame Kräutertees bewährt, etwa eine Mischung mit Süßholzwurzel, echter Kamille, Salbei, Anis. Bei Übelkeit ist Minze eine gute Beigabe. Die Autorin verwendet ausschließlich pharmazeutische Tees, deren Herstellung strengen gesetzlichen Auflagen unterliegt. Über die Wirkung der Arzneitees entscheidet der Gehalt an arzneilich wirksamen Bestandteilen. Für jeden Arzneitee ist ein Wirkstoffgehalt definiert. Zum Beispiel scheint der Autorin die auf Kreta wachsende Kamille besonders wirksam zu sein, während fertige Kamillen-Filterbeutel, die man als Lebensmittel im Supermarkt kaufen kann, nahezu wirkungslos sind. Diese Aufgussbeutel enthalten in vielen Fällen 5–10 Prozent Kamillenblüten – der Rest ist Kamillenkraut. Professor Heinz Schilcher war einer der anerkanntesten Experten in der Phytopharmazie und hat wesentlich zum Erkenntnisgewinn über Pflanzenmedizin beigetragen. Sein Leitfaden Phytotherapie gehört zur Standardliteratur der Apotheker. Hier kann man die Wirkung der unterschiedlichen Pflanzen nachlesen und gewinnbringend in die Eigenbehandlung integrieren.

KAPITEL

5 Eigenbehandlung

Voraussetzung für eine Eigenbehandlung ist in jedem Falle vorab eine eingehende Untersuchung durch einen Facharzt (Hals-Nasen-Ohren-Arzt, Lungenfacharzt, Internist, Sportmediziner, Radiologe), um ein medizinisch behandlungsbedürftiges Geschehen auszuschließen. Falls Fachkräfte aus unterschiedlichen Disziplinen aufgesucht werden, sollten diese sich idealerweise untereinander und mit dem Athleten abstimmen. Wenn nach erster medizinischer Abklärung keine weiterführende Diagnostik notwendig ist, kann z. B. mit sport-atemphysiotherapeutischen Maßnahmen begonnen werden.

Es gilt dann abzuklären, welches Symptom oder Krankheitsbild beim Betroffenen vorliegt. Danach und dem entsprechend wird die Maßnahme der Eigenbehandlung ausgewählt. Begleitend können myofasziale Gewebetechniken, wie zum Beispiel die Reflektorische Atemtherapie®, das FDM Faszien Distorsions Modell nach Stephen Typaldos, ergänzend osteopathisch atemlösende Techniken eingesetzt werden. Die Wirksamkeit dieser und weiterer Techniken, die ein spezialisierter Physiotherapeut nutzen kann, wird hier nicht im Einzelnen erörtert.

Bei einfachen Atemwegsinfekten gilt – unabhängig davon, ob die oberen oder die unteren Luftwege betroffen sind – die Empfehlung, in jedem Falle beide Etagen zu behandeln, damit die Infektion sich nicht über die miteinander verbundenen Schleimhäute (sogenannter Etagenwechsel) ausbreitet.

5.1 Anzeichen für einen Atemwegsinfekt

Kathrin Leibig

Einfache Infekte der Atemwege sind primär Erkrankungen der Schleimhautoberfläche (respiratorisches Epithel). Krankheitserregende Keime verursachen eine „Wunde" und im weiteren Verlauf eine Schwellung der Schleimhaut. Dieser Mechanismus führt zu den typischen Beschwerden einer beginnenden Erkrankung. Häufig kommt es zu einem Trockenheitsgefühl und juckendem Schmerz in den Atemwegen. Je nach Lokalisation des Primärinfektes können verschiedene Symptome auftreten. Beachten Sie hierzu ➤ Kapitel 2.1 Atemwegserkrankungen.

Nase

Der klassische Schnupfen (Rhinitis) kündigt sich an durch Niesattacken, trockene, brennende Nasenschleimhäute und eine verstopfte Nase mit behinderter Nasenatmung. Das Nasensekret ist noch hell und flüssig.

Rachenraum und Hals

In diesem Bereich kündigen sich die meisten Atemwegsinfekte an. Meist fühlt sich der Rachen trocken und kratzig an. Es folgen Halsschmerz und Schluckbeschwerden.

Bronchien und Luftröhre

Der klassische Infekt rutscht zwar meist von den oberen in die unteren Atemwege (Etagenwechsel), manchmal beginnt die Infektion jedoch schon in den tieferen Atemwegen. In diesem Falle bemerkt man oft neben reduzierter Leistungsfähigkeit und Abgeschlagenheit ein Brennen und ein Druckgefühl hinter dem Brustbein. Der Husten ist zunächst trocken, also ohne Auswurf.

Eigenbewertung

Ein banaler viraler Atemwegsinfekt mit unkompliziertem Verlauf ist meist lokal begrenzt und mit einem allenfalls geringgradigen Krankheitsgefühl verbunden. Maßnahmen wie körperliche Schonung, NaCl-Inhalation, Nasenspülung, pharmazeutische

Tees, warme Wickel und Lutschtabletten sind ausreichend. Eine SARS-Cov-2 Infektion muss ausgeschlossen werden. Liegt keine derartige Infektion vor, ist der Gang zum Arzt entbehrlich.

Anders verhält es sich bei Hinweisen auf eine zusätzliche bakterielle Infektion oder eine Ausbreitung des einfachen viralen Infektes, was eine systemische Reaktion des Körpers erforderlich macht. Typische Warnhinweise sind hohes oder anhaltendes Fieber, Schüttelfrost, starkes nächtliches Schwitzen, schweres Krankheitsgefühl und körperliche Schwäche. In diesem Falle sollte unbedingt ein Arzt hinzugezogen werden.

Auch primär lokale Entzündungen können einen komplexeren, d. h. behandlungsbedürftigen Verlauf nehmen und eine ärztliche Konsultation bzw. Therapie erfordern.

Nase

Der einfache Schnupfen kann in eine eitrige Nasennebenhöhlenentzündung (Sinusitis) übergehen. Typischerweise wird hier das Nasensekret zunehmend fester und eitrig verfärbt. Man hat ein dumpfes Gefühl im Kopf, leidet oft an Kopfschmerzen, die sich verstärken, wenn man sich bückt oder auf Stirn oder Kieferhöhle klopft. Im weiteren Verlauf können systemische Reaktionen wie Fieber und ein Krankheitsgefühl auftreten.

Rachen und Hals

Insgesamt wird bei viralen Infektionen des Rachens (Pharyngitis) überwiegend Selbstheilung beobachtet. Nach einer Woche sind nahezu 80 Prozent der Erkrankten wieder beschwerdefrei.

Nur in seltenen Fällen kommt es zu lokalen Komplikationen wie einer eitrigen Mandelentzündung (Tonsillitis) durch Streptokokken oder abgekapselte Eiteransammlungen (Paratonsillarabszess). Typische Zeichen sind hier ein ziehendes Geräusch vor allem beim Einatmen (Stridor), Atembeeinträchtigung, erhebliche Halsschmerzen und Schluckbeschwerden. Bei Inspektion sind grellrote, eitrig belegte Mandeln zu erkennen. Auch hier können Fieber, Abgeschlagenheit und andere systemische Reaktionen auftreten.

Bronchien und Luftröhre

Dass ein Husten nicht mehr „banal“ ist, zeigt sich oft durch ein schweres Krankheitsgefühl, hohes, anhaltendes Fieber und Nachtschweiß. Auch Brustkorbschmerzen und Atemnot sind Zeichen einer ernsteren Erkrankung, wie z. B. einer Lungenentzündung oder einer „echten Grippe“ (Influenza). In diesen Fällen ist eine ärztliche Konsultation unabdingbar. Auch ein Husten, der über mehrere Wochen anhält, ist dringend abklärungsbedürftig.

5.2 Eigenbehandlung der Atemwege

5.2.1 Nasenspülung bei Infekt

Falls Sie aktuell unter einem Infekt leiden oder die Nase verstopft ist, können Sie ungefähr fünf Minuten vor der geplanten Spülung ein abschwellendes Nasenspray verwenden, denn wenn die Nase nicht frei ist, kann die Nasenspülung nicht durchlaufen. Die Lösung läuft dann am Rachen hinunter und fließt aus dem Mund heraus. In der Regel muss das Nasenspray nur wenige Male angewendet werden, sofern keine anatomischen Besonderheiten vorliegen (➤ Kap. 2.1.1, ➤ Kap. 2.1.2). Ist die Nase selbst dann noch nicht frei, muss ein Hals-Nasen-Ohren Arzt aufgesucht werden, der gegebenenfalls eine weitere Abklärung einleiten kann (➤ Kap. 2.1.2).

Vor abschwellenden Nasensprays wird oft gewarnt, weil man nicht zu Unrecht befürchtet, dass sie bei längerer Anwendung abhängig machen. Nasensprays enthalten abschwellende Wirkstoffe (Sympathomimetika). Sie bewirken eine Verengung der feinen Blutgefäße und dadurch die Verringerung der Blutzufuhr zur Nasenschleimhaut. Bei längerer Anwendung kommt es jedoch zur Gewöhnung. Lässt die Wirkung des Nasensprays nach, schwellen die Schleimhäute übermäßig an. Das verleitet dazu, das Spray erneut zu benutzen.

TIPP

Eine Entwöhnung vom Nasenspray erfordert Disziplin. Um die Abhängigkeit zu beenden, muss der Grund für den Einsatz des Sprays geklärt werden (➤ Kap. 2.1.1; ➤ Kap. 2.1.2.). Der Betroffene muss einige Tage mit einer verstopften Nase überstehen. Nasenspülungen (➤ Kap. 4.3.1) und Nasensprays mit physiologischer Salzlösung sind in dieser Zeit hilfreich.

Wenn man sich für die Anwendung eines abschwellenden Nasensprays oder abschwellender Nasentropfen entschieden hat, um die Belüftung der Nasen- und Nasennebenhöhlen zu erreichen, sollte eine ausreichende Dosierung gewählt werden, um den Effekt zu gewährleisten. Bei einem Infekt ist Nasensekret nicht nur infiziert, es ist auch infektiös. Es besteht die Gefahr einer Verbreitung der Keime auf der gesamten Schleimhautoberfläche. Eine erfolgreiche Schleimhautabschwellung stellt die natürliche Ventilation von Nase und Nasennebenhöhlen wieder her, wodurch das Sekret abfließen kann und eine mögliche Ausweitung auf das Mittelohr verhindert wird.

Eine Verdampfungs-Inhalation für die Nase über einem Topf voll heißen Wassers hilft nicht. Etwa zugesetzte Salze verbleiben unverdampft im Topf (Salineverfahren). Erstaunlicherweise wird diese Methode immer noch von Ärzten oder Apothekern empfohlen.

Sprays mit Meerwasser oder Mineralsalzen eignen sich, um auf Reisen und zwischendurch die Nasenschleimhaut zu befeuchten, ersetzen aber nicht die Nasenspülung, denn Nasensprays erreichen die Nasenhaupthöhle nicht und haben keinen Spüleffekt.

5.2.2 Bronchialtoilette bei Infekten mit Sekret

Bei akuten Infekten der unteren Atemwege mit Sekret und Husten wirkt eine Bronchialtoilette umgehend lindernd. Es wird hierfür ein Inhalator in Kombination mit einem Oszillationsgerät (im Text „Pfeife“ genannt) benötigt. Mit der Bronchialtoilette sollen vorhandenes Sekret verflüssigt und der Sekrettransport mit Hilfe der hier beschriebenen Atemmanöver entgegen der Schwerkraft erreicht werden. Dies wird einerseits durch die Wirkung des Natriumchlorids auf die mukoziliäre Clearance (MCC), andererseits durch die Verringerung der Sekretmenge in den Atemwegen bewirkt, wodurch den Keimen der Nährboden entzogen wird. Durch die Inhalation von 0,9 % NaCl reduziert sich weiterhin die Keimlast in den Atemwegen (➤ Abb. 5.1).

Für eine Bronchialtoilette müssen mindestens 30 Minuten veranschlagt werden. Hier spielt der Faktor Zeit eine wichtige Rolle, damit durch die Wiederholung der langsamen, tiefen Einatemzüge und der Ausatmung (Atemmanöver) über die Pfeife das Sekret aus den tieferen in die zentralen Atemwege transportiert wird. Es geht hier nicht allein um die Deposition der Salzlösung in den Atemwegen, sondern auch um das wiederholte Weiten und Veren-

5

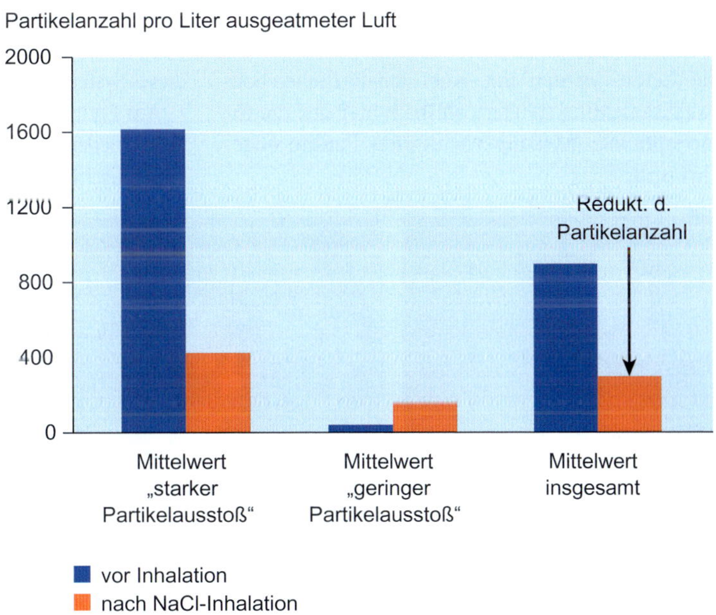

Abb. 5.1 Keimlast vor und nach einer NaCl-Inhalation. Nach einer NaCL-Inhalation ist der Keimausstoß über die Ausatmung um 70 % reduziert. [L231]

gen der Atemwege durch das Atemmanöver, sogenannte Bronchialkaliberschwankungen. Es dauert eine Weile, bis das Sekret mobilisiert und aus den Tiefen der Atemwege bis in die zentralen Atemwege befördert ist, von wo aus es abgehustet werden kann.

Nicht immer lässt sich mit Hilfe des Stethoskops zuverlässig beurteilen bzw. ausschließen, ob sich noch Sekret in den Atemwegen befindet. Die Behandlung mit der NaCl-Lösung in Kombination mit der Pfeife bringt auch kleinste Sekretmengen zum Vorschein. Es ist oft überraschend, was nach mindestens dreißigminütiger Bronchialtoilette abgehustet werden kann. Somit hat die Bronchialtoilette auch einen diagnostischen Mehrwert. Für eine Bronchialtoilette ist ein Inhalationsgerät mit Kompressor und Düsenvernebler mit Unterbrechertaste besser geeignet als ein Membranvernebler, denn die Inhalationszeit mit dem Membranvernebler ist zu kurz.

BEACHTE

Das verständlicherweise anfälligere Atemwegssystem eines Leistungssportlers wird bereits von kleinsten Sekretrückständen gestört. Der Athlet wird das zuverlässig an seiner Leistungsfähigkeit und seinem Wohlbefinden bemerken. Die Bronchialtoilette entlastet die Atemwege selbst von geringsten Sekretmengen.

Verfahrensweise

Alle Geräte werden mit einer ausführlichen Gebrauchsanleitung geliefert, weshalb hier nur die für eine optimale Wirkung wichtigsten Punkte angeführt sind.

Nehmen Sie eine bequeme, aber aufrechte Sitzhaltung ein. Halten Sie mit einer Hand den Vernebler und mit der anderen die Pfeife. Schalten Sie den Kompressor ein, drücken Sie die sogenannte Verneblertaste, wodurch das Aerosol aus dem Mundstück strömt. Nehmen Sie dieses locker zwischen die Zähne und umschließen Sie es dicht mit den Lippen, damit der NaCl-Nebel nicht neben den Lippen ausströmt. Atmen Sie möglichst langsam, lange und entspannt (➤ Abb. 5.2a). Beginnen Sie die Einatmung mit einer Bauchatmung und lassen Sie diese in den Brustkorb weiterlaufen, der sich dabei zunehmend weitet. Vielleicht spüren Sie die Atmung bis in den Beckenboden und in die Beine. Zählen Sie in Gedanken mit, wie lange Sie einatmen. Mit etwas Übung werden Sie diese Zeitspanne deutlich verlängern können. Machen Sie nach dem Einatmen eine Pause von circa 2–5 Sekunden. Die Disposition, d. h. das Verteilen und Ablagern der Aerosolpartikel in den unteren Atemwegen, erfolgt am besten bei sehr langsamer Einatmung mit anschließender Einatempause. Bei schnellem, stark ziehendem Einatmen würden die Aerosole bereits in den oberen Atemwegen abgelagert und sich nicht gleichmäßig in der gesamten Lunge verteilen. Einige Vernebler sind mit einem „PIF Control System" ausgestattet, das eine zu schnelle Einatmung verhindert. Man spricht von einem Feedbacksystem, da sich ab einer Einatemgeschwindigkeit von 25 l/min ein kleines Läppchen im Deckel der Inhalette hörbar verschließt. Da die Einatmung deutlich langsamer vonstattengehen soll, ist dieses System für die Anwendung sehr hilfreich.

Am Ende der Einatmung lassen Sie die Verneblertaste wieder los, halten mit der Atmung inne, was nicht gleichbedeutend ist mit „die Luft anhalten". Eher

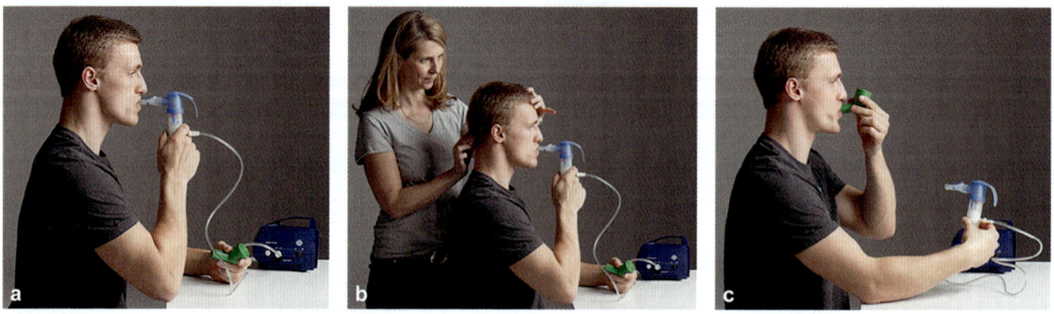

Abb. 5.2 [K416]
a) Bei aufrechter Körperhaltung langsam, lange und entspannt einatmen.
b) Beibehalten der aufrechten Körperperhaltung und Einatempause halten.
c) Bei Ausatmung die Pfeife weich und gleichmäßig blasen. Die Körperhaltung bleibt aufrecht, aber der Brustkorb sinkt ab.

handelt es sich um eine Einatempause ohne Stimmritzenverschluss. Man spricht von einem Einatembemühen ohne weiteren Atemfluss. Lassen Sie Ihre Hand mit dem Vernebler sinken, wodurch eine ausreichend lange Einatempause entsteht (➤ Abb. 5.2b). In dieser Atempause lagern sich die Aerosole ab. Infolge der Weitstellung der Atemwege dringt die eingeatmete Luft hinter das Sekret. Erst mit der nächsten Ausatmung und der damit einhergehenden natürlichen Verengung der Atemwege wird das Sekret ein Stück weiter nach oben transportiert.

Am Ende der Einatempause nehmen Sie die Pfeife bis zur Markierung in den Mund und schließen die Lippen (➤ Abb. 5.2c). Der Neigungswinkel der Pfeife bestimmt die Frequenz, mit der die Oszillation wirkt. Die Pfeife sollte ein horizontal ausgerichtetes Kopfstück aufweisen. Die Luft wird gleichmäßig ausgeblasen wobei idealerweise eine Frequenz von 12 bis 26 Hz entsteht (➤ Abb. 5.3). Die Kugel in der Pfeife überschlägt sich und die gewünschte Oszillation bleibt aus, wenn zu schnell ausgeatmet und die Pfeife zu stark gesenkt gehalten wird. Es kommt dann zu vermehrter Kompression der Atemwege und einer verkürzten Ausatmung. Bei zu schwachem Blasen und korrekt steil gestellter Pfeife bleibt der Oszillationseffekt ebenfalls aus. Kopfschmerzen, Schwindel oder Unwohlsein nach einigen Ausatmungen über die Pfeife sind bei gut trainierten Sportlern eher selten, bei untrainierten Personen dagegen nicht ungewöhnlich, verschwinden aber bei regelmäßiger Anwendung.

Sie sollten so lange ausatmen, bis Sie den Einsatz der Bauchmuskulatur spüren. Dabei sollte die Stimmritze geöffnet bleiben können. Atmen Sie aber nicht so lange aus, dass die Atemwege kollabieren, was Sie an einem sich zunehmend gepresst anfühlenden Hals und Brustkorb bemerken würden. Ein Gefühl für die richtig gesteuerte Ausatmung entwickeln Leistungssportler aufgrund ihres guten Körpergefühls recht schnell.

Je ausgeprägter der Infekt, je wahrscheinlicher und größer die vermutete oder vorhandene Sekretmenge, desto länger sollte die Bronchialtoilette durchgeführt werden. Eine Gesamtdauer von mindestens 30 Minuten ist in aller Regel notwendig, um das Sekret bis in den Bereich oberhalb der achten Abzweigung der Atemwege zu befördern. Sekret in tieferen Abzweigungen der Atemwege kann durch Husten nicht eliminiert werden, da die Luftströmung (laminarer Flow) nicht ausreicht, um es von

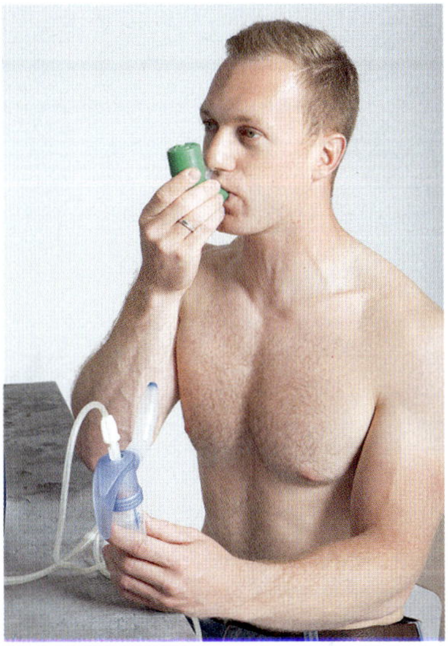

Abb. 5.3 Korrekte Haltung der Pfeife. [K416]

den Atemwegen abzuscheren und nach oben zu transportieren. Bei akuten oder sich anbahnenden Infekten ist zweimal täglich eine dreißigminütige Bronchialtoilette ein probates Mittel, die Ausweitung des Infektes zu unterbinden und eine schnellere Genesung herbeizuführen.

Grundsätzlich kann eine Bronchialtoilette auch mit einem Membranvernebler in Kombination mit einer Pfeife durchgeführte werden (➤ Abb. 5.4). Bei einigen Geräten kann man den fortwährenden Ausstrom des NaCl-Inhalats kurzzeitig verlangsamen, indem man das Gerät nach hinten kippt. Das Inhalat verbleibt dann in der Medikamentenkammer. Dennoch ist die Inhalationszeit deutlich kürzer als bei Gebrauch eines Inhalationsgeräts mit Kompressor. Bei dessen Benutzung empfiehlt es sich, die Pfeife nach Beendigung der Inhalation noch weitere 10–15 Minuten zur Ausatmung einzusetzen. Man atmet durch die Nase ein und bläst gleichmäßig über die Pfeife aus, bis die 30 Minuten erreicht sind.

HINWEIS FÜR PHYSIOTHERAPEUTEN

Dank ihres guten Körpergefühls erlernen Athleten die korrekte Durchführung der Bronchialtoilette in wenigen Minuten. Nur wenige Sportler brauchen öfter als dreimal eine komplette Therapiebegleitung. Es reicht meist, ab der zweiten Sitzung die nachstehende Tipps leise und ruhig zu wiederholen.

5

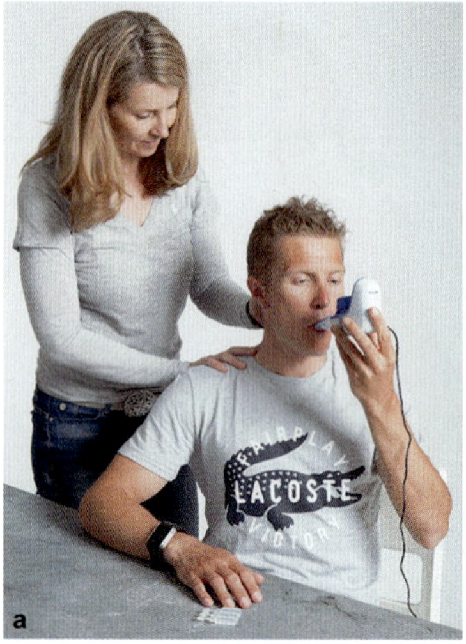

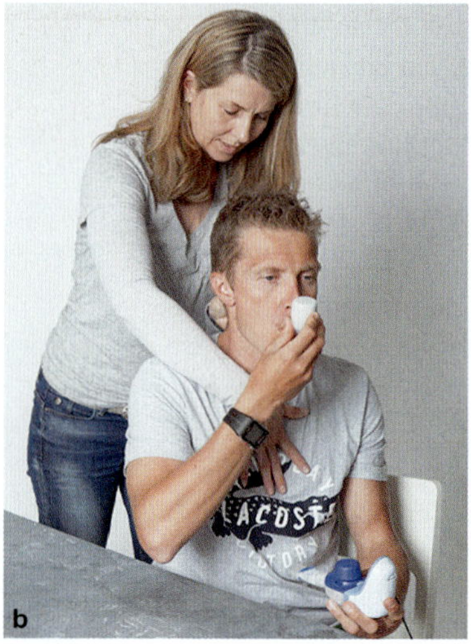

Abb. 5.4 [K416]
a) Bronchialtoilette mit einem Membranvernebler.
b) Ausatmung mit der Pfeife, den Brustkorb dabei absinken lassen. Ausatmen bis zum spürbaren Einsatz der Bauchmuskeln.

TIPPS

Wenn Sie schon routiniert sind, können Sie nach einigen Atemzügen die Augen schließen und sich nur auf Ihre langsame und tiefe Einatmung konzentrieren. Halten Sie die Einatempause ohne große Anstrengung ein. Wechseln Sie ruhig vom Vernebler zur Pfeife. Blasen Sie gleichmäßig in die Pfeife, ohne zu pressen. Lassen Sie bei aufrechter Körperhaltung mit der Ausatmung den Brustkorb absinken. Mit dieser Form der Bronchialtoilette können Sie bereits erste Meditationsübungen kombinieren.

- Langsam und tief einatmen, weit werden.
- Schultergürtel ruhen lassen, aufrechte Körperhaltung beibehalten, Stirn und Augenbrauen entspannen.
- Einatempause einhalten.
- Erst Vernebler absetzen, dann Pfeife zum Mund führen.
- Weich und gleichmäßig in die Pfeife ausatmen.
- Dabei den Brustkorb sinken lassen bis ans Ende der Ausatmung, ohne zu pressen.
- Die aufrechte Körperhaltung während der Ausatmung beibehalten.

Mit fortschreitender Automatisierung des Atemmanövers können Sie synchron zur Atmung ein „Mantra" einführen:

- Mit der Einatmung: „lass" – mit der Ausatmung: „los", um die Brustkorbbewegung und Entspannung zu fördern.
- Mit der Einatmung: zum Beispiel: „Freude" – mit der Ausatmung: „Ruhe", um die erreichte Brustkorbbewegung mit mentalen Zuständen zu koppeln (➤ Kap. 7.5).

Finden Sie für sich passende Wörter, die Ihrem Bedarf an Mentalarbeit entsprechen.

5.2.3 Inhalation für die Nasennebenhöhlen

Um mit einer Inhalation von Salzlösung auch die Nasennebenhöhlen zu erreichen, muss das Aerosol in Pulsation versetzt werden. Es ist derzeit nur ein einziges Gerät auf dem Markt, das dieser Anforderung entspricht. Wenn keine anatomischen Besonderheiten (➤ Kap. 2.1.2) gegen den Einsatz eines solchen Gerätes als Erstmaßnahme sprechen, können damit sterile Salzlösungen (oder andere Wirkstoffe wie zum Beispiel Antibiotika nach entsprechender Verordnung) zur Reduzierung der Keimlast in die Nasennebenhöhlen eingebracht werden. Das kann auch nach erfolgreichen Operationen im Nasenraum wichtig sein, denn selbst dann sind anhaltende Probleme mit den Nasennebenhöhlen und der freien Atmung nicht auszuschließen (➤ Abb. 5.5).

Verfahrensweise

Für die Inhalation nehmen Sie eine bequeme, aufrechte Sitzhaltung ein. Durch Fingerdruck oder ein Nasenhütchen, verschließen Sie eine Nasenöffnung (➤ Abb. 5.6). Schalten Sie den Kompressor ein und halten Sie das Nasenansatzstück des Verneblers in das freie Nasenloch. Atmen Sie langsam und tief durch diese Nasenöffnung in den Bauch ein. Halten Sie am Ende dieser Einatmung möglichst lange und

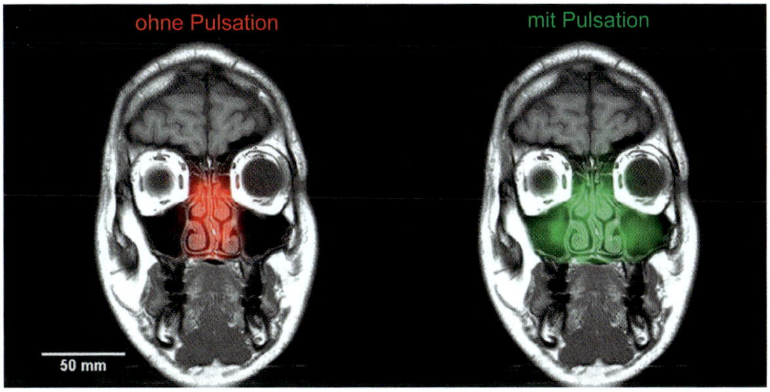

Abb. 5.5 Nur ein pulsierendes Aerosol erreicht die Nasennebenhöhlen. [H229–001]

entspannt die Luft an und drücken Sie die Zunge währenddessen an den Gaumenboden, so als würden Sie „ing" sprechen. Nur während dieses Zeitraums erreicht das Inhalat seinen Zielort. Am Ende der Einatempause atmen Sie ruhig aus und lassen den Brustkorb dabei absinken. Halten Sie die Einatmung nicht so lange, dass Sie zu pressen beginnen. Wiederholen Sie diesen Ablauf fünf bis acht Minuten lang und wechseln Sie dann zum anderen Nasenloch. Je nachdem wieviel NaCl bereits in dieser Zeit verbraucht wurde, muss zwischenzeitlich NaCl 0,9 % (Kochsalz – Natriumchlorid) nachgefüllt werden.

Eine Variante zur beschriebenen Anwendung ist die Anwendung eines Oszillators (Pfeife, s. o.) zur Ausatmung. Fahren Sie mit der nächsten Einatmung fort, wie unter ➤ Kap.5.2.2 beschrieben.

5.2.4 Hyperreagibles Bronchialsystem

Sportler und insbesondere Ausdauersportler leiden häufiger unter einem sogenannten hyperreagiblen Bronchialsystem (➤ Kap. 2.1.8). Grundsätzlich, wenn auch sehr selten, kann bei betroffenen Athleten während der Inhalation von 0,9 % NaCl (Natriumchlorid) eine entsprechende Reaktion auftreten. Etwas wahrscheinlicher ist dies bei Inhalation von 3-prozentigem Natriumchlorid. Dem liegen vermutlich die zunehmende Osmolarität, also die Erhöhung der Wirkstoffmengenkonzentration in der Lösung, und die Abkühlung des Aerosols in den Atemwegen auf ungefähr 8–12 °Celsius zugrunde. Der betroffene Athlet erlebt im Verlaufe der Bronchialtoilette ein Gefühl der Enge. Ist die zunehmen-

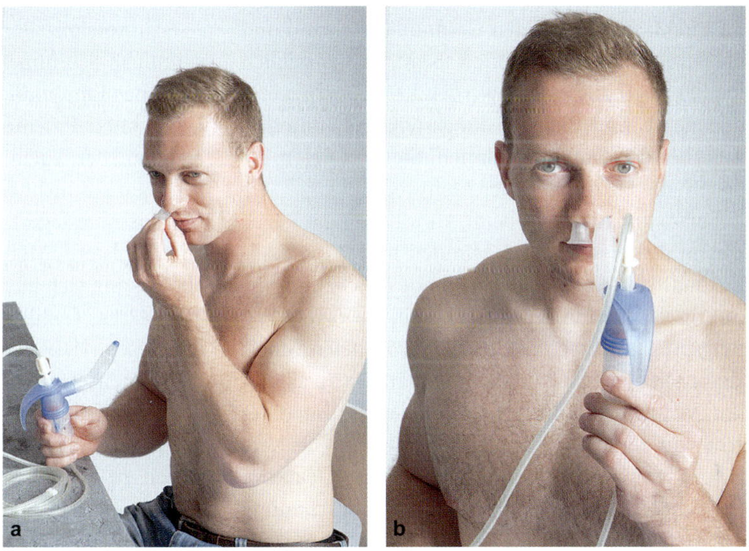

Abb. 5.6 [K416]
a) Nehmen Sie eine aufrechte Sitzposition ein. Das kleine Hütchen in ein Nasenloch setzen.
b) Einatmen und entspannt die Luft anhalten. Nur während der Atempause pulsiert das Aerosol in die Nasennebenhöhlen.

de Osmolarität das Problem, hilft nur eine kürzere Anwendungsdauer und nicht höher als 0,9-prozentig dosiertes Natriumchlorid. Diese Anpassung muss getestet, individuell und auf die Tagesform zugeschnitten vorgenommen werden. Selbst im Falle der verkürzten Anwendung profitiert der Athlet von einer Bronchialtoilette, da sie die mukoziliäre Dysfunktion verbessert. „Ectoin“ 1,3 Prozent als Bestandteil eines neuen Produktes wirkt zusätzlich zellschützend. Die Autorin hat damit hervorragende Ergebnisse erzielt.

TIPP

Für die tägliche Schleimhautpflege bei Sportlern reichen NaCl-Konzentrationen von 0,9 Prozent oder ein Inhalat mit 1,1 Prozent Salzgehalt. Bei einem akuten oder einem langandauernden Infekt mit gelbem oder grünem Sekret sollte die Anwendung der 3-prozentigen-Lösung zumindest versucht werden. Wegen der erhöhten Wahrscheinlichkeit einer Hyperreagibilitätsreaktion ist sie als Dauertherapie im Sport, nach Erfahrung der Autorin, nicht einzusetzen. Über ein bis drei Tage hinweg kann man damit jedoch eine deutliche Reduzierung der Keimlast erreichen.

5

5.2.5 Asthma/Belastungsasthma

Wie in ➤ Kapitel 2.1.7 beschrieben, ist die Grundlage der Asthma-Therapie die Betreuung durch einen Spezialisten – einen Lungenfacharzt oder im Sport auch durch den Sportmediziner. Die durch den Arzt verordneten und laufend angepassten Medikamente verbessern den Gesundheitszustand und die Belastbarkeit des Athleten so gut, dass er folglich in aller Regel ausbelastet werden kann. Asthmamedikamente sind nicht leistungssteigernd, unterliegen aber den Dopingregularien! Sie reduzieren die dauerhafte Entzündung der Atemwege.

Für Asthmatiker gilt beim Aufwärmen die Regel, dies in den ersten 10–15 Minuten in der Intervallmethode statt in der Dauermethode durchzuführen. Im Anschluss kann der Athlet in sein normales Trainingsprogramm wechseln. Seine verordneten Sprays sind nach Bedarf mitzuführen. Zusätzlich zu all diesen Maßnahmen profitiert auch der Asthmatiker sehr von der täglichen Schleimhautpflege (➤ Kap. 4.3). Diese verbessert die Mukoziliäre Clearance (➤ Kap.1.10), was sich positiv auf die Entzündung der Atemwege auswirkt.

5.2.6 Allergien

Pollenallergiker sollten bei Pollenflug die Kleidung vor der Wohnungstür ablegen und in die Wäsche geben. Umgehendes Duschen empfiehlt sich. Klares Wasser zum Ausspülen ist ausreichend, falls häufiges Waschen Haaren und Kopfhaut schaden könnte.

Es hat sich bewährt, während des Duschens die Nasenspülung durchzuführen (➤ Kap. 4.3.1). Um die allergische Reaktion in den unteren Atemwegen möglichst gering zu halten, empfiehlt sich anschließend eine Kochsalzinhalation, die sich am schnellsten mit einem Ultraschallvernebler (➤ Kap. 4.3.2) vornehmen lässt.

Fenster sollten während der Pollenflugzeit möglichst geschlossen bleiben und die Raumbelüftung nur durch Stoßlüften erfolgen. Sportliche Betätigung sollte während der Pollenflugzeit ebenso möglichst in geschlossenen Räumen stattfinden.

Bei Schimmelpilzallergien empfiehlt es sich, feuchte Räume zu meiden. Die Wohnung sollte möglichst trocken und warm sein. Die Benutzung von Luftbefeuchtern ist nicht grundsätzlich ratsam, denn diese Geräte stellen unter Umständen ein Schimmelpilz-Reservoir dar.

Im Garten sollte altes Laub entfernt werden, möglichst von einem Nichtallergiker. Blätterhaufen, Holzstöße, dichte Bepflanzung und Aufenthaltsorte in tiefem Schatten bergen für Allergiker ein Risiko. Ein Herbstspaziergang im Wald ist leider auch nicht zuträglich.

Schimmelpilzallergiker sollten am besten auf sämtliche Schimmelpilz-Käsesorten verzichten, bei extremer Empfindlichkeit sogar auf jeglichen Käse. Getrocknete Früchte, Pilze, Soja, Bier und Wein sind aufgrund der regelmäßig enthaltenen Schimmelsporen ebenfalls nicht empfehlenswert.

Hausstaub lagert sich in Fußbodenritzen, Teppichen, Polstern, Möbeln, Betten, Decken und Kissen ab. Er kann sich aus Hautschuppen vom Menschen, Tierhaaren, Textilfasern, Pollen, Spuren von Kleinstlebewesen (Hausstaubmilben), Bakterien und Viren zusammensetzen.

Es empfiehlt sich, Betten mit Kunstfaserfüllung sowie waschbare, milbendichte Überzüge für Matratzen zu benutzen. Häufiges Lüften, Saugen (mit für Allergiker geeignetem Spezialfilter) und nicht zu feuchtes Wischen von Boden und Einrichtungsgegenständen, der Verzicht auf Teppiche, Vorhänge und Zimmerpflanzen sind wirksame vorbeugende Maßnahmen für Allergiker.

5.2.7 Chronischer Husten und Räusperticks

Bei Husten oder Räuspern (➤ Kap. 2.1.10) im Rahmen eines banalen Infektes kann man mit einer NaCl-Inhalation in den meisten Fällen schnell Abhilfe schaffen. „Unproduktiver" Husten bedeutet, dass sich in den Atemwegen kein vermehrtes, spür- oder hörbares Sekret befindet. „Produktiver" Husten bedeutet das Gegenteil: Es ist Sekret vorhanden. Sekret veranlasst zu husten oder es abzuräuspern. Spürt man beim Husten, dass sich das Sekret noch zu weit in den unteren Atemwegen befindet (tiefer als unterhalb der achten Abzweigung, ➤ Abb. 1.1) und nicht mit 2–3 Hustenstößen nach oben befördern lässt, wonach der Hustenreiz aufhören würde, sollte man versuchen, langsam und tief ein- und auszuatmen, um das Sekret in Bewegung zu bringen. Diese Atmung sollte so vorsichtig und langsam erfolgen, dass sich die Atemwege zwar weiten und wieder eng stellen, aber noch kein Husten ausgelöst wird. Das erfordert ein gewisses Maß an Konzentration. Nach mehreren Atemzügen in dieser Art wird das vorhandene Sekret meist bereits weiter nach oben, in die zentralen Atemwege befördert, sodass produktiv gehustet werden kann.

Ist allerdings eine gereizte oder entzündete Schleimhautoberfläche die Ursache des Hustens, ohne dass Sekret in den Atemwegen vorliegt, bleibt einzig als erste hilfreiche Maßnahme das Bemühen, nicht zu husten. Das klingt einfacher als es ist, aber mit jeder Episode, in der nicht unproduktiv gehustet oder geräuspert wird, können sich die gereizten Schleimhäute zunehmend erholen. Eine Salz-Lutschtablette, Tee oder Wasser in kleinen Schlucken getrunken helfen, die Schleimhäute feucht zu halten. Das Schlucken unterdrückt zudem den Hustenreiz. Bei einem starken Reiz sollte man langsam und nur so weit einatmen, dass sich der Reiz aushalten lässt. Am Ende der Einatmung wird innegehalten. Die Atemwege und die Stimmritze bleiben währenddessen weit und man versucht, bei vorsichtiger Nasenatmung den Reiz zu überstehen. Anschließend wird nur so weit ausgeatmet, dass nicht erneut ein Hustenreiz entsteht. Danach wird wieder weich und langsam eingeatmet. Diese Form von Wellenatmung wird fortgesetzt, bis der Hustenreiz abgeklungen ist.

Hören Husten oder Räuspern mit dem Abklingen eines Infektes nicht nach wenigen Tagen auf, müssen andere Krankheitsbilder in Betracht gezogen werden (➤ Kap.2.1).

BEACHTE

Husten ist ein sich selbst erhaltender Reiz. Unproduktivem Husten sollte man nicht nachgeben. Mit einem hohen Maß an Konzentration lässt sich das bewerkstelligen.

5.2.8 Eigenbehandlung nach Covid-19

Prinzipiell kann nach einer Covid-19-Erkrankung der ganze Körper betroffen sein. Jede Altersgruppe, somit auch Freizeitathleten wie Berufssportler, können leicht bis folgenschwer erkranken. Im vorliegenden Buch beschränkt sich die Autorin auf Empfehlungen für Athleten, die so weit genesen sind, dass sie nach den erforderlichen sportmedizinischen Tests wieder ins Training zurückkehren dürfen. Im Folgenden geht es „lediglich" um Restbeschwerden wie Husten und eine erhöhte Infektneigung. Grundsätzlich wird der Aufbau von Kraft und Ausdauer individuell durch die sportmedizinische Abteilung der jeweiligen Verbände in Zusammenarbeit mit den Trainern begleitet. Für den Fall von anhaltendem Husten oder auch einer Tendenz zur asthmatischen Reaktion der Atemwege wird auf die ➤ Kapitel 4.3, ➤ Kapitel 5.2.5 und ➤ Kapitel 6.1 dieses Buches verwiesen. Die dort beschriebenen Behandlungsmöglichkeiten eignen sich auch bei Covid-Folgebeschwerden.

5.3 Was ist erlaubt bei einem banalen Infekt?

Kathrin Leibig

Prinzipiell sollte man sich bei Infekten körperlich eher schonen, um den Körper nicht noch zusätzlich zu belasten und eine Heilung zu verzögern oder zu verschleppen. Leichte körperliche Belastung (REKOM:

Regenerationsbereich bis unterer GA1 Grundlagentraining 1) ist bei lokalen viral bedingten Infekten zwar möglich, darüber muss aber im Einzelfall gemeinsam mit dem Arzt entschieden werden.

Intensive Trainingseinheiten sollten bei einem Infekt, auch bei einem beginnenden Infekt, in jedem Falle vermieden werden. Verschiedenen Untersuchungen zufolge liegt bei bis zu fünf Prozent der viralen Infektionen eine Beteiligung des Herzmuskels vor, die sich im Verlauf zu einer schweren Herzmuskelentzündung (Myokarditis) mit anschließender Herzschwäche und entsprechenden Komplikationen und bleibenden Folgeerkrankungen ausweiten kann. Ein bekanntes Beispiel ist der „plötzliche Herztod bei Leistungssportlern", die nach einer Erkrankung zu früh wieder mit dem Training begonnen hatten und wegen schwerer Herzrhythmusstörungen unerwartet versterben.

Zudem führt eine hohe körperliche Intensität zu einer kurzfristigen Schwächung der lokalen Abwehr und begünstigt so eine erneute, bzw. zusätzliche Infektion.

Bei einem fieberhaften Infekt, bei Nachtschweiß, schwerem Krankheitsgefühl und bei Hinweisen auf lokale Komplikationen ist eine sportliche Betätigung in jedem Falle zu unterlassen. Verschiedene Tierexperimente und ein doch relativ hoher Anteil an Herzmuskelentzündungen bei plötzlich verstorbenen Sportlern lassen auf eine erhöhte Gefährdung durch körperliche Belastung bei fieberhaften Infekten schließen.

5.4 Medikamente

Kathrin Leibig

Bei banalen Atemwegsinfektionen ist meist keine spezielle medikamentöse Therapie erforderlich. In der Regel reichen körperliche Schonung, Schleimhautpflege der Atemwege und ausreichende Flüssigkeitszufuhr aus. In manchen Fällen können die unten aufgeführten Medikamente eine Heilung fördern, bzw. Symptome lindern. Beachten Sie hierzu auch ➤ Kap. 7.7 Doping.

Antibiotika

Da es sich bei den meisten Atemwegsinfekten um virale Infekte (zu 95 Prozent) handelt, sollte bei unkompliziertem Verlauf von einer antibiotischen Therapie Abstand genommen werden. Den Antibiotikaeinsatz muss ein Arzt verordnen. Unnötigerweise eingenommene Antibiotika vermindern und lindern die Krankheit, wenn überhaupt nur unwesentlich, führen aber zu Resistenzbildung und nicht selten zu unangenehmen Nebenwirkungen wie Durchfall und Ausschlag.

Schleimlöser (Expektorantien)

Diese Medikamente sollen den Auswurf verflüssigen, um das Abhusten zu erleichtern. Auch wenn sie gehäuft verordnet werden, ist ihre Wirksamkeit bisher nicht belegt. Ein eindeutiger Effekt bei akuten Atemwegsinfekten konnte bisher nicht nachgewiesen werden und daher wird ein regelmäßiger Einsatz nicht empfohlen. Manche Patienten empfinden es aber als angenehm, wenn etwas Sekret abgehustet werden kann. Effektiver ist es, eine Bronchialtoilette (➤ Kap. 5.2.2) durchzuführen.

Hustenblocker (Antitussiva)

In den üblichen Dosierungen wirken Hustenblocker (z. B. Kodein) genauso hustendämpfend wie Placebo. Allerdings verbessert sich die Schlafqualität, was indirekt zu einer schnelleren Heilung beitragen kann. Sie sollten aber nur zur Nacht und bei trockenem Husten angewendet werden. Wegen ihres Suchtpotenzials ist der Einsatz dieser Medikamente sicherlich kritisch zu beurteilen. Im Sport sind die Anti-Doping-Regelungen zu beachten.

Abschwellende Nasentropfen-/Sprays (lokale a-1-Sympathomimetika)

Diese Medikamente bewirken ein Abschwellen der Nasenschleimhaut und somit eine Verbesserung der Nasenatmung. Nur durch offene Atemwege sind eine ausreichende Sekretdrainage und eine Belüftung der Nasennebenhöhlen möglich, was die Heilung begünstigt und Reinfektionen bzw. Komplikationen wie Mittelohrentzündungen vorbeugen kann. Des Weiteren führt eine behinderte Nasenatmung über eine forcierte Mundatmung zum Austrocknen der Rachenschleimhaut, was den Übergang des Infektes in die unteren Atemwege begünstigt (Etagenwechsel). Die Anwendung dieser Substanzklasse ist zwar sinnvoll, sollte aber höchstens über 5–7 Tage erfolgen, um der Gefahr der Abhängigkeit und sogar

5

Schädigung der Nasenschleimhau vorzubeugen. Bei längerfristigem Verlauf sollte die Therapie überlappend durch steroidhaltige Nasensprays „abgelöst“ werden. Im Sport sind die Anti-Doping-Regelungen zu beachten.

Asthmasprays (Inhalativa)

Bei Zeichen einer „spastischen Bronchitis“ mit brummenden, pfeifenden Atemgeräuschen oder einer asthmatischen Vorerkrankung sind inhalative Medikamente mit „Öffner“- Funktion beziehungsweise antientzündlicher Wirkung („Steroide“) indiziert. Die Anwendung dieser Therapeutika sollte durch einen Arzt verordnet und überwacht werden. Im Sport sind die Anti-Doping Regelungen zu beachten.

Schmerzmittel, antientzündliche Medikamente (Analgetika/Antipyretika)

Diese Medikamente wirken hauptsächlich symptomatisch und können Glieder- bzw. Kopfschmerzen lindern und Fieber senken. Eine Beschleunigung des Krankheitsverlaufes bewirken die Medikamente nicht.

5.5 Eigenbehandlung von funktionellen Atemstörungen

Der möglichen Eigenbehandlung von allen funktionellen Atemstörungen (➤ Kap. 2.2) liegen die Grundlagen und Empfehlungen aus ➤ Kap. 3.11, ➤ Kap. 3.12, ➤ Kap. 4.1 und ➤ Kap. 4.2 zugrunde.

5.5.1 Hyperventilationssyndrom

In ➤ Kapitel 2.2.1 ist dieses Krankheitsbild beschrieben. Es ist wichtig, für eine entweder chronische oder belastungsabhängige Hyperventilation sensibel zu werden. Bemerkt man bei sich eine derartige Veränderung der Atmung, kann man die Ausatmung verkürzen und die Einatmung gezielt verlängern. Am Ende der Einatmung hält man einen Moment lang inne und atmet dann kontrolliert, langsam und nicht zu viel ab. Ein- und Ausatmung müssen zeitlich aufeinander abgestimmt werden, was für Athleten in aller Regel mit wenigen Übungseinheiten zu erlernen ist.

Wenn dem Athleten bewusst wird, dass dieses Syndrom keine weiteren Probleme nach sich zieht, lässt sich eventuell vorhandene Angst lösen. Falls psychische Probleme vorliegen, die als möglicher Auslöser dieses Syndroms infrage kommen, sollte parallel zur Sport-Atemphysiotherapie ein Sportpsychologe konsultiert werden.

5.5.2 Gefühl, nicht durchatmen zu können

Die in ➤ Kapitel 2.2.4 beschriebenen zwei Typen des Gefühls, nicht durchatmen zu können, sind nach Erfahrung der Autorin unterschiedlich zu behandeln (➤ Tab. 5.1).

Typ 1, mit ausgezeichnetem Atemmanöver: Das bedeutet, dass die Atembewegung, das Atemmanöver, völlig ausreichend durchgeführt wird. Alle eventuell vorhandenen Schleimhautursachen müssen, ähnlich wie beim Reizhusten, behandelt werden. Es ist starke Motivation erforderlich, um das ständige Gefühl, tief atmen zu müssen allmählich abzubauen, sodass mit der Zeit diese nicht notwendigen, extremen Atemmanöver immer seltener durchgeführt werden. Eine Abklärung durch einen HNO-Arzt, Lungenarzt, Osteopathen und auch Logopäden empfiehlt sich auf jeden Fall, um auszuschließen, ob und welche Läsionen mit den Beschwerden im Zusammenhang stehen.

Typ 2, mit unzureichendem Atemmanöver: Das bedeutet, dass keine ausreichende Atembewegung, in aller Regel in den Bauch, durchgeführt wird. Alle Übungen, die zu einer korrekten Ruheatmung (➤ Kap. 4.1) führen, gehören zur Basisarbeit und müssen in den Alltag integriert werden. Weiterhin ist auf eine ausreichende und funktionelle Rumpfstabilität unbedingt zu achten.

Für beide Typen ist eine myofasziale Ganzkörperbehandlung unter Einbeziehung der Atmung sehr hilfreich, zum Beispiel die Reflektorische Atemtherapie (➤ Kap. 7.2).

5

Tab. 5.1 „Nicht durchatmen können" Typen-Einteilung nach Brigitte Schmailzl

	Typ 1	Typ 2
Atemmanöver	ausreichende Vollatmung Ein- wie Ausatmung weisen eine Atembewegung bis tief in den Bauch auf	Keine Vollatmung Thorakale Hochatmung Keine Atembewegung in den Bauch in Ruhe sichtbar
Atemzugbedürfnis in Ruhe	Regelhaft das Bedürfnis, massive tiefe Atemmanöver durchführen zu müssen	Weniger häufig zu sehen, dass tiefe Atemzüge ein Bedürfnis sind, aber möglich

5.5.3 Stimmbandlähmung

Durch Operationen, zum Beispiel an der Schilddrüse oder wegen eines Tumors an der Wirbelsäule, kann es zu einer Nervenverletzung in diesem Gebiet und in der Folge zu einer Stimmbandlähmung kommen. In seltenen Fällen ist sie von Tumoren (gut- oder bösartig) verursacht. Der Funktionsausfall eines gelähmten oder teilgelähmten Stimmbandes lässt sich kompensieren. Schwerwiegendere Probleme ergeben sich allerdings, wenn beide Stimmbänder betroffen sind und deshalb für die Atmung nicht mehr ausreichend bewegt werden können.

Bei einer einseitigen – vollständigen oder unvollständigen – Stimmbandlähmung kann der Athlet lernen, die Halsmuskeln im äußeren Kehlkopfbereich so anzusteuern, dass er mit umliegenden Muskeln eine Kompensationsbewegung bewirkt. Dadurch verändert sich die Stellung des Kehlkopfes und das Atemzugvolumen kann für sportliche Belastung ausreichen, sicherlich in Abhängigkeit von den ventilatorischen Anforderungen bei der jeweiligen Belastung. Diese doch sehr komplexe Behandlung ist in einem Buch wie dem vorliegenden schwierig zu vermitteln. Sie gehört in die Hände von erfahrenen Physiotherapeuten und Logopäden.

5.5.4 Vocal-Cord-Dysfunktion (VCD)

Sind die einzelnen oder die multifaktoriellen Ursachen für eine VCD (➤ Kap. 2.1.9) geklärt, kann pragmatisch gearbeitet werden. Vorab: Asthmasprays und Medikamente sind hier wirkungslos. Körperliche (somatische) Auslöser wie ein „Post-nasal-drip", Kehlkopfentzündung, gastroösophagealer Reflux, Ernährung, Husten und Thorakale Hochatmung sind in ➤ Kapitel 2 beschrieben. Die geeigneten Maßnahmen sind jeweils der Ursache entsprechend zu wählen und zu kombinieren. Normalerweise hat eine VCD bei Sportlern mehrere Ursachen. Wie die Autorin beobachten konnte, liegt bei bisher allen Athleten mit einer VCD, die sie selbst gesehen hat, eine Thorakale Hochatmung (➤ Kap. 2.2.5) vor.

Eine hilfreiche Übung und Maßnahme, auch unter Belastung für Betroffene, ist die Ujjai Atmung (➤ Kap. 6.1.2). Wer gelernt hat, seine Stimmritze aktiv zu schließen, kann auch lernen, sie aktiv zu öffnen. Genau darauf zielt diese Übung ab. Es soll die Stimmritze auch unter Belastung in Kombination mit einer nachstehend beschriebenen Übung zur Entspannung der Hals- Nacken- und Schlundmuskeln geöffnet bleiben können. Weitere auslösende Ursachen müssen selbstverständlich parallel ebenfalls behandelt werden.

Als Grundübung empfiehlt sich, den Unterkiefer etwas absinken zu lassen, „ihn damit aus der Spannung zu nehmen" (➤ Abb. 5.7). Die Zunge wird so in den Gaumen gelegt, als wollte man den Laut „ng" sprechen, was jedoch nicht wirklich geschieht, weil sonst die Zunge angespannt würde. Auf diese Weise werden der Mundboden abgesenkt und die Schlundmuskeln entspannt.

Manche Athleten bevorzugen es, die entspannte Zunge breit ein bisschen zwischen den Zähnen hervorragen zu lassen. Dabei besteht die Gefahr, sich versehentlich auf die Zunge zu beißen, wenn die Übung unter Belastung ausgeführt wird. Bei geringerer Belastung kann es hilfreich sein, den Unterkiefer ohne vermehrte Spannung leicht abzusenken und die Zungenspitze an die vordere untere Zahnreihe zu legen. Unter höherer Belastung kann man den Unterkiefer entspannt geöffnet und etwas vorgeschoben halten und bewegen. In jedem Falle sollten Zunge und Gesicht möglichst entspannt bleiben.

Basis aller Maßnahmen sind allerdings die Übungen und Behandlungen zum Beheben der Thorakalen Hochatmung (➤ Kap.2.2.5; ➤ Kap. 3.12; ➤ Kap. 5.5),

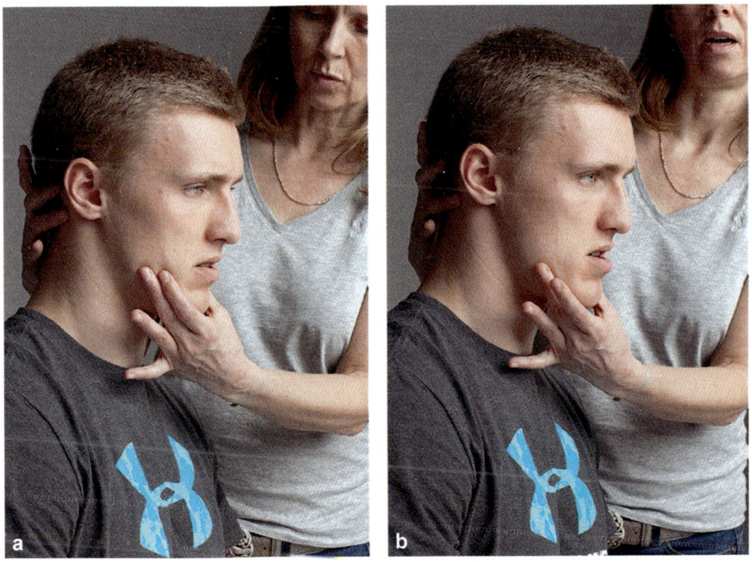

Abb. 5.7 Unterkiefer etwas absinken lassen. [K416]

die konsequent umgesetzt werden müssen. Erwähnenswert sind die Erfolge, die spezialisierte Physiotherapeuten mit myofaszialen Techniken erzielen. Ein erfahrener Logopäde kann eine wertvolle Ergänzung der Behandlung leisten. Vor allem sind Ruhe und Geduld zu wahren. Nach Erfahrung der Autorin aus den letzten 30 Jahren verschwinden die akuten Probleme innerhalb weniger Wochen, während die auslösenden Faktoren frühestens nach einem Jahr gebessert oder behoben sind.

Beispielhaft als auslösender Faktor bei erhöhter Gewebespannung und deren Einfluss auf die Stimmbänder ist das Auftreten von Heiserkeit (ohne VCD) mit Stimmermüdung, teilweise gepresster Stimme, knarrend und wechselnd erhöhter Sprechtonhöhe. Für diese Athleten können gute Erfolge mit Erarbeitung der aufrechten Körperhaltung im Alltag und dem Sport, Yoga, Ruheatmung in den Bauch, Sprechübungen und myofaszialen Techniken erzielt werden.

BERICHT

„Ich schwimme seit über 13 Jahren, lebe und trainiere derzeit in München. Meinen größten Erfolg hatte ich 2012 bei den Jugend-Europameisterschaften, bei denen ich einmal Silber und zweimal Bronze gewann. Im selben Jahr war ich erstmals gezwungen, Sprays gegen mein Belastungsasthma anzuwenden.

In der Saison 2013 verschlimmerte sich mein Zustand dramatisch, meine Atmung begann, mir richtige Schwierigkeiten zu bereiten. Es fiel mir schon immer schwer, nach der Sommerpause wieder ins Training einzusteigen und an das bereits erreichte Leistungsniveau heranzukommen. Aber in diesem Herbst ging gar nichts vorwärts. Selbst bei relativ geringer Belastung kam ich so „aus der Puste", dass ich regelmäßig Pausen brauchte, um überhaupt noch Luft in meine Lungen zu bekommen! Auch die Sprays gegen das Belastungsasthma halfen nicht. In der Folge musste ich große Rückschläge bei wichtigen Wettkämpfen wie den Deutschen Meisterschaften einstecken. Durch den Sauerstoffmangel übersäuerten meine Muskeln viel zu schnell und machten so „zu", dass ich nach dem Wettkampf nicht mehr allein aus dem Becken steigen konnte. Direkt im Anschluss an meine erfolgreichste Saison erlitt ich nun eine nicht nur körperliche Niederlage, sondern auch eine mentale Blockade. Jeder Start kostete mich Überwindung, mich mit meinen körperlichen Einschränkungen in der Öffentlichkeit zu zeigen. Eine solche unerklärliche Atemnot zu empfinden, ist beängstigend.

Ich habe mich oft gefragt, warum ich mir das überhaupt antue, konnte und wollte aber meine Leidenschaft, das Schwimmen, nicht aufgeben. Obwohl Schwimmen vordergründig eine Einzelsportart ist, wollte ich auch in der Trainingsgruppe nicht der Sonderling sein, wollte natürlich weiter dazu gehören.

Vom Olympiastützpunkt wurde ich letztlich zu Dr. Wolfahrth überwiesen. Nach Schilderung meiner Symptome und einer kurzen Untersuchung stellte Dr. Wolfahrth die Diagnose: Vocal-Cord-Dysfunktion (VCD). Da diese Erkrankung nur bedingt mit Tests diagnostiziert werden kann, fiel es mir anfangs sehr schwer, mich damit auseinanderzusetzen – es war für mich schlicht nicht greifbar. Meine Stimmbänder verkrampften bei Belastung und die Luftröhre wurde dadurch verschlossen. Das war der Grund, weshalb ich nicht genügend Luft bekam. Ich konnte meine Stimmbänder nicht steuern, um so den Verschluss zu verhindern. Von Dr. Wolfahrth wurde mir noch am selben Tag ein Termin bei Brigitte organisiert, und erst durch das intensive Gespräch mit ihr konnte ich die Symptomatik begreifen. Ursache war in meinem Fall die Thorakale Hochatmung, eine Fehlatemform. Die Behandlung und vor allem das spontane Vertrauen zu Brigitte halfen mir sehr, mich mit der Problematik und den Folgen auseinanderzusetzen. Brigitte wollte die von mir geschilderten Symptome unter Belastung sehen und auch mit der Behandlung gleich im Wasser beginnen. So gingen wir gemeinsam schwimmen. Schnell konnte ich unter der spezifischen Belastung meine Stimmband-Problematik vorführen. Wir veränderten Bahn für Bahn die Atemtechnik unter Belastung und erarbeiteten zusätzlich die notwendige Umstellung der Ruheatmung. Brigitte behandelte mich außerdem mit myofaszialen Techniken am ganzen Körper und motivierte mich, mit Yoga zu beginnen. Meine Perspektiven und meine Möglichkeiten, mich mit der VCD auseinanderzusetzen, erweiterten sich. Ich habe über Monate hinweg mein Atemmuster trainiert und bin mir sicher, dass ich mich ohne diesen eigenen, im Training erarbeiteten Weg vermutlich unterwegs verloren hätte."

Elena Czeschner, Schwimmerin

HINWEIS FÜR PHYSIOTHERAPEUTEN

Wenn eine VCD ihre Ursachen in einer Schleimhautreizung oder Entzündung hat, sei es durch einen gastroösophagealen Reflux, alle Arten von Infekten oder einen Post-nasal-drip, ist eine Mobilisation im Kehlkopfbereich kontraindiziert! Es führt sehr wahrscheinlich nicht zum Erfolg, wenn man sich bei der Behandlung nur auf einzelne Muskeln konzentriert. Nie ist ein ganz bestimmter Muskel alleinige Ursache, wofür auch immer. Wer dies annimmt, unterschätzt das System. Beste Erfahrungen hat die Autorin mit der Reflektorischen Atemtherapie® RAT gemacht. Sie hat für den Leistungssport eine Myofasziale Atemtherapie erarbeitet, die viele verschiedene Konzepte vereint.

5

KAPITEL

6 Yoga und Meditation

6.1 Yoga

Yoga zählt zu den Möglichkeiten der kurativen Eigenbehandlung ebenso wie zu den in ➤ Kapitel 4 beschriebenen präventiven Maßnahmen.

Yoga ist Teil des Ayurveda und die vermutlich älteste Lehre vom gesunden Leben. Die ersten Aufzeichnungen sind mehr als 2000 Jahre alt. Mündlich überliefert wird es seit Jahrtausenden. Patanjali, ein indischer Weiser, der tradiertes Wissen in eine Sammlung von „Yoga-Sutras“ gefasst hat, beschreibt acht Glieder des therapeutischen Pfades: Yama, Niyama, Asanas, Pranayama, Pratyahara, Kriyas, Meditation und Askese.

„Yama“ bedeutet so viel wie Selbstkontrolle in einem umfassenden Sinn. Es umfasst *Ahimsa*, Gewaltlosigkeit. Infolgedessen sind Yogis Vegetarier, manche sogar Veganer. „Ahimsa“ bedeutet auch „Freundlichkeit“ und „Rücksichtnahme“, für den Sport am ehesten mit Fairness und sportlichem Verhalten zu übersetzen. Zu den Yamas gehört auch „*Satya*“, „Wahrheit in Gedanken, Worten und Taten“ – ihre Bedeutung, nicht nur für den Sport, liegt auf der Hand, sowie *Brahmacharya*, sexuelle Enthaltsamkeit, für Sportler nicht immer ganz freiwillig, aber durch Reisen und die Konzentration auf Wettkämpfe bedingt. „Niyama“ schließt „*Sauca*“, die körperliche Reinheit ein, „*Samtosa*“ die Zufriedenheit oder Bescheidenheit, „*Tapas*“ das Erwärmen, Erhitzen des Körpers. „*Svadhyaya*“ *bezeichnet* das kritische Hinterfragen des eigenen Denkens und Handelns, das ein Sportler zur Selbstregulation und zur Entscheidungsfindung in allen Belangen seiner sportlichen Laufbahn aufbringen muss.

Yoga eröffnet den Zugang zu vielen Ebenen der Körpererfahrung, vor allem zur Atmung. Im Westen wird es überwiegend gleichgesetzt mit Asanas, Körperübungen. Asanas zu üben, ohne auf die Atmung zu achten, ist jedoch lediglich Gymnastik – und keine Yogapraxis. Erst durch die fließende Atmung erfährt der Übende eine dreidimensionale Bewegung und Verwringung aller drei Bewegungsachsen (Flexion-Extension; Abduktion-Adduktion; Innenrotation-Außenrotation) der beteiligten Strukturen. Die Atmung ist Grundlage der Übungspraxis. Sie ist Mittelpunkt der Konzentration und führt abschweifende Gedanken wieder dorthin, wo die Aufmerksamkeit beim Üben sein sollte. Die Gedanken kommen so zur Ruhe.

Pranayama sind „logische“ Atemübungen (siehe hierzu ➤ Kapitel 6.1.1 „Einsatz von Stenosen“). Der Begriff „Pratyahara“ bedeutet in etwa Schulung des Geistes, Ausrichtung und Steuerung der Wahrnehmung, Konzentration auf bestimmte Stellen des Körpers, wie zum Beispiel das sogenannte dritte Auge, das 6. Chakra Ajna-Chakra.

HINWEIS

Das „3. Auge“ ist die Zirbeldrüse (Epiphyse). Sie liegt tief in der Mitte des Gehirns und produziert unter anderem das Hormon Melatonin, welches den Schlaf-Wach-Rhythmus steuert. Es besteht eine Verbindung von der Zirbeldrüse zur Netzhaut. Die Netzhaut enthält auch Melatonin. Häufig wird das „3. Auge“ mit dem „Scheitelauge“ verwechselt. Dies ist meist gemeint, wenn ein Yogi vom 3. Auge spricht. Bei einigen Wirbeltieren gibt es dieses Auge, das aus Linse, Netzhaut und Sehnerv besteht und das unter der Haut liegt. Es dient als Lichtsinnesorgan, um Helligkeitsunterschiede wahrzunehmen.

Für Patanjali bedeutet Pratyahara, die Sinne zu beherrschen, durch ständige Übung den Geist fokussieren zu können. Hier finden sich fließende Übergänge sowohl aus dem Pranayama wie aus der Meditation. „Kriyas“ bezeichnet körperliche Reinigungstechniken, beispielsweise „Neti“, worunter die beschriebene Nasenspülung fallen kann. Meditation, ein weiterer Bestandteil von Yoga, ist eine Konzentrationsübung (➤ Kap. 6.2). Einer verbreiteten Vorstellung zufolge ist „Askese“ gleichbedeutend mit Enthaltsamkeit. Gemeint ist aber eher, was z. B. den ambitionierten Freizeitsportler wie den Hochleistungssportler ausmacht: Das Streben nach Fähigkeiten wie Selbstkontrolle im Denken wie im Wollen, konsequentes Umsetzen aller notwendigen Maßnahmen für eine erfolgreiche sportliche Karriere und Vermeiden von allem, was von diesem Weg abbringt. Neben Ernährung, Lebensführung und Training ist darin das Meistern von schwierigen Abschnitten einer sportlichen Laufbahn inbegriffen, wie sie durch Verletzungen, Krankheiten oder auch Sinnfragen entstehen können.

Im Westen werden inzwischen viele verschiedene, in ihrer Vielfalt verwirrende Yoga-Varianten angeboten. Die Autorin bevorzugt eine dynamische Yogapraxis, die ein Ineinanderfließen von Yogasanas und die konsequente Beachtung des Atemflusses verbindet. Dieses dynamische Yoga zielt auf die Integration von Bewegung und Atmung ab. An dieser Stelle soll keine bestimmte Richtung empfohlen werden. Entscheidend ist, dass Übender und Lehrer zueinander passen. Überall gibt es gute und weniger gute Lehrer und in allen Varianten Grundregeln für den Aufbau einer guten Yogastunde.

Yoga eröffnet die Möglichkeit, die Koordination von Atemfluss und Bewegung zu üben. Der Bewegungsapparat und das Bewusstsein eines Sportlers müssen überlegt und wohldosiert an eine Yogapraxis herangeführt werden, denn auch wenn Sportler in ihrer Disziplin sehr geübt oder sogar Profis sind, begegnen sie Yoga als Anfänger und müssen dessen Grundlagen erst erlernen.

Sport ausüben bedeutet die Adaptation des Körpers an die spezifischen Anforderungen der jeweiligen Sportart. Insbesondere wenn diese leistungsmäßig betrieben wird, können sich daraus einerseits Dysbalancen ergeben, andererseits ein hoher Bedarf an Konzentration, Regenerationsfähigkeit und Ausrichtung der Gedanken.

Die im nicht-sportlichen Alltag oft über Stunden eingenommene gebeugte Körperhaltung zeitigt Auswirkungen auf die Gewebe des Körpers und seine Reaktionen. Durch den ständigen Atemfluss kann die Beweglichkeit während der Yoga-Praxis dynamisch verbessert werden. Yoga bietet zu den oft einseitigen Belastungen des Alltags und des Sports einen Bewegungsausgleich mit hohen exzentrischen Anteilen über die gesamte Gelenkamplitude.

Strukturelle Veränderungen, auch als Verkürzungen in Bewegungsabschnitten zu verstehen, bringen eine Haltungsänderung im Alltag mit sich. Die überkommene Vorstellung vom Nutzen des Dehnens ist nicht haltbar. Es ist schlicht irrig anzunehmen, man könne mit 30 oder 40 Sekunden oder auch wenigen Minuten Dehnen eine echte Längenveränderung bewirken, wenn man die Körperhaltungen und Belastungen im Verlauf von 24 Stunden bedenkt, zumal meist nicht einmal klar ist, welche Veränderung in welcher Struktur erreicht werden soll. Es gibt Hinweise darauf, dass die Verbesserung der Matrix, des Bindegewebes (und eben nicht nur der Muskulatur!) durch eine dynamische Form von Bewegung entsteht. Wie Franz van den Berg es ausdrückt: Das Wort „Dehnung ist unglücklich gewählt, da Bindegewebe per se nicht dehnbar ist. Passender wäre der Begriff Entfaltungsfähigkeit des Bindegewebes." Die im Erwachsenenalter verlorene Beweglichkeit lässt sich am ehesten verbessern, indem man sich konsequent um eine aufrechte Körperhaltung und überhaupt um viel Bewegung im gesamten Alltag bemüht. Häufig wiederholte und über den Tag verteilte Bewegungen, die den gesamten Organismus in allen Gelenken und beteiligten Strukturen aktivieren, unterstützen diese Bemühung.

BEACHTE

Merkmale einer Yogastunde: Zielsetzung der Übungen und Intention der Stunde.

Eine Yogaeinheit umfasst meist 90 Minuten.

- Eine Yogaeinheit beginnt und endet mit einer kurzen Meditation.
- Zur Erwärmung werden unterschiedliche Sonnengrüße durchgeführt, die dem Niveau der Übenden angepasst sind.
- Die Bewegungsamplitude wird mit der Ein- bzw. Ausatmung synchronisiert.
- Es sind je nach Stundenschwerpunkt auch Umkehrhaltungen, Kopftieflagen enthalten.
- Es ist eine Nachruhe nach dem aktiven Übungsteil enthalten, das sogenannte Savansana.
- Es gilt generell der Grundsatz: Stabilität geht vor Mobilität.

Der Lehrer sagt „gelenkerleichternde" Alternativen an und unterstützt den Übenden durch individuelle Korrekturen.

Yoga lernt man am besten mit einem Lehrer. Medien können lediglich unterstützen, wenn kein Yogaunterricht besucht werden kann. Andererseits kann jeder Arzt, Lehrer oder Therapeut nur seine spezielle Expertise beitragen. Daher brauchen Menschen in unterschiedlichen Lebensphasen und Lebenssituationen unterschiedliche Ratgeber und Lösungen für anstehende Entwicklungsschritte. Das gilt auch für Sportler und Yogalehrer.

BEACHTE

Patienten sollten vom Behandelnden beraten und ermutigt werden, sich einen passenden Lehrer zu suchen. Sie sollten sich auf ihr Gefühl dafür verlassen, wann es an der Zeit ist, den Lehrer oder Therapeuten zu wechseln. Meist ist es eine gute Ergänzung, mit mehreren Lehrern und Therapeuten gleichzeitig zu arbeiten. Lassen Sie sich nicht erzählen, immer nur der eine behandelnde Lehrer oder Therapeut sollte an Ihren Zielen arbeiten und hätte die einzig richtige Lösung parat.

Anders als in Europa und Nordamerika wachsen die Menschen z. B. in Indien und Afrika auf dem Boden sitzend auf und ernähren sich überwiegend pflanzlich, was einen günstigeren pH-Wert der Bindegewebe zur Folge hat und auch zu einem größeren Erhalt der angeborenen Beweglichkeit führt. Wir „Westler" dagegen werden schon im frühen Kindesalter auf Stühle gesetzt, und unsere Nahrung hat in der Regel ein qualitativ schlechteres Bindegewebe zur Folge. Das überwiegend über Jahrzehnte hinweg Sitzen auf Stühlen führt zu massiven Veränderungen der Beweglichkeit, was strukturelle Umwandlungen der Gewebe bedeutet. Yogalehrer sollten sich der Konsequenzen bewusst sein.

Wenn Trainer oder Betreuer oder auch der Athlet selbst nach einem passenden Yogalehrer suchen, ist zu berücksichtigen, dass Sportler dazu neigen, in jeder Betätigung eine Herausforderung zu suchen. Für einen nachhaltigen Erfolg beim Yoga ist es aber entscheidend, dass Sportler insgesamt und Hochleistungssportler insbesondere sehr langsam an die Praxis herangeführt werden, damit z. B. durch einen eintretenden Reizzustand nicht ungewollt ein Problem-Nebenschauplatz im Bewegungsapparat eröffnet wird. Bei einem Sportler sind strukturelle Bewegungsdefizite vorab zu bestimmen und klar zu formulieren. Im Idealfall besprechen Trainer, Physiotherapeut und Yogalehrer gemeinsam die Ziele, die für den jeweiligen Athleten anzustreben sind.

Der Nutzen der Yogapraxis ist an die Qualität des Lehrenden und die Kommunikation zwischen ihm und dem Übenden gebunden. An einen Yogalehrer, gerade für Hochleistungssportler, sind weitreichende Anforderungen zu stellen. Nicht zuletzt sollte er sich bewusst sein, dass er weder als Physiotherapeut mit manualtherapeutischer Ausbildung noch als Sportphysiotherapeut oder Trainer fungiert. Ein übender Schüler wiederum sollte den Lehrer und dessen Aussagen prüfen. Ein Yogalehrer sollte eine bestimmte Art des Denkens lehren und nicht das unreflektierte Glauben. Regt er bei seinem Schüler eine eher kritische Einstellung an, können sich vielleicht neue Entwicklungen ergeben oder andere, individuell gangbare Wege finden lassen.

Ein guter Yogalehrer hat vor seiner Ausbildung bereits mehrere Jahre, besser Jahrzehnte lang selbst Yoga praktiziert, mindestens 800 Stunden einer Yoga-Ausbildung absolviert und im Anschluss daran seit einigen Jahren mehrere Stunden pro Woche regelmäßig unterrichtet. Viele gute Yogalehrer haben mehrere und stilistisch unterschiedliche Yogaausbildungen durchlaufen. Der Yogalehrer sollte dem Übenden sympathisch sein. Er sollte authentisch sein, das heißt, in Körper, Rede und Geist vorleben, wovon er im Unterricht spricht. Regelmäßige Meditation, Disziplin und ein ruhiger Geist kennzeichnen einen guten Yogalehrer. Eine gewisse Demut vor der Tradition dieser Lehre und Praxis ist durchaus angebracht. Es mutet daher befremdlich an, wenn ein zwar sportlicher Mensch nach wenigen Yogastunden oder nach einem Jahr Yogaunterricht denkt, er könne nun selbst als Yogalehrer agieren. In so kurzer Zeit ist es nicht möglich, Sinn und Zweck der Yogapraxis und deren Möglichkeiten zu verinnerlichen und sie anderen Übenden zu vermitteln.

Die sprachliche Vermittlung in einer Übungsstunde spielt eine große Rolle. Die „Yogisprache" macht es vielen Menschen anfangs nicht leicht, sich auf das Üben und Annehmen einzulassen, vor allem bei einer esoterischen Wortwahl. Aufforderungen wie: „… finde Dein inneres Gleichgewicht …. spüre die Energie … fühle die innere Sonne in Dir … genieße das Gefühl von Frieden … nimm Kontakt zu Deinem Bauch auf …" können sogar Widerstand hervorrufen und einem Sportler den Zugang zum Yoga erschweren. Auch die Autorin verliert selbst nach 25 Jahren noch die Konzentration, wenn es im

Unterricht zu esoterisch wird. Es ist daher gerade im Sinne des Anfängers, wenn in den ersten Wochen und Monaten körpertherapeutische Formulierungen bedacht eingesetzt werden.

Sofern der Unterricht mit Musik unterlegt wird, sollte sie zum Übenden und zum Ziel passen und nicht vorrangig den Vorlieben des Lehrers entsprechen. Wenn die für Yogastunden häufig eingesetzte Musik Anfänger eher behindert, kann stattdessen gespielt werden, was dem Übenden gefällt und ihm den Zugang erleichtert. Gut einsetzbar sind im Sport sowie für Entspannung und Meditation die sogenannten binauralen oder isochronen Beats, allerdings nur, wenn sie in Naturklänge und beruhigende Kompositionen eingespielt sind. Eine als angenehm empfundene Tonlage von Klangschalen-Musik kann ebenfalls im Yogaunterricht verwendet werden.

Es gilt beim Yoga wie bei jedem Trainingsaufbau, sehr achtsam und langsam mit Progression umzugehen, um Verletzungen zu vermeiden, die aus der Yogapraxis resultieren könnten. Auch hier gilt als Grundregel, mindestens ein Jahr Übungszeit für den vorsichtigen Einstieg in das Thema Yoga und Beweglichkeit zu veranschlagen.

In Gruppenstunden sollte jeder Übende mit der Aufmerksamkeit bei sich bleiben, Blicke und Konzentration auf seine Matte richten. In einer Yogastunde sollte immer wieder auf den achtsamen Umgang mit den eigenen Körpersignalen hingewiesen werden. Ein guter Lehrer bietet leichtere Varianten einer für den Übenden schwierigen Körperstellung an und korrigiert in einer Stunde die wesentlichen Aspekte der Ausführung. Er muss durch seine verbale Anleitung Fehlerquellen vermeiden und auf ein exaktes Alignment achten. Die Gruppengröße sollte es erlauben, jeden Übenden individuell zu korrigieren. Leider sind Weiterbildungen für Yogalehrer rar, bei denen notwendige, spezifische Anatomie- und bewegungstherapeutische Aspekte ausreichend behandelt und die betreffenden neuesten wissenschaftlichen Erkenntnisse berücksichtigt werden. Oft genug werden lediglich rudimentäre, mechanistische wie überholte Vorstellungen von Anatomie vermittelt. Die derzeit angebotenen Anatomiebücher mit Bezug zum Yoga lassen Fragen nach dem Sinn des Inhalts aufkommen. Allenfalls die anatomischen Illustrationen zu den Asanas sind gut gemacht.

In einer Yogastunde sollen keine Maximalleistungen abgerufen, sondern die eigenen, immer tagesformabhängigen Grenzen erspürt und eingehalten werden. Trainingseinflüsse, der mentale Zustand, organische Abläufe und Tageszeit stehen in direktem Zusammenhang. Jeder Trainingstag bringt je nach Trainingsinhalten Einschränkungen für die folgenden Stunden mit sich, was in einer vielleicht folgenden Yogastunde zu beachten ist. So wäre nach einem Krafttraining im Maximalbereich mit einer bis drei Wiederholungen eine Yogastunde im Anschluss kontraproduktiv, da nach einem intensiven Krafttraining die Zellen eine Umfangvermehrung erfahren und daher in diesem Zustand ein „Längenreiz" dem entgegenwirken würde.

Ein spezielles Thema für Sportler allgemein und für Yoga-Übende insbesondere sind Schmerzen und der Umgang damit. Die Rede ist hier von schmerzhaften Muskelverspannungen über Dehnungsschmerz bis zu verletzungsbedingten Schmerzen. Spannung und Schmerz ist von vielen Faktoren abhängig. Es ist wichtig, die Gründe für die eigene Anspannung zu erforschen. Ein leichtes Spannungsgefühl beim Üben ist nicht schädlich. Geht beim Yoga die Körperstellung jedoch mit einem zunehmenden Dehnungsschmerz einher, kann die Atmung nicht während der ganzen Übung in Fluss gehalten werden, muss die Stellung reduziert und angepasst werden.

BEACHTE

Kann während einer Übung, während des sich in eine Asana Hineinbewegens oder des Haltens einer Asana die Atmung nicht integriert werden, ist die Übung zu schwierig.

Jede Sportart erzeugt spezielle Verletzungsanfälligkeiten, auf die im Yoga besonders zu achten ist. Eine Reihe von Strukturen im Körper warnen mithilfe eines „Dehnungs"-Schmerzes vor einer drohenden Schädigung. Knöcherne, bandhafte, kapselhafte, muskuläre und nervale Strukturen hemmen mechanisch das Bewegungsausmaß. Die sogenannten „Assists", die von Yogalehrern gegeben werden, dürfen deshalb nur die Ausrichtung der Asanas unterstützen. Auf keinen Fall darf ein Yogalehrer den Übenden in die Zielstellung eines Asana hineindrücken, -drehen oder -ziehen. Er darf sich auch nicht mit dem Körpergewicht auf den Übenden stützen, setzen oder stellen. Es erfordert sehr viel medizinisches Wissen, Erfahrung und ein hoch entwickeltes Gespür, damit gefahrlos in eine Winkelgradänderung eines Gelenks hinein mobilisiert werden kann, zumal unter Einsatz des Körpergewichts. Ein Physiotherapeut absolviert zusätzlich zu seiner Ausbildung noch eine zweijährige Ausbildung mit einer Prüfung in Manueller Therapie, um Patienten im Auftrag eines Arztes mobilisieren zu dürfen.

ANEKDOTE

Die Autorin selbst erlitt während einer ihrer Yogalehrerausbildungen in einer sitzenden Position zur Hüftöffnung durch den Assist eines Lehrers einen monatelang anhaltenden Hüftgelenkschmerz. Nach fast einem Jahr fortbestehender Schmerzen und erfolgloser Therapiemaßnahmen wurde ein MRT erstellt, das glücklicherweise keinen Befund ergab. Die Beschwerden wurden erst viel später durch Alfred Wilken, einen FDM-Lehrer (Faszien-Distorsionsmodell nach Stephan Typaldos), während eines Weiterbildungskurses genommen.

Spannung und Schmerz sind von vielen Faktoren abhängig. Merskey et al. (1979) definieren Schmerz treffend: „Schmerz ist ein unangenehmes Sinnes- und Gefühlserlebnis, das mit aktueller oder potenzieller Gewebsschädigung verbunden ist, oder mit Begriffen einer solchen Schädigung beschrieben wird." Diese Definition enthält einen Hinweis, der gerade im Zusammenhang mit dem Leistungssport nicht übersehen werden sollte, denn Sportler sind aufgrund jahrelanger „Abhärtung" (Habituation/Gewöhnung), also der individuellen Anpassung des Sinnes- und Gefühlserlebens aufgrund einer spezifischen, trainingsbedingten Veränderung in der Lage, mit Schmerzgrenzen in besonderer Weise umzugehen. **Diese sogenannte „stressinduzierte Analgesie" birgt große Gefahren. Kurzfristig oder mittels klassischer Konditionierung auch langfristig wird eine reduzierte Schmerzempfindlichkeit antrainiert.** Ein Triathlet erlebt einen Muskelfaser- oder Muskelbündelriss anders als ein Bobfahrer. Ersterer hat gelernt, in seinen Körper hineinzuhören, um die lang andauernde Belastung im Wettkampf steuern zu können. Ein Bobfahrer muss sich jedoch im Training wie im Wettkampf auf ein Zeitfenster von unter fünf Sekunden einstellen, in dem seine maximale Leistung perfekt koordiniert abrufbar sein muss. Er spürt in dieser Phase keine oder nahezu keine Schmerzen. Daher ist es wichtig als Yogalehrer oder Therapeut den Übenden so anzuleiten, dass er über seine individuelle Verletzungsgrenze nicht hinausgeht.

BEACHTE

Schmerz und viele der „back zu play" Testverfahren sind keine alleinige Kenngröße für eine Verletzung und auch nicht für die Rehabilitation. Wenn verletztes Gewebe bei leichten Belastungen nicht (mehr) schmerzt, bedeutet das (noch) nicht, dass es wieder höheren Belastungen standhält. Eine erneute Verletzung wäre womöglich die Folge, würde dieser Sachverhalt vernachlässigt.

Die Einstellung zu und der Umgang mit Schmerz stimmt bei Yogis nicht immer mit dem überein, was Gewebe vertragen kann. Einige Lehrer propagieren sogar, der Geist solle daraufhin trainiert werden, über gewisse Grenzen hinauszugehen. Manche Yogis betrachten den Körper lediglich als physische Hülle. Wenn eine Position schmerzt, ist diese jedoch unbedingt zu korrigieren, denn es ist im Yoga weder spirituell akzeptabel noch ist es intelligent, den von Gott, Kosmos oder Natur gegebenen Körper zu schädigen. Es kann nur im Sinne des Yoga sein, den Körper auch beim Üben pfleglich und achtsam zu behandeln.

Yoga birgt, wie alles, was mit sportlicher Belastung einhergeht, neben allen positiven Effekten auch ein Verletzungsrisiko. Ein Zuviel, weil das Gewebe nicht ausreichend angepasst ist, führt zu Entzündungen und Verletzungen, die sich über die entsprechenden Rezeptoren unter anderem negativ auf die koordinativen Fähigkeiten auswirken.

BEACHTE

Was Yoga kann und nicht kann, auch wenn diese Annahmen weit verbreitet sind:

- Asanas wirken nicht auf ein Organ oder eine Organfunktion im engeren Sinne. So kann „Hormon Yoga" keinen Einfluss auf z. B. den Östrogen-Spiegel nehmen.
- Asanas wirken gegen keine Krankheit. Der Schulterstand hat auch keinen nachweisbaren Effekt auf die Schilddrüsenfunktion.

Yoga wirkt in seiner Gesamtheit!

Yoga bringt aber nicht nur Gefahren mit sich. Vorrangig bietet es eine Vielzahl positiver Auswirkungen, wenn das Maß für den Übenden richtig gewählt wird. Yoga hat auf nahezu alle im Sport wichtigen Parameter positiven Einfluss: Blutdruck, Herzfrequenz, Kortisol-Spiegel, Psyche, Entzündungsreaktionen, Einlagerung von Bindegewebe in Muskeln (sogenannte Cross-Links), es dient der Unterstützung der funktionellen Ausrichtung von Gewebefasern und ganz allgemein der Entspannung. Ein großer Vorteil besteht darin, dass während einer Yogastunde das gesamte Bewegungsausmaß aller Strukturen genutzt wird. Der Alltag und die jahrelange Vernachlässigung des physiologisch möglichen Bewegungsausmaßes führen zu strukturellen Veränderungen. Das Bewegungsausmaß verringert sich. Auch sportartspezifische Adaptationen müssen hinterfragt werden. Beweglichkeit sollte nicht nur im Rahmen des Bedarfs der Sportart erhalten bleiben, sondern über alle Gelenke in Kette geschaltet problem- und schmerzlos sein.

Im Idealfall vermindert sich mit Yoga die Spannung im Gewebe durch neuromuskuläre Regulation. Dynamisches oder statisches „Entfalten der Gewebe“ mit einer übereinstimmenden Handlungsplanung erzeugt diesen Effekt. Yoga hat zudem einen sozialpsychologischen Effekt, denn das Üben in einer Gruppe stärkt die Motivation. Der wesentliche Unterschied zwischen Yoga und traditioneller Gymnastik liegt neben der fließenden Atmung in der Intention. Die Ausrichtung der Gedanken während der Praxis und im Alltag prägt die Körperreaktionen. Ein Yogi bemüht sich in seiner Praxis um Konzentration auf die Atmung und Beruhigung der Gedanken. Ein Turner und ein geübter Yogi zeigen während und nach einem Kopfstand oder einem Schulterstand sehr unterschiedliche Ergebnisse bei Blutdruck und Herzfrequenz. Die Übung wird von beiden gleich ausgeführt. Dennoch scheint die mentale Ausrichtung des Yogis während der Übung zu einer Beruhigung der Herzkreislaufparameter zu führen. Entscheidend ist eben der Fokus.

6.1.1 Vorbeugende Atemübungen

Pranayama

Pranayama wird als eigene Übung vor Yogasanas oder vor der Meditation eingesetzt. „Prana“ bedeutet „Lebensenergie“ und „Ayama“ so viel wie „kontrollieren“. Mittels der achtsamen, bewussten Regulation und Vertiefung der Atmung soll der Geist zur Ruhe kommen. Durch die Atemkontrolle verbessert sich zunehmend die Konzentrationsfähigkeit. Mit Pranayama erfährt das vegetative Nervensystem Beruhigung. Die auf die Atemzüge gerichtete Achtsamkeit fokussiert den Geist, ähnlich wie bei der Meditation.

Es sind circa 50 verschiedene Pranayama-Techniken bekannt, von denen nachstehend vier beschrieben werden. Bei einigen Pranayama-Übungen schließt man die Augen, was zur Beruhigung der Gehirnwellen im Theta-Bereich führt (➤ Kap. 6.2). Bei anderen wird die Nase mit den Fingern verschlossen, sodass eine Verengung (Stenose) entsteht, wodurch die Atmung verlängert und vertieft wird. Beides in Kombination ist möglich.

Wechselatmung – Nadi Shodhana

Im aufrechten, dennoch bequemen Schneidersitz auf dem Boden sitzend atmen Sie erst mehrmals ruhig, langsam und tief durch (➤ Abb.6.1a).

Rollen Sie dann den Zeige- und Mittelfinger nach innen zur Teilfaust. Daumen, Ringfinger und kleiner Finger verbleiben außerhalb der Teilfaust. Daumen und Ringfinger führen Sie an die Nase (➤ Abb.6.1b).

Verschließen Sie nun mit dem Daumen das rechte Nasenloch und atmen Sie über das linke Nasenloch ein und aus (➤ Abb.6.1c). Verschließen Sie dann das linke Nasenloch, und atmen Sie über das rechte Nasenloch ein und aus. Fahren Sie in diesem Rhythmus drei bis fünf Minuten lang fort. Nach wenigen Atemzügen spüren Sie die Verlängerung Ihrer Atemzüge und die Ausrichtung der Gedanken auf Ihre Atmung.

Legen Sie nach der Wechselatmung Ihre Hand in den Schoss und verharren Sie noch eine Weile mit geschlossen Augen.

Nun verschließen Sie wieder das rechte Nasenloch und atmen über das linke Nasenloch ein. Dann verschließen Sie das linke Nasenloch und atmen über das rechte Nasenloch aus und wieder ein. Verschließen Sie nun das rechte Nasenloch und atmen über das linke Nasenloch aus und wieder ein. Fahren Sie in diesem Rhythmus über mehrere Minuten (drei bis fünf) fort. Nach wenigen Atemzügen spüren Sie

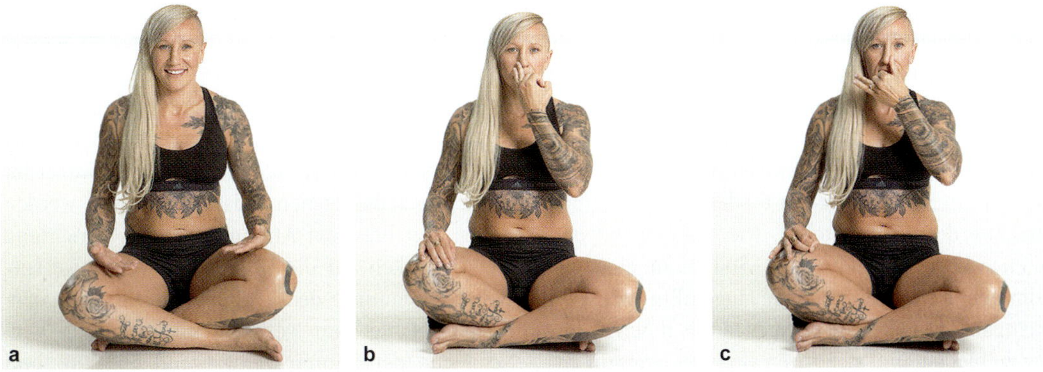

Abb. 6.1 [K416]
a) Nehmen Sie einen aufrechten und entspannten Sitz ein.
b) Beugen Sie Zeige- und Mittelfinger nach innen zu einer Teilfaust. Mit dem Ringfinger verschließen Sie das Nasenloch.
c) Mit dem Daumen verschließen Sie die andere Nasenseite, während Sie links ausatmen.

die Verlängerung Ihrer Atemzüge und die Ausrichtung der Gedanken auf Ihre Atmung.

Legen Sie nach der Wechselatmung Ihre Hände in den Schoß und verharren Sie noch eine Weile mit geschlossen Augen. Spüren Sie der beruhigenden Wirkung dieser Atemübung nach.

Feueratmung – Kapalabhati

Die Feueratmung aktiviert durch die belebenden Atemmanöver den Körper, daher trägt sie ihren Namen. Im aufrechten Sitz schließen Sie die Augen. Nach einigen tiefen Bauchatemzügen beginnen Sie für 20 bis 100 Ausatmungen, mit dem Ausatmen den Bauch ruckartig nach innen zu ziehen. Der Mund bleibt dabei geschlossen und es erfolgt eine stoßweise Ausatmung aus der Nase. Die Wirbelsäule bleibt dabei aufrecht, die Arme sind entspannt. Die Bewegung entsteht nur aus der plötzlichen Bauchmuskelaktivierung (➤ Abb. 6.2)

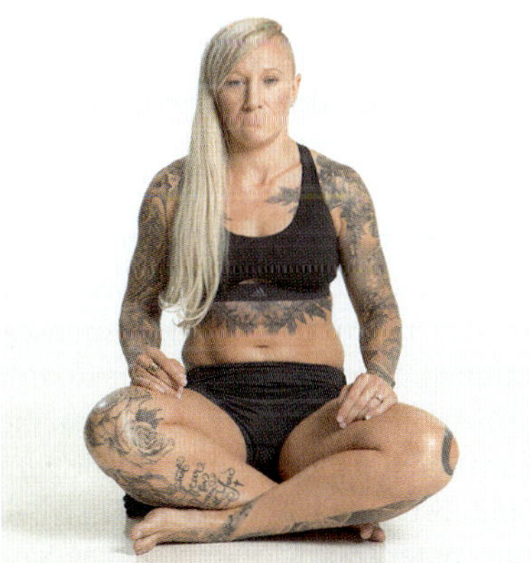

Abb. 6.2 Aktivieren Sie den Bauch durch ein schnelles, stoßweises Ausatmen. [K416]

Nach dieser „Feueratmungsserie" nehmen Sie wieder ein paar tiefe Atemzüge und spüren der Wirkung nach. Dann schließen Sie eine zweite Runde Feueratmung an.

Danach halten Sie die Augen noch geschlossen und atmen normal weiter. Bei einem Sportler mit Thorakaler Hochatmung soll diese Übung den Bauch-Beckenraum wieder aktivieren.

Gleichmäßige Atmung – Sama Vritti Pranayama

Die gleichmäßige Atmung ähnelt in den Grundzügen den Atemübungen zur Automatisierung der korrekten Ruheatmung (➤ Kap. 4.1). Die gleichmäßige Atmung jedoch verlangt nach der Einatmung eine Einatempause, dann die Ausatmung und darauffolgend eine Ausatempause in gleicher Länge wie die Einatempause. Das macht diese Übung sehr anspruchsvoll.

Im aufrechten Sitz oder in Rückenlage schließen Sie die Augen. Nach einigen tiefen Bauchatemzügen atmen Sie z. B. auf 1-2-3-4-Zählzeiten ein, halten dann für 1-2-3-4 die Atempause, atmen auf 1-2-3-4 wieder aus und halten eine Atempause für 1-2-3-4. Nach einigen Wiederholungen steigern Sie die Atemphasen auf 1-2-3-4-5, dann 6, dann 7, dann 8 Zählzeiten. Es bedarf einiger Wochen Übung, um Einatmung, Einatempause, Ausatmung und Ausatempause länger als bis jeweils „8" halten zu können. Wenn Sie bei ungefähr 6 oder 7 angekommen sind, werden Sie feststellen, wie anstrengend und intensiv diese Atemübung ist. Sollten Sie eine aufkommende Unruhe durch die langen Ein- wie Ausatempausen verspüren, versuchen Sie, innerlich ruhig zu bleiben und sich Ihren Grenzen langsam anzunähern. Während der ganzen Serie soll der Kehlkopf geöffnet bleiben. Nach den Erholungsatemzügen einer Serie dürfte eine intensive Entspannung eintreten.

Abkühlende Atmung – Shitali

Im aufrechten Sitz schließen Sie die Augen. Strecken Sie die gerollte Zunge heraus und atmen Sie wie durch ein Röhrchen ein und aus (➤ Abb. 6.3). Sie spüren über der Schleimhaut bis in den Rachen hinein den kühlen Atemstrom. Shitali kann dem Leistungssportler bewusst machen, wie Atmung bei geöffnetem Mund die Schleimhäute spürbar auskühlt

Wenn Sie die Zunge nicht rollen können (dies ist erblich bedingt), legen Sie sie für diese Atemübung stattdessen hinter die obere Zahnreihe.

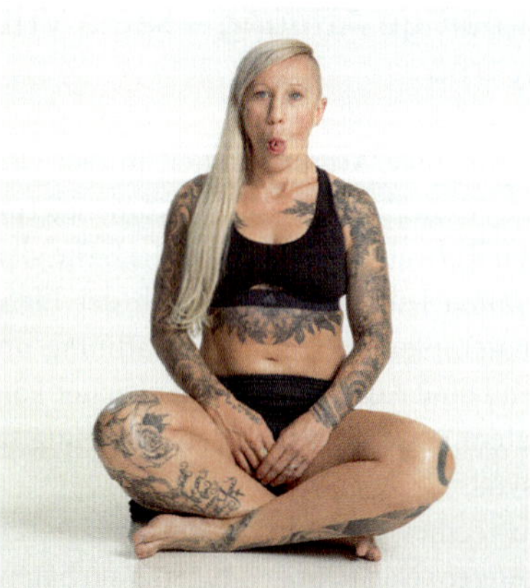

Abb. 6.3 Rollen Sie Ihre Zunge ein und atmen Sie langsam, ruhig und tief ein und aus. [K416]

6.1.2 Therapeutisches Yoga

Ujjayi-Atmung

Ujjayi wird übersetzt mit „der siegreiche Atem". Das scheint sprachlich zum Sport zu passen, wobei im Yoga jedoch die eigenen Gedanken „besiegt" werden sollen. Der Fluss der Atmung und die Ausrichtung der Gedanken auf die Übungspraxis sind wesentlicher Bestandteil der Yogapraxis. Die Atemform Ujjayi befähigt zum gezielten und dosierten Verschließen der Stimmritze während der Ein- und Ausatmung. Sie wird fließend, weich und ohne Pressen eingesetzt. Für Athleten ist es hilfreich, gezielt und kontrolliert die Stimmritze verschließen und auch wieder öffnen zu können, insbesondere, wenn sie von der Vocal-Cord-Dysfunktion betroffen sind (➤ Kap. 2.1.9). Auch bei einer Stimmbandlähmung (➤ Kap. 2.3.6; ➤ Kap. 5.5.3) kann diese Atmung hilfreich sein.

Die ersten Versuche unternimmt man am einfachsten sitzend auf dem Boden, idealerweise auf einer Yogamatte. Beginnen Sie damit, langsam, z. B. auf 4 zählend, durch die Nase einzuatmen und durch den Mund hauchend „hhhhhaaaaaa" stimmhaft und auf 4 zählend auszuatmen. Schließen Sie den Mund nach vier oder fünf Wiederholungen und versuchen Sie, dabei das Rauschen, das Hauchen im Hals beim Atmen fortzuführen (➤ Abb. 6.4a-c). Anschließend atmen Sie nur noch durch die Nase ein und aus. Dehnen Sie die Stellung der leicht geschlossenen Stimmritze, die das Rauschen erzeugt, nun auch auf die Einatmung aus und bleiben Sie für mehrere Atemzüge bei dieser rauschenden Atmung. Dietmar Mitzinger empfiehlt in seinem Buch „Yoga in Therapie und Prävention", den „Buchstaben „Mmmmm" zu „flüstern".

Machen Sie nach ungefähr 20 Atemzügen in Ujjayi-Atmung eine Pause und gehen Sie zur normalen Atmung über. Diese Pause sollte etwa zehn Atemzüge dauern. Nun beginnen Sie erneut mit der Ujjayi-Atmung. Eine erste Übung zur Koordination von Ujjayi-Atmung und Bewegung ist es, die Arme bei der Einatmung zu heben, unter Beibehaltung der Bauch- mit Brustkorb Atmung in Ujjayi. Bei der Ausatmung unter Ujjayi-Atmung senken Sie die Arme wieder. Ein- wie Ausatmung sollten auf 4 gezählt werden, um sich den regelmäßigen Rhythmus aus

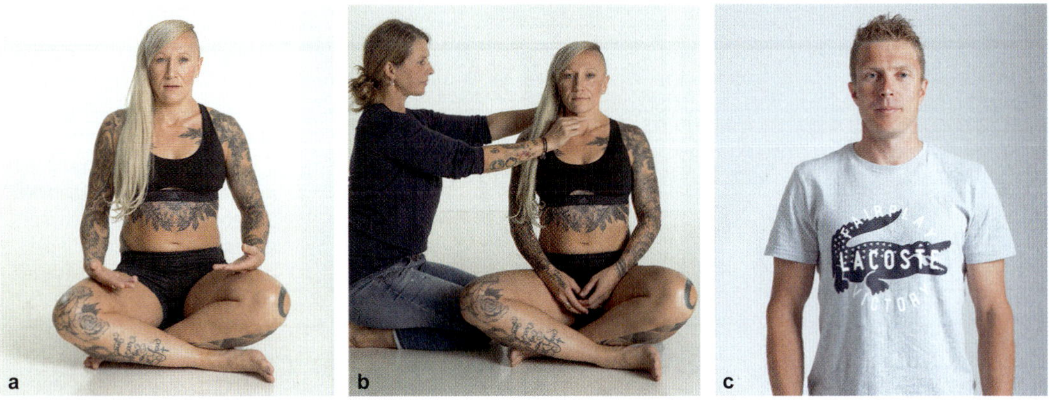

Abb. 6.4 [K416]
a) Mit geöffnetem Mund hauchen Sie stimmhaft „hhhhhaaaaaa".
b) Setzen Sie den Laut „hhhhaaaaaa", das Rauschen im Hals bei geschlossenem Mund fort.
c) Mit geschlossenem Mund flüstern Sie den Buchstaben „Mmmmm".

Atmen und Bewegen anzutrainieren. Bei der Ausatmung ist darauf zu achten, dass der untere Rippenbogen leicht nach unten und innen gehalten, leicht gespannt wird. Ein stabiler vorderer Rumpf ist im Yoga fester Bestandteil der Grundhaltung.

Aufrecht sitzen auf dem Boden

Aufrecht sitzen auf dem Boden ist die Grundlage der effektiven Ausführung von Atemübungen. Wenn man in krummer Körperhaltung auf dem Boden sitzt, kann die Atembewegung nicht frei durch den Körper fließen (➤ Abb. 6.5a). Nicht jede Erfindung ist uneingeschränkt gesund für den Körper. Der Stuhl z. B. gehört zu den Gegenständen mit ungesunden Nebenwirkungen im Alltag. Bereits im Säuglingsalter werden Kinder in einen Hochstuhl gesetzt, anstatt dass sie kindgerecht und natürlich auf dem Boden sitzen dürfen. Die Beweglichkeit der Hüften, Knie und Füße nimmt bei „Stuhlsitzern" im Verlauf der Jahre in einem Maße ab, das einige orthopädische Probleme nach sich zieht. Der Großteil der Menschheit sitzt auf dem Boden und hat infolgedessen zumindest im orthopädischen Bereich bedeutend weniger Probleme als wir westlichen „Stuhlsitzer". Die eingeschränkte Gelenkbeweglichkeit aufgrund unserer Sitzgewohnheit auf Stühlen ist nicht zuletzt ein Grund für die häufigen Stürze von älteren Menschen. Nach Möglichkeit sollte man deshalb versuchen, Wohnraum so zu gestalten und sich so zu kleiden, dass man im Alltag öfter auf dem Boden sitzen kann. Die über Jahrzehnte verlorengegangene Beweglichkeit lässt sich teilweise zurückgewinnen, sogar bis ins hohe Alter erhalten. Das schafft die Voraussetzung, um den Alltag lange selbstständig meistern zu können.

Die Fähigkeit, ohne Schmerz und Schaden auf dem Boden zu sitzen, sollte maßvoll verbessert werden. Die Beweglichkeit im Becken-Bein-Bereich verbessert sich, wenn das Bodensitzen über Monate und Jahre hinweg immer wieder geübt wird. Anfangs sollte man einfach öfter am Tag in bequemer Kleidung auf dem Boden sitzen, wobei die Verweildauer nur wenige Minuten betragen sollte. Die Sitzhaltung sollte möglichst aufrecht sein, was häufig zunächst schwerfällt. Ein oder zwei Yogablöcke, ein Meditationskissen oder eine feste Decke erleichtern einen stabilen Sitz. Der Sitz auf dem Boden sollte stets schmerzfrei und halbwegs bequem sein. Sich mit dem Rücken gegen eine Wand zu lehnen, ist für viele Übende am Anfang eine Erleichterung.

Das Becken wird so nach vorn gekippt, dass tendenziell der vordere Bereich der Sitzbeinhöcker am Boden zu spüren sind. Dabei ist die Wirbelsäule aufrecht gehalten, Kopf und Rumpf sind wie unter Tadasana ausgerichtet. Die Beine liegen in Schneidersitzposition, ihre Außenseite orientiert sich Richtung Boden (➤ Abb. 6.5b). Verharren Sie nicht in dieser Position, wenn dabei Schmerzen auftreten, passen Sie sie an und lösen Sie sie rechtzeitig auf. Wegen der gebeugten und verdrehten Knie im

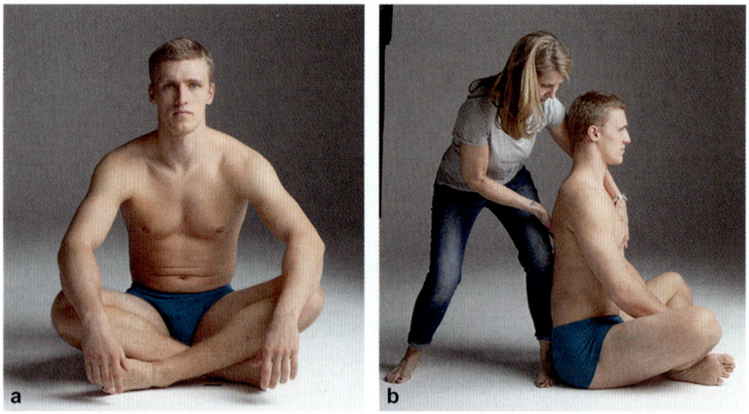

Abb. 6.5 [K416]
a) In der Ansicht von vorn ist gut zu erkennen, wie sich neben den Gewebe-Dysbalancen auch mechanische Einengungen für die Lunge und alle Organe einstellen.
b) Heben Sie Ihr Brustbein nach vorn und oben an, strecken Sie den Nacken und richten Sie Ihren Unterkiefer annähernd waagrecht aus.

Schneidersitz kann es bei entsprechender Muskelmasse der Beine zu einer mechanischen Hemmung, zu einer Minderdurchblutung kommen, da Gefäße abgedrückt werden. Die Durchblutung sollte aber zu keiner Zeit eingeschränkt sein. Die Verdrehung von Unterschenkel gegen Oberschenkel im Knie kann mechanischen Stress für Knie und Menisken bedeuten. Hören Sie auf Ihr Gefühl. Es kann Wochen, Monate oder Jahre dauern, bis Sie wieder gut, stabil und schmerzfrei auf dem Boden sitzen können. Ständige Überreizung durch einen als Zwangshaltung empfundenen Sitz kann zu Entzündungen und Schädigung am Bewegungsapparat führen.

TIPP

Es bietet sich an, auf dem Boden sitzend: das Frühstück einzunehmen, Telefonate zu führen, Gespräche mit Familie oder Freunden zu pflegen, zu lesen oder das abendliche TV- Programm in dieser Position anzuschauen.

Tadasana

Tadasana ist das wichtigste Yoga-Asana überhaupt. Es ist in allen Yoga-Asanas einzunehmen und zu halten sowie in den Alltag zu integrieren. Tadasana ermöglich eine freie Atmung, da der Bauch und das Zwerchfell nicht mechanisch behindert werden. Ein abgesenkter Brustkorb dagegen, der den Bauch einklemmt und ihm keinen Platz lässt, hat dauerhafte Veränderungen im Gewebe und bei allen physiologischen Abläufen zur Folge.

„Tada" ist in Sanskrit „der Berg". Damit ist bildhaft der aufrechte Stand bezeichnet, ein muskuläres, nicht „in den Bändern hängendes" Stehen. „Asana" bedeutet Haltung per se. Gemeint ist damit nicht nur die körperliche, sondern auch die innere, geistige Aufrichtung.

Für Tadasana, aufrecht stehen, sind die Füße geschlossen und die Außenkanten bilden eine Parallele. Bei sehr breitem Vorfuß können Sie sich diese Parallele als eine Linie vorstellen, die sich vom zweiten Zeh durch die Mitte der Ferse zieht. Das Körpergewicht ist gleichmäßig auf den Vorfuß und die Fersen wie auch auf die Fußaußen- und -innenkanten verteilt. Die Spannung zwischen diesen Punkten sollte als ein sich Herausschieben aus den Füßen, in die Länge und Aufrichtung zu spüren sein.

Die Beinmuskulatur ist aktiv, was bedeutet, dass die Kniescheibe ganz sanft nach oben gezogen wird. Die Knie sind nicht überstreckt (➤ Abb. 6.6a). Der Beckenboden sollte angespannt und nach oben-innen angehoben werden, entgegen der häufig ausgesprochenen Empfehlung, das Gesäß anzuspannen, was das Becken in Folge in eine nach hinten gekippte Position bringen würde! Der untere Rippenbogen wird nach unten und leicht nach innen eingezogen gehalten. Der Bauchnabel wird leicht in Richtung Wirbelsäule gespannt, als würde ein kleiner Magnet ihn zur Wirbelsäule ziehen. Damit ist nicht „Baucheinziehen" gemeint. Es soll lediglich die vordere Bauchwand stabil sein und während der Übungspraxis auch stabil bleiben. Das Brustbein wird ein wenig nach vorn und oben gerichtet, sodass ein gedanklich vom Brustbein gefälltes Lot vor dem Schambein steht. Der Unterkiefer sollte parallel zum Boden ausgerichtet und entspannt sein. Der Scheitelpunkt des Kopfes strebt zur Decke, der Hals wird im Nacken lang, der Blick ist geradeaus nach vorn gerichtet. So können die Schulterblätter entspannt nach hinten und unten sinken. Der untere Rücken wird dabei sanft in die Länge gezogen. Das Kreuzbein und der Bereich des mittleren Rückens streben voneinander weg, wodurch eine „Hohlkreuz-Haltung" vermieden wird. Machen Sie den unteren Rücken lang, ziehen Sie die Streckung bis hoch in die Brustwirbelsäule (➤ Abb. 6.6b). Zu den häufig einsetzenden Rückenschmerzen während oder nach der Yogapraxis kommt es oft, weil nicht auf die entlastete Lendenwirbelsäuleneinstellung und den stabilen Bauch geachtet wird.

In Tadasana zeigen die Handflächen zu den Oberschenkeln, die Daumen sind nach vorn gerichtet. Die Fingerspitzen ziehen leicht in Richtung Boden. Es kann die Haltung und Aufrichtung verdeutlichen und den Impuls verstärken, sich in die Länge auszurichten, wenn man sich einen Block zwischen die Oberschenkel klemmt und diesen mit einer geringgradigen Innenrotation der Oberschenkel nach hinten zu bewegen versucht. Bei alldem bleibt das Gesicht entspannt und man lächelt leicht, während der Atem fließt.

Vrikshasana

In Tadasana beginnen Sie nun mit der Ujjayi-Atmung und behalten diese während Ihrer gesamten Praxis möglichst bei. Es hilft, die Atmung durch ein Zählen „auf 4" mit der Bewegungsamplitude zu synchronisieren, Etwa nach folgendem Schema: „ein – 2 – 3 – 4" – „aus – 2 – 3 – 4". Jeweils bei „4" sollte die Bewegungsamplitude ausgeschöpft sein.

Aus Tadasana kommend heben Sie mit einer Einatmung auf „ein – 2 – 3 – 4" Ihr rechtes Knie an und legen unter Zuhilfenahme Ihrer Hände mit der nächsten Ausatmung auf „aus – 2 – 3 – 4" die Fußsohle an die Innenseite ihres linken Oberschenkels – auf einer Höhe, die für Sie ohne Schmerzen oder Stress für das rechte Bein möglich ist. Finden Sie Ihr Gleichgewicht und halten Sie Ihre geschlossenen Hände mit den Daumen an Ihr Brustbein. Dann heben Sie mit der Einatmung auf 4 beide Arme so gestreckt, wie es Muskelmasse und Beweglichkeit zulassen, über den Kopf, ohne dabei den Tadasana-Aufbau zu verlieren (➤ Abb. 6.7). Achten Sie besonders darauf, einen langen Rücken zu behalten und den unteren Rippenbogen in Richtung Bauch zu ziehen. In dieser Position bleiben Sie für fünf bis zehn gleichmäßige und gezählte Atemzüge.

Mit der nächsten Ausatmung senken Sie – bis 4 zählend – Ihre Hände wieder bis vor das Brustbein. Mit der nächsten Einatmung lösen Sie die Stellung der Fußsohle – auf 4 zählend – auf, bis sich das Knie in einem 90 Grad-Winkel vor dem Körper befindet. Mit der nächsten Ausatmung stellen Sie – auf 4 zählend – den Fuß konzentriert wieder in Tadasana ab. Lösen Sie unter Beibehaltung Ihrer gleichmäßigen Atmung die Hände voneinander und bewegen diese zurück in die Tadasana-Haltung. Wenn Sie atmend Ihre Tadasana-Position überprüft haben, üben Sie mit dem anderen Bein. Es geht beim Üben nicht da-

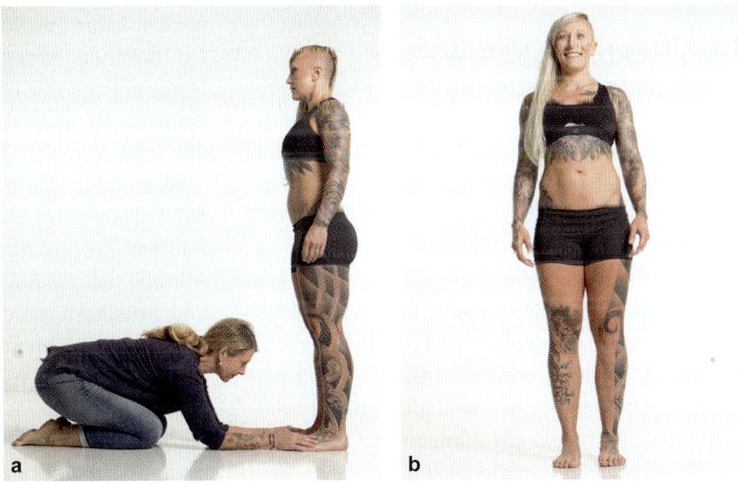

Abb. 6.6 [K416]
a) Die Kniescheiben werden aktiv die Wirbelsäule streckt sich und wird in der LWS wie HWS langgezogen. Der Bauchnabel ist nach innen gerichtet.
b) Der aufrechte Stand in Tadasana ist die Grundhaltung für nach oben gezogen, alle Asanas.

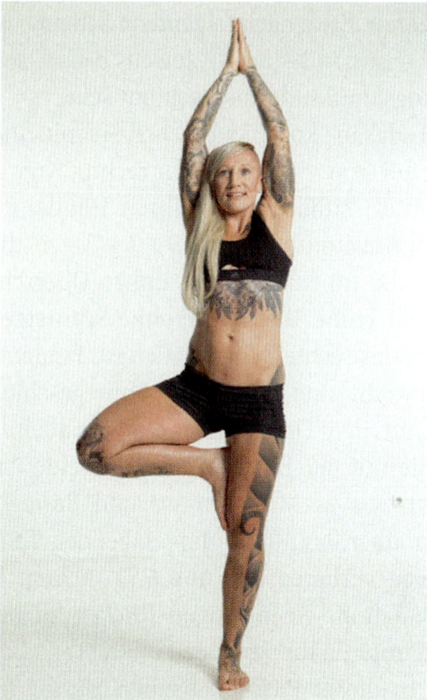

Abb. 6.7 Vrikshasana - Der Baum. [K416]

rum, die Endposition eines Asana zu erreichen, sondern darum, Tadasana einzunehmen, in der Asana zu halten und dabei atmen zu können!

Den „Baum“ übend und in diesem Asana stehend lässt sich das Atemmuster einfach erweitern. Insbesondere die Ausatmung, das Loslassen des Brustkorbes, der einen Weg in die Ausatmung gehen soll, und das Ziehen des unteren Brustkorbrandes nach innen und unten mit Aktivierung der Bauchmuskulatur, ist für die Beseitigung einer Atemstörung sehr wirkungsvoll.

Adho Mukha Svanasana – der „Nach unten schauende Hund“

Der Aufbau des „Nach unten schauenden Hundes“ beginnt im Vierfüßlerstand. Die Hände werden genau unter die Schultergelenke gestellt. Es ist darauf zu achten, dass sie weder zu breit noch zu eng gestellt sind. Die Knie stehen unter den Hüftgelenken. Die Endstellung des „Nach unten schauenden Hundes“ sollte ein umgedrehtes und möglichst gleichmäßiges „V“ ergeben, wobei das Gesäß der höchste Punkt ist. Die Handflächen sind gleichmäßig belastet und haben Kontakt zur Matte, wobei die Mittelfinger nach vorn und parallel zum seitlichen Mattenrand zeigen. Meist wird die Hand eher auf dem äußeren Rand (der Handaußenfläche) belastet, was korrigiert werden muss. Wenn gleichmäßiger Druck auf der ganzen Handfläche lastet, kann dies anfangs einen unangenehmen Zug in den Handgelenken und Unterarmbeugern auslösen. Er wird sich verringern, wenn sich mit der Zeit Verfilzungen in diesem Bereich lösen. Die Ellbogen sollten in Richtung der Beine zeigen, ohne überstreckt zu werden. Wie die Beine in Tadasana, sollten in Mukha Svanasana die Arme aktiv bleiben. Die Schulterblätter ziehen nach hinten und unten in Richtung des Gesäßes, die Halswirbelsäule ist langgestreckt, der Blick auf die Matte gerichtet. Die Brustwirbelsäule sollte gestreckt sein und nicht in einen „Buckel“ gezogen werden. Die Lendenwirbelsäule wird durch ein leichtes Anziehen des Bauchnabels und der unteren Rippenbögen nach innen, gestreckt und verlängert. Dies stabilisiert die Rumpfmitte. Wie die Hände unter den Schultergelenken, stehen die Knie im Lot unter den Hüftgelenken. Wenn Sie nach hinten zu Ihren auf die Zehen gestellten Füßen blicken, sollten diese hinter den Oberschenkeln nicht zu sehen sein (➤ Abb. 6.8a, b).

Im Vierfüßlerstand beginnen Sie entweder mit einer Ujjayi-Atmung oder einer langsamen tiefen Atmung, auf 4 gezählt. Beginnend mit der Ausatmung heben Sie die Knie vom Boden und schieben sich von den Handwurzeln in Richtung hinten oben in den „Nach unten schauenden Hund“. Auf 4 ausatmend sollten Sie in einer angenehmen, schmerzfreien Position ankommen. Die Beinrückseite muss keinesfalls gestreckt sein! Wichtiger ist es, dass der Rücken wie im Vierfüßlerstand gestreckt gehalten werden kann. Die Schulterblätter bleiben nach hinten und unten gezogen, der Blick geht in Richtung Unterschenkel, die Fersen sinken (nach Bedarf unter Beibehalt der gebeugten Kniee) zum Boden, soweit dies schmerzfrei möglich ist.

Bleiben Sie fünf bis zehn Atemzüge lang, jeweils auf 4 zählend, im „Nach unten schauenden Hund“, während Sie Ihre Aufmerksamkeit auf die fließende Atmung richten. Auch in diesem Asana sollen Bauch und Brustkorb bei der Ein- wie Ausatmung einen Weg gehen, während Sie dennoch den Bauchnabel stabil in Richtung Wirbelsäule halten.

Mit der letzten Ausatmung senken Sie Ihre Knie konzentriert und unter Beibehaltung der Rumpfspannung und des gestreckten Rückens auf den Aus-

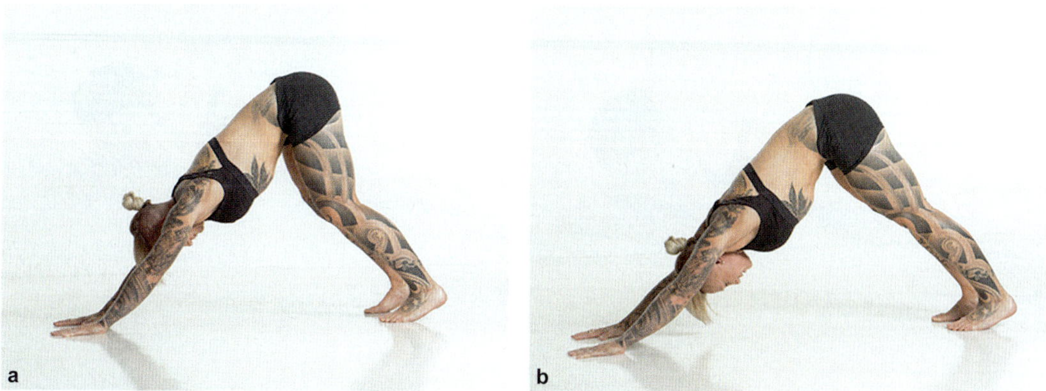

Abb. 6.8 [K416]
a) Endposition „Nach unten schauender Hund", mit gebeugten Knien.
b) Endposition „Nach unten schauender Hund" mit gestreckten Knien, falls dies unter Erhalt der gestreckten Wirbelsäule ohne größere Spannungen möglich ist.

gangspunkt zurück. Führen Sie diese Bewegung langsam aus und geben Sie nicht ruckartig die Spannung auf, was einen Kollaps der Wirbelsäulenaufrichtung zur Folge hätte. Legen Sie sich anschließend in Rückenlage auf die Matte zurück, um der Wirkung des Asana über mehrere Atemzüge hinweg nachspüren zu können.

TIPP FÜR DAS TRAINING

Jede Umkehrhaltung ist eine geeignete Asana für die Aktivierung des Zwerchfells, um die Bauchatmung zu verbessern. Das Zwerchfell muss in Umkehrpositionen gegen die Schwerkraft anatmen, was a) durch das Gewicht der Organe einen Führungswiderstand bedeutet und b) durch die Schubbewegung des Zwerchfells gegen das Gewicht der Organe zu seiner Kräftigung führt.

Vom „Nach unten schauenden Hund" in die modifizierte Kleinkindstellung – Garbhasana

Vinyasa bedeutet, dass Sie Atmung und Bewegung durch mehrere Asanas fließend miteinander kombinieren. Als kleine Vinyasa-Variation des „Hundes" können Sie, aus dem „Hund" in den Vierfüßlerstand kommend, die Fußrücken auf der Matte auflegen und sich mit der nächsten Ausatmung auf 4 zählend mit dem Gesäß in Richtung Fersen schieben. Die Hände bleiben unverändert am Platz, wodurch eine Verlängerung der rückwärtigen Strukturen erreicht wird (➤ Abb. 6.9a). Neben der Beweglichkeit insgesamt hängt es auch von der Muskelmasse der Beine ab, wie weit diese Bewegung möglich ist. Mit der nächsten Einatmung bewegen Sie sich wieder über den Vierfüßlerstand in den „Nach unten schauenden Hund". Führen Sie mehrere Wiederholungen dieses Bewegungsablaufes aus.

Verharren in der modifizierten Kleinkindstellung

Legen Sie die Unterarme entspannt auf der Matte ab und die Stirn, sofern das Bewegungsausmaß es zulässt, auf dem Punkt zwischen den Augenbrauen. Verharren Sie hier mehrere Atemzüge lang. Achten Sie weiterhin, gleichmäßig auf 4 zählend darauf, dass Bauch und Brustkorb beim Ein- und Ausatmen einen spürbaren Weg gehen. Die Durchblutung der Beine sollte immer gewährleistet sein. Wenn Sie ein unangenehmes Gefühl oder Schmerzen haben, lösen Sie diese Position auf, indem Sie die Stellung etwas abändern.

Eine Variante ist, die Handflächen nach oben zu drehen, um in dieser Stellung ein paar tiefere Atemzüge zur Erweiterung des Brustkorbs zu nehmen (➤ Abb. 6.9b).

Für die klassische Kleinkindstellung (➤ Abb. 6.9c) legen Sie die Arme neben den Beinen ab. Die Halswirbelsäule sollte gestreckt bleiben können. Öffnen Sie die Beine so weit, dass Brustkorb und Bauch be-

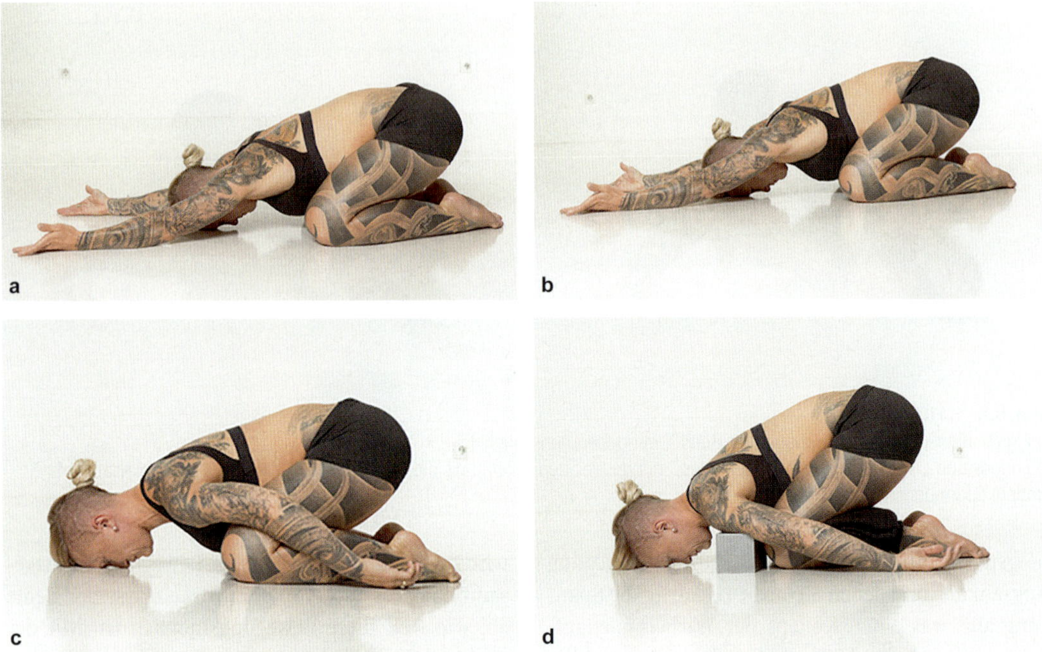

Abb. 6.9 [K416]
a) Eine Variation der Kleinkindstellung aus dem Hund kommend.
b) Eine Variation der sogenannten Kleinkindstellung mit nach vorne gestreckten Armen und der Stirn auf der Matte ermöglicht eine Atemerweiterung. In dieser Variation über mehrere Atemzüge langsam und weit ein- wie ausatmen.
c) Die klassische Kleinkindstellung sollte eine gestreckte Halswirbelsäule erlauben. Die Knie und die Sprunggelenke sollten nicht schmerzen. Die Durchblutung der Beine sollte gewährleistet bleiben.
d) Je nach sportartspezifischer Körperform und Beweglichkeit ist eine gewebeentlastende Unterlagerung geraten.

quem Platz haben. Der Brustkorb und der Bauch sollten nicht auf den Oberschenkeln aufliegen.

Wenn die Fußgelenke und Fußrücken durch die Streckung der Sprunggelenke zu stark spannen, kann ein untergelegtes gefaltetes Handtuch entlasten. Wenn die Kniegelenke eine unangenehme Spannung melden oder gar schmerzen, kann man zwischen Ober- und Unterschenkel eine gefaltete Decke, ein Handtuch oder ein Kissen legen (➤ Abb. 6.9d). Probieren Sie aus, wie viel Entlastung Sie benötigen. Häufig ist bei Athleten mit viel Muskelmasse in den Beinen mehr Unterstützung notwendig, damit die Durchblutung gewährleistet bleibt und die Kniescheiben keinen zu hohen Anpressdruck erfahren. Legen Sie sich zum Abschluss in Rückenlage auf die Matte, um der Wirkung des Asana über mehrere Atemzüge hinweg nachspüren zu können.

Vorbeuge im Langsitz – Paschimottanasana

Dieses Asana streckt und entfaltet die Körperrückseite. Die Bestandteile des Begriffs „paschima“ = hinten, nach Westen ausgerichtet, „uttana“ = intensive Dehnung im Sinne einer Streckung, „asana“ = die Körperstellung, meinen zusammen eine Verlängerung, eine Streckung des Rückens – kein „Nach-vorne-krümmen“ der Wirbelsäule über die Beine. Das ist ein häufiges Missverständnis (➤ Abb. 6.10a).

Ob Sie für den Sitz eine Erhöhung benötigen – etwa einen Yogablock oder eine feste Decke –, richtet sich danach, ob in dieser Ausgangsstellung das Becken tendenziell nach vorn gekippt werden kann. Sie sollten Ihre Sitzbeinhöcker auf der Unterlage spüren (➤ Abb. 6.10b). Sitzen Sie hinter oder zu weit vor (was hier selten jemandem gelingt) den Sitzbeinhöckern, korrigieren Sie die Position.

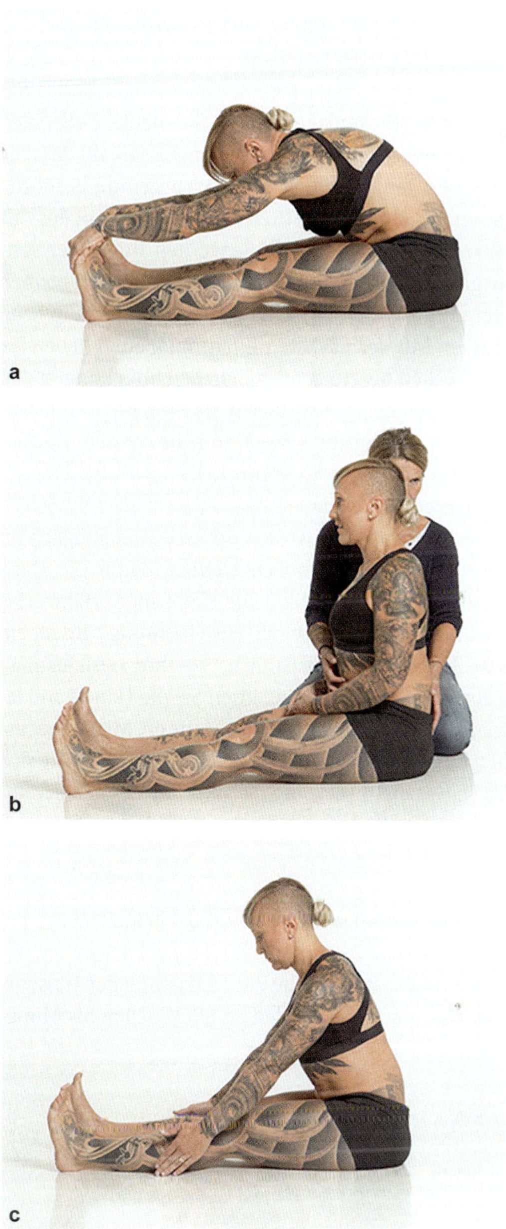

Abb. 6.10 [K416]
a) Nicht mit einem krummen Rücken über die Beine beugen.
b) Die Sitzbeinhöcker sollten eher im vorderen Anteil zu spüren sein. Daher kann die Unterlage eines Blocks oder einer Decke erforderlich sein.
c) Mit gestrecktem Rücken können die Hände in Richtung Füße geführt werden. Ist die Spannung in der Beinrückseite unangenehm, werden die Knie etwas gebeugt. Der Rücken muss gestreckt bleiben.

Die Beine sollten nicht nach außen gedreht, sondern die Zehen nach oben ausgerichtet sein. Die Beine werden nun ausgestreckt, ohne dass eine starke Dehnungsspannung oder Schmerzen in ihrer Rückseite auftreten. Die Wirbelsäule wird gestreckt gehalten. Daran entscheidet sich, wie weit die Hände in Richtung der Füße geführt werden können (➤ Abb. 6.10c). Es ist unerheblich, ob die Beine bei dieser Übung ausgestreckt auf der Matte aufliegen. Das wird nur allmählich, im Laufe von Monaten, manchmal erst Jahren erreicht, wenn durch die regelmäßige Praxis und Übung die Entfaltungsfähigkeit der Bein- und Beckenrückseite verbessert ist.

Die Füße liegen mit den Fersen auf, die Zehen sind zur Decke gerichtet. Um in die beschriebene Zielposition von Paschimottanasana zu kommen, müssen anfangs vielleicht die Hände hinter dem Becken aufgestützt werden. In der individuell erreichbaren, stressfreien Haltung unter Beibehaltung aller genannten Einstellungen nehmen Sie nun wieder weich und ruhig fünf bis zehn Atemzüge, auf 4 Zählzeiten ein- und ausatmend. Legen Sie sich anschließend in Rückenlage auf die Matte zurück, um der Wirkung des Asana über mehrere Atemzüge hinweg nachspüren zu können.

Matsyasana – der Fisch

Aus der Rückenlage stützen Sie sich auf Ihre Unterarme auf. Die Unterarminnenseite sollte nach oben zeigen. Die Ellbogen positionieren Sie im Lot unter Ihre Schultergelenke und Ihre Unterarme längs neben dem Oberkörper, soweit es die Körpermasse erlaubt. Bei großer Muskelmasse müssen die Ellbogen entsprechend weiter nach außen, neben den Körper gestellt werden, was es aber erschwert, die Brustwirbelsäule weit nach oben zu strecken. Die Fußspitzen werden in Richtung der Nase gezogen und bleiben zur Decke hin ausgerichtet. Das Brustbein schieben Sie in Richtung Decke und halten den Rippenbogen nach innen und unten gezogen. Der Hals und Kopf bleiben in Verlängerung der Wirbelsäule. Die Schulterblätter werden in Tadasana gehalten, sie ziehen in Richtung des Gesäßes. Ziehen Sie den Bauchnabel in Richtung Wirbelsäule. Der Beckenboden ist angehoben und die Kniescheiben ziehen Sie in Richtung Rumpf (➤ Abb. 6.11).

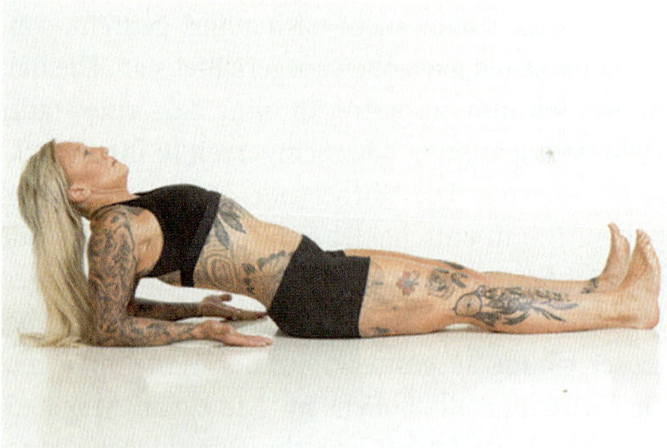

Abb. 6.11 Mit gestreckter Halswirbelsäule, den Rippenbogen nach innen und unten gehalten, den Beckenboden angespannt, die Kniescheibe und Fußspitzen nach oben gezogen, den Brustkorb so weit wie möglich in Richtung Decke schieben. [K416]

Während der nächsten fünf bis zehn Atemzüge wird die Stellung mit dem Richtung Decke geschobenen Brustbein gehalten. Den Kopf halten Sie gerade, das Kinn eher in Richtung Brustbein.

Der klassischen Anleitung des Fisches zufolge wird nun der Scheitel auf dem Boden aufgesetzt. Es ist vorab durch einen befähigten Lehrer oder Physiotherapeuten zu klären, ob es der Zustand der Halswirbelsäule erlaubt, den Fisch in der klassischen Variante durch zu führen. In der Manuellen Therapie sind bei einer geplanten Bewegung in maximale Überstreckung des Halses hierfür Sicherheitstests vorgeschrieben. Legen Sie sich anschließend in Shavasana auf die Matte zurück, um die Wirkung des Asana über mehrere Atemzüge hinweg spüren zu können.

Ardha Chakrasana – das halbe Rad oder Schulterbrücke

Aus der Rückenlage stellen Sie beide Fußsohlen hüftgelenksbreit und so nahe am Gesäß ab, dass Sie mit den Fingerspitzen die Fersen gerade berühren können. Hüftgelenksbreit bedeutet, schmaler als Ihre Beckenbreite. Die Füße werden auf ganzer Sohle gleichmäßig belastet, Knie wie Fußspitzen bleiben gerade ausgerichtet, sie fallen oder ziehen nicht nach außen. Mit der nächsten Einatmung auf 4 heben Sie Ihr Becken bis zur größtmöglichen Streckung in den Hüftgelenken ab. Versuchen Sie nun, mit der nächsten Ausatmung auf 4 Ihre Hände hinter dem Rücken zu verschränken (➤ Abb. 6.12).

Achten Sie bei diesem Asana darauf, dass die Schulterblätter mit den Armen so weit wie möglich in Richtung Füße geschoben werden, damit die Halswirbelsäule auf der Rückseite eine Länge erfährt. Das Kinn kommt hierdurch in Richtung Brustbein (➤ Abb. 6.12b). Entspannen Sie Ihre Gesichtsmuskeln. Mit der Ausatmung lösen Sie die Hände und legen Ihr Becken wieder auf der Matte ab. Mit der nächsten Einatmung strecken Sie beide Beine. Legen Sie sich in Shavasana zurück, um die Wirkung des Asana während mehrerer Atemzüge spüren zu können.

Sarvangasana – der Schulterstand

Der Schulterstand sollte zur Entlastung der Halswirbelsäule zumindest in den ersten Wochen bis Mona-

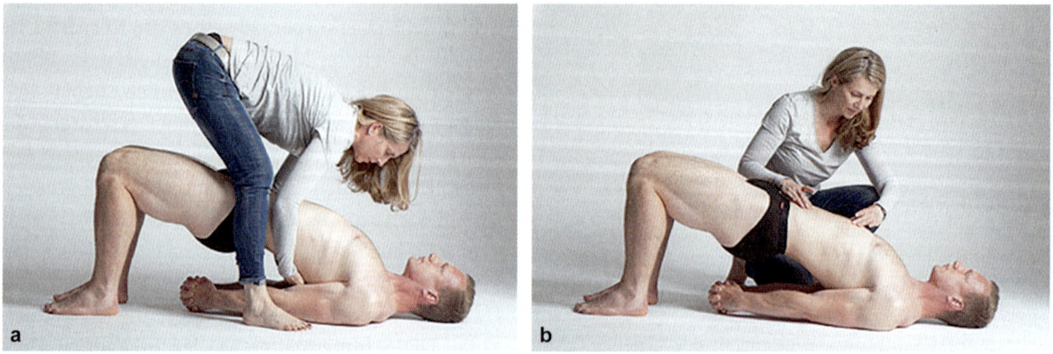

Abb. 6.12 [K416]
a) Füße und Oberschenkel sind parallel ausgerichtet. Das Becken wird höchstmöglich angehoben. Der Brustkorb schiebt in Richtung Decke, die Rückseite der Halswirbelsäule wird gegen die Unterlage geschoben. Die Hände sind verschränkt, die Handwurzeln berühren sich.
b) Ziel ist die Weitung des Brustkorbs, sodass die Schulterblätter deutlich unter den Brustkorb gezogen werden können.

ten unter Zuhilfenahme eines Podestes durchgeführt werden. Dieses Asana sollte in jedem Falle langsam aufgebaut und gesteigert werden. Bei Sportlern kann man allerdings davon ausgehen, dass ihre gesundheitliche Verfassung ihnen diese Übung grundsätzlich erlaubt.

BERICHT

Die Autorin hat das Podest mehr als ein Jahr lang gebraucht und konnte zunächst nur drei bis fünf Atemzüge lang im Schulterstand verbleiben. Anfangs litt sie unter beträchtlichen Kopf- und Nackenschmerzen. Dennoch hat genau diese Übung dabei geholfen, die zuvor persistierenden Probleme im oberen Halswirbelbereich zu überwinden. Inzwischen kann sie 50 bis 100 Atemzüge lang ohne Probleme in diesem Asana verweilen und spürt, dass diese Länge im Bereich der oberen und kurzen Nackenmuskeln genau den richtigen ausrichtenden Reiz gibt.

Im Einzelfall ist dies von einem Physiotherapeuten mit Yogaerfahrung zu überprüfen.

Das Podest: Falten Sie eine feste Decke über die ganze Breite der Yogamatte. Das obere Drittel der Yogamatte wird nun über die Decke gelegt. Legen Sie sich mit dem Hals und dem Kopf oberhalb des gebauten Podestes auf den Boden, wobei Sie mit den Schultern drei bis fünf Zentimeter unterhalb des Podestes am Mattenrand bleiben. Somit ist gewährleistet, dass Sie im Schulterstand nicht durch Ihr Eigengewicht vom Podest rutschen.

Stellen Sie mit der Einatmung Ihre Füße auf und bringen Sie mit der Ausatmung Ihre Knie über den Oberkörper. Aus der Kraft Ihrer Rumpfmuskeln sollten Sie, ohne Schwung zu holen, die Beine und das Becken mit der nächsten Einatmung nach oben strecken können. Die Oberarme bringen Sie unter und hinter Ihren Rücken, was auch die Schultern öffnet. Stützen Sie mit den Händen Ihren Rücken ab. Der Nacken bleibt lang und mittig positioniert. Die Beine bleiben geschlossen, die Füße sind weder stark gestreckt noch gebeugt. Atmen Sie ruhig und langsam in den Bauch für anfangs drei oder bis zu zehn Atemzüge. Mit der nächsten Einatmung ziehen Sie die Füße zu sich und mit einer weiteren Ausatmung rollen Sie kontrolliert und mit muskulärer „Führung" langsam wieder auf die Matte zurück. Stellen Sie die Füße auf und entfernen Sie dann das aufgebaute Podest.

Legen Sie sich auf die Matte in Rückenlage zurück, um die Wirkung des Asanas über mehrere Atemzüge hinweg zu spüren. Dieses Asana ist eine gute Übung, um das Zwerchfell gegen die Schwerkraft und das Eigengewicht der Organe arbeiten zu lassen.

Surya Namaskar – der Sonnengruß

Der Sonnengruß ist eine dynamische Abfolge von ineinander übergehenden Asanas mit fließender Atmung (➤ Abb.6.13a–m). Der Name verweist auf die Kreisbewegung der Erde um die Sonne. So fließend wie ein Tag verläuft, indem die Erde um die Sonne kreist, sollten auch die Bewegungen des Sonnengrußes ineinander übergehend fließend ausgeführt werden.

Der Sonnengruß kann ohne Bedenken täglich 10–20-mal oder häufiger wiederholt werden. Wie immer gilt es auch hierbei, langsam und vorsichtig und mit Gefühl zu beginnen (➤ Abb. 6.14). Die Konzentration liegt auf dem fortlaufend fließenden Atem und den mit ihm synchronen Bewegungen. Eine Bewegungsamplitude sowie eine Ein- wie Ausatmung werden synchron ausgeführt.

- Die Ausgangsstellung (➤ Abb. 6.13a) ist Tadasana, der Berg. Achten Sie darauf, Ihr Körpergewicht gleichmäßig auf den Füßen zu verteilen. Stabilisieren Sie den Bauch, bevor Sie die Arme heben.
- Mit Beginn der Einatmung haken Sie Ihre Daumen ineinander (➤ Abb. 6.13b), halten den Bauch stabil und heben einatmend die Arme über den Kopf, als würden Sie einen Bogen spannen. Überstrecken Sie dabei nicht den Rücken.
- Am Ende der Einatmung (➤ Abb. 6.13c) setzten Sie ausatmend Ihre Handflächen neben die Füße (➤ Abb. 6.13d). Beugen Sie die Knie leicht, falls die Beinrückseite zu stark spannt.
- Einatmend setzen Sie den rechten Fuß mit einem großen Schritt nach hinten (➤ Abb. 6.13e).
- Ausatmend setzen Sie den linken Fuß neben den rechten und schieben sich mit den Handflächen in den nach unten schauenden Hund (➤ Abb. 6.13f). Diese Position gleicht einem umgedrehten „V": Das Gesäß ist der höchste Punkt, die Fersen schieben in den Boden. Falls nötig, beugen Sie die Knie, aber versuchen Sie, den Rücken zu strecken und die Schulterblätter wie in Tadasana Richtung Rumpf zu schieben.

6

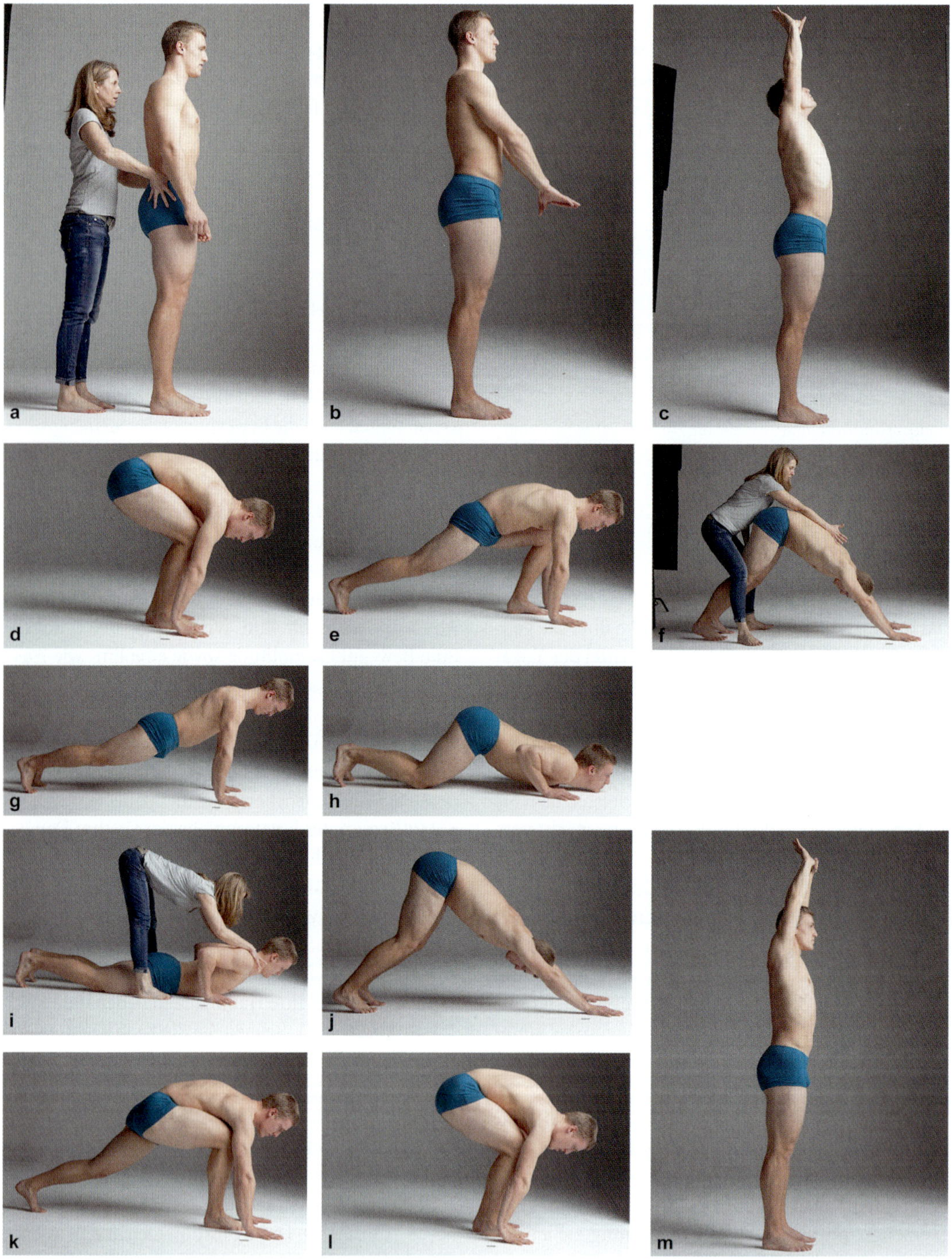

Abb. 6.13 Sonnengruß [K416]
a) Ausgangsstellung; b) Beginn der Einatmung; c) Ende der Einatmung; d) Hände neben den Füßen abgesetzt; e) Mit Einatmung großer Schritt; f) Mit Ausatmung in den nach unten schauenden Hund; g) Mit Einatmung in den Stütz; h) Mit Ausatmung Kinn-Brustbein-Knie zum Boden; i) Mit Einatmung in die kleine Kobra, Halswirbelsäule gerade; j) Mit Ausatmung in den nach unten schauenden Hund; k) Mit Einatmung großer Schritt; l) Mit weiterer Ausatmung…; m) Mit Einatmung den Körper in Streckung heben

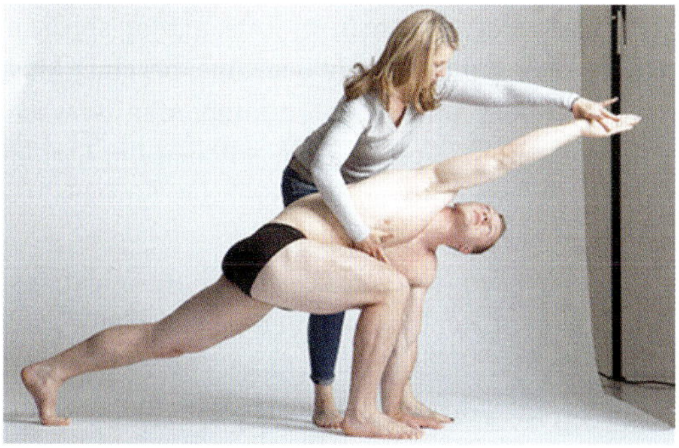

Abb. 6.14 Als Variante kann eine seitliche Rumpfdrehung an jeder Stelle eines Sonnengrußes eingebaut werden. [K416]

- Einatmend gehen Sie in den Stütz (➤ Abb. 6.13g).
- Ausatmend senken Sie die Knie, das Brustbein und das Kinn auf die Matte (➤ Abb. 6.13h).
- Einatmend heben Sie den Brustkorb von der Matte ab und „tragen" ihn nach vorn in die kleine Kobra (➤ Abb. 6.13i). Die Schulterblätter an den Rumpf ziehen, den Bauch stabilisieren, den Nacken nicht überstrecken.
- Ausatmend schieben Sie sich von den Handflächen weg in den nach unten schauenden Hund (➤ Abb. 6.13j).
- Einatmend setzen Sie mit einem großen Schritt den rechten Fuß zwischen Ihre Hände (➤ Abb. 6.13k).
- Ausatmend stellen Sie den linken Fuß dazu (➤ Abb. 6.13l).
- Einatmend heben Sie mit stabilem Bauch den Körper zurück in Tadasana (➤ Abb. 6.13m).

6.2 Meditation

Meditation ist eine Konzentrationsübung, mit der die Fähigkeit des Gehirns trainiert wird, sich auf einen „Inhalt" zu fokussieren. Geübte Meditierende sind in der Lage, ihre Gedanken zu kontrollieren und diese gezielt zu bündeln. Dies ist gerade im Sport hilfreich, da hier die Fähigkeit gefragt ist, sich auf „ein Ziel" zu konzentrieren und sich nicht durch Übernervosität oder Resignation zu übersteuern. Meditation ist weder Religion noch Glaubensfrage und hat auch mit Esoterik nichts gemeinsam. Das Gehirn ist ein Organ, das im weitesten Sinne „trainiert" werden kann. Es passt sich dem durch die Meditation gelieferten Reiz an, es formt sich. Diese „Neuroplastizität" genannte Fähigkeit ist belegt. Bereits nach etwa 25 Stunden Meditationspraxis lassen sich positive Effekte im Gehirn nachweisen.

Ein Programm der Achtsamkeitsmeditation, das über acht Wochen hinweg täglich 45 Minuten Praxis vorsah, führte bei unterschiedlichsten Krankheitsbildern zu deutlichen Verbesserungen. Für ihre Studie teilten Davidson et al. 2003 die Studienteilnehmer in zwei Gruppen ein. Eine Gruppe erlernte ein Meditationsprogramm, die andere Gruppe gängige Entspannungstechniken. Die Fortschritte der Meditierenden wurden elektroezephalographisch dokumentiert. Im Anschluss an das Trainingsprogramm wurde beiden Gruppen eine Grippeimpfung verabreicht. Wie die anschließenden Blutuntersuchungen ergaben, hatte die Gruppe der Meditierenden deutlich schneller als die Vergleichsgruppe einen Immunschutz aufgebaut.

Diese Ergebnisse wurden 2009 von Greeson bestätigt. Er verfasste eine Übersichtsstudie, mit der er nachweisen konnte, dass Meditation die Leistungsfähigkeit des Immunsystems verbessert.

Der buddhistische Mönch Matthieu Ricard, der in seinem weltlichen Leben als promovierter Molekularbiologe tätig gewesen war, begann mit einer Gruppe von Wissenschaftlern des Waisman Center der University of Wisconsin-Madison, USA, unter der Leitung von Prof. Richard J. Davidson die Effekte der Meditation zu untersuchen (➤ Abb. 6.15). Die eindrucksvollen Ergebnisse wurden der Öffentlichkeit zugänglich gemacht (s. u. Literatur, Internetadressen).

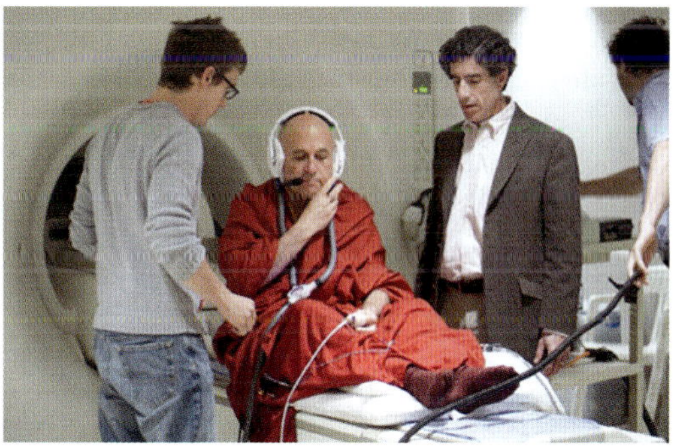

Abb. 6.15 Matthieu Ricard, einer der Mönche seiner Heiligkeit, des 14. Dalai Lama, kurz vor einer MRT zur Messung der Gehirnfunktionen während der Meditation. [T1179]

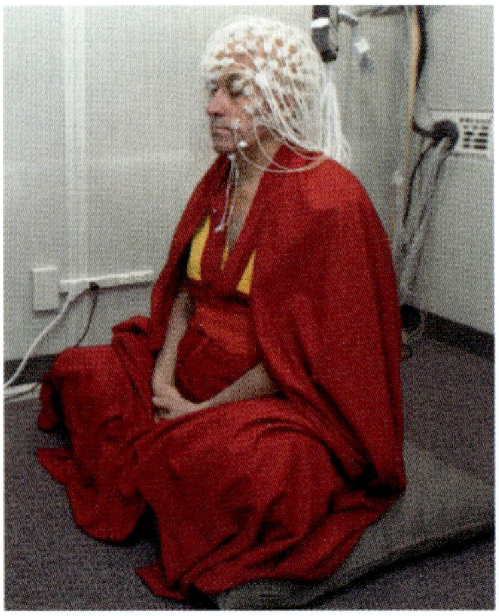

Abb. 6.16 Um die Gehirnwellen aufzuzeichnen, wurde von Matthieu Ricard während der Meditation ein EEG erstellt. [T1179]

Mit Hilfe der MRT konnte eine Zunahme der grauen Substanz im Gehirn nachgewiesen werden (➤ Abb.6.16). Die graue Substanz, als wichtiger Bestandteil des Zentralen Nervensystems, ist für Lern- und Gedächtnisvorgänge und die Selbstwahrnehmung zuständig. Die Gefühlssteuerung und Stressreaktionen haben hier ebenfalls ihren Sitz. Die graue Substanz nimmt normalerweise im Alter ab, was jedoch bei geübten Meditierenden nicht der Fall ist. Ältere Meditierende haben im Alter eine hohe geistige Leistungsfähigkeit. In buddhistischen Klöstern lernen die Nonnen und Mönche selbst im hohen Alter noch komplexe Texte, die sogenannten Sutren, die sie rezitieren können.

Mittels einer Elektroenzephalographie konnte im Vergleich zu weniger erfahrenen Meditierenden ein erheblicher Unterschied bei den Gehirnwellen aufgezeichnet werden. Sie wiesen eine wesentlich gleichmäßigere Gamma-Wellen-Aktivität auf, was für gute Konzentration spricht.

Es liegt also nahe, dass Mediation zu mehr Gelassenheit und innerer Ruhe beiträgt. Dies wiederum macht stressfähiger, was wiederum zu einer entspannteren Atmung und vegetativen Gesamtreaktion führt.

6.2.1 Die Gehirnwellen

Was passiert, wenn man zu meditieren beginnt? Schließt man die Augen, stellen sich relativ schnell Alpha-Wellen (8–12 Hz) ein. Einen Alpha-Wellen-Zustand erreicht man in Entspannungsphasen, z. B. in einer Ruhepause auf dem Sofa, bei einer Massage oder beim autogenen Training. Man ist wach, aber entspannt. Alpha-Wellen erhöhen die Lernfähigkeit. Sie dominieren während des Einschlafens und kurz nach dem Aufwachen.

Theta-Wellen (3–7 Hz) zeigen sich im Schlaf, insbesondere in der sogenannten „REM-Phase“ mit Träumen und tiefer Entspannung. Das ist auch der Zustand der körperlichen Regeneration. Für diese für Sportler sehr wichtige Phase sollten mindestens acht Stunden Schlaf vorgesehen sein.

Im traumlosen Schlaf zeigen sich Delta-Wellen (0,5–3 Hz). Sie stehen für tiefe Schlafphasen mit vollständiger Ausschaltung des Bewusstseins, vergleichbar einer Trance.

Im Wachzustand dominieren Beta-Wellen (12–38 Hz). Im unteren Beta-Wellen-Spektrum ist entspannte Wachheit und nach außen gerichtete Aufmerksamkeit vorhanden. Im mittleren Beta-Wellenbereich ist man hellwach, konzentriert und zeigt gute kognitive Leistungen. Die Aufnahmefähigkeit für Sinneseindrücke und Neues ist bei diesen Frequenzen gut. Unter Hektik und Stress steigen die Beta-Wellen in die hohen Frequenzen, was sich in sprunghaften Gedanken und zurückgehender Konzentrationsfähigkeit äußert. Das gilt eher als Überaktivität.

Oberhalb der Frequenz der Beta-Wellen liegen die Gamma-Wellen (38–70 Hz), denen geistige Höchstleistung und hochkonzentriertes Arbeiten zugeordnet werden (➤ Abb. 6.17). Bei dieser Gehirnwellenfrequenz entwickelt sich die Fähigkeit, die Wahrnehmung zu schulen und es zeigt sich die beste Informationsverarbeitung. Geübte Meditierende können bereits nach wenigen Sekunden einer achtsamen Ausrichtung ihrer Meditation sehr gleichmäßige Gamma-Wellen erzielen. Man kann sich das zunutze machen und den Geist auf das individuelle, durchaus auch sportliche Ziel ausrichten. Bei im MRT und EEG untersuchten tibetischen Mönchen konnte sogar auf Zuruf das visualisierte Meditationsobjekt durch Fokussierung genau angesteuert werden. Dies konnte in den MRT Auswertungen dargestellt werden. War das Meditationsobjekt zum Beispiel „Güte“ und der Mönch war aufgefordert, 30, 70 oder 100 Prozent Fokus darauf zu richten, war ihm dies mühelos möglich. Dies deutet auf die Möglichkeiten,

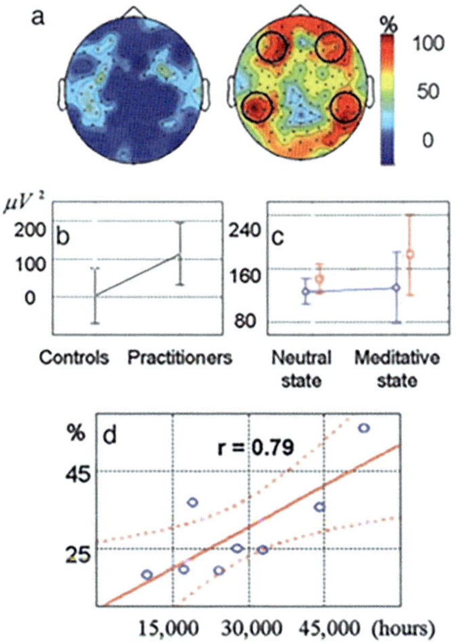

Abb. 6.17 Geübte Meditierende zeigen Gamma-Frequenzen während der Meditation. [F423–007]

die durch Meditation, Achtsamkeit und Ausrichtung der Gedanken eröffnet werden.

Sportler profitieren von einer Vielzahl positiver Auswirkungen der Meditation in den unterschiedlichsten Bereichen: Herz-Kreislaufsystem, Regenerationsfähigkeit, Gelassenheit, Immunsystem und den Fokus auf das Ziel halten. Insbesondere die Steigerung der Reaktionsgeschwindigkeit und die Fähigkeit, stressbedingte Überreaktionen zu vermeiden, um sich „auf den Punkt" konzentrieren zu können, motivieren dazu, mit dem Meditieren zu beginnen. Besonders unmittelbar vor einem Wettkampf-Start in der jeweiligen Sportart ist es dienlich, sich genau regulieren zu können. Es erfordert jedoch regelmäßige, tägliche und disziplinierte Praxis, um das Meditieren zu erlernen.

6.2.2 Formen der Meditation

Es gibt Meditationsschulen der Achtsamkeitsmeditation und unterschiedliche Schulen der Mantrameditation. Erkundigungen bei der Krankenkasse oder in Yogastudios helfen bei der Suche nach erfahrenen und freundlichen Meditationslehrern oder Meditationsgruppen. Nicht anders als beim Yoga gilt auch hier, vorrangig sich selbst statt irgendwelchen Institutionen blind zu vertrauen

Für dieses Buch wurden zwei Formen von Meditation ausgewählt, die jedermann problemlos durchführen kann und die zu den gewünschten Ergebnissen führen.

Beim Meditieren können je nach Lehre (z. B. Patanjali, Zen, Buddhismus, u. a.) unterschiedliche Stufen der Versenkung erreicht werden. Die Übergänge zwischen diesen Stufen sind fließend und jede für sich kann als großer Fortschritt betrachtet werden. Auf den ersten Meditationsstufen lässt sich bereits ein sehr hoher Grad an Entspannung und Konzentration erreichen. Man schätzt, dass sich die höheren Stufen der Meditation erst nach 20 bis 30 Jahren intensiver Praxis erschließen.

Ist ein Meditationslehrer gefunden und sind die ersten Einheiten absolviert, lassen sich nach etwa 25 Stunden erste positive Wirkungen der Meditation feststellen. Nach einem Jahr regelmäßigen Meditierens hat das Gehirn bereits Anpassungsprozesse durchlaufen, die im MRT sichtbar gemacht werden können. Als Meditationsobjekte eignen sich Güte, Liebe, Wolken, Blumen, das Bild einer Spirale oder ein anderes beliebiges Objekt, auf das sich die Meditation ausrichtet. Speziell aus dem Sport stammende Bilder, wie zum Beispiel die Latte des Stabhochspringers oder die Bahn des Bobfahrers gedanklich zu verfolgen, sollte erst nach monatelanger Übung und mit Unterstützung eines Sportpsychologen erwogen werden. Die moderne Sportpsychologie bietet gute Konzepte, die man sich in Verbindung mit Meditation zunutze machen kann.

Eine günstige Zeit zum Meditieren ist der Morgen. Nach einer Morgenmeditation fühlt man sich frisch und leistungsbereit. Gehört man allerdings zu den „Morgenmuffeln", gilt es herauszufinden, ob lediglich die morgendliche Stimmung schlecht oder man einfach noch zu müde ist. Die Morgenmuffellaune kann mit ein paar Yogaübungen, Pranayama und Meditation leicht gebessert werden.

Generell lässt sich nach etwas Übung jede Wartezeit, ob im Bus oder Flugzeug, in einem Wartezimmer oder in der Umkleidekabine, zur Meditation nutzen. Für eine ausführliche Meditation benötigt man 20 bis 30 Minuten Zeit. Für das Überbrücken kürzerer Wartezeiten können aber auch Abschnitte von fünf bis zehn Minuten genutzt werden. Meditieren vor dem Abendessen hilft, alle Erlebnisse des Tages gut abzuschließen und das Regenerationsniveau zu erhöhen. Direkt vor dem Einschlafen sollte nur meditiert werden, wenn man dadurch nicht wieder munter wird.

ANEKDOTE

Es gibt ein sehr schönes Video, in dem ein Mönch gezeigt wird, der in Meditation versunken sitzt. Eine Fliege umschwirrt ihn, setzt sich auf seine Nase. Der Betrachter fühlt sich unweigerlich von der lästigen Fliege gestört. Als der Mönch seine Meditation ungerührt beendet hat, nimmt er eine kleine Schachtel und öffnet sie. Die Fliege steuert die Schachtel an und nimmt darin Platz. Der Mönch verschließt achtsam die Schachtel.

6.2.3 Vorbereitung auf die Meditation

6

Grundsätzlich ist es beim Meditieren von Vorteil, wenn der Verdauungsapparat nicht zu stark belastet ist. Man sollte erst nach der Meditation essen, denn ein voller Magen entzieht dem Körper Energie für den Verdauungsprozess, wie schon im Zusammenhang mit sportlicher Belastung ausgeführt wurde. Eine einmal festgesetzte Meditationszeit sollte nicht unterbrochen, „Diskussionen“ mit sich selbst während der Meditationspraxis sollten vermieden werden. Feste tägliche Meditationszeiten geben dem Alltag eine gute Struktur. Zur Vorbereitung auf die Meditation eignen sich einige Yogasanas und dann fünf bis zehn Minuten einer Pranayama-Praxis.

Setzen Sie sich bequem und aufrecht auf einen Stuhl oder den Boden (➤ Abb. 6.18). Sie sollten nicht immer wieder die Konzentration verlieren, weil Schmerzen aufgrund eines unbequemen Sitzes Sie stören. Die Kleidung sollte bequem sein, der Raum angenehm temperiert und ohne Zugluft. Denken Sie daran, Ihr Telefon lautlos zu schalten und sorgen Sie dafür, dass Sie auch anderweitig nicht gestört werden. Nach wenigen Wochen regelmäßiger Übung werden Nebengeräusche Sie kaum noch beeinträchtigen. Ob und inwieweit Sie gestört werden können, zeigt an, ob Ihnen bereits konzentriertes Meditieren möglich ist.

Die Sitzhaltung verhindert das Einschlafen. Auch wenn Sie angelehnt sitzen, sollte der Kopf nicht abgestützt sein. Der Schlaf ist zwar „die Mutter des Lernens“, aber wie oben beschrieben, haben Schlaf, Entspannung und Meditation unterschiedliche Gehirnfrequenzbereiche und die Meditation erzeugt andere Effekte als Entspannung und Schlaf. Das Meditieren ist eine Aktivität, die erst mit Übung zu Ruhe, Entspannung und Gelassenheit führt. Sie beginnen sie in einem wachen Zustand. Dafür müssen Sie sich nicht zum „Bäume ausreißen“ fühlen. Wichtig ist nur, dass Sie sich nicht in einem Dämmerzustand befinden. Bevor Sie eine Meditation wegen Müdigkeit ausfallen lassen, versuchen Sie, im Liegen zu meditieren, ohne dabei einzuschlafen. Sie können sich auch auf große Kissen in einen Halbsitz lagern. Die Ansichten gehen auseinander darüber, ob Meditation im Liegen genauso effektiv ist wie im Sitzen. Aus Mangel an verlässlichen Angaben hat die Autorin „Eigenexperimente“ vorgenommen. Mehrere Wochen lang meditierte sie tagsüber und auch vor der Nachtruhe im Liegen. Im Wachzustand und im Sitzen erreichte sie die tiefere Versenkung.

Den Ungeübten stören meist die Alltagsgedanken, die sich in die Meditation drängen. Oft beschäftigt man sich den ganzen Tag lang mit den gleichen Dingen, man steckt in einem Gedankenkarussell.

Vertrauen Sie auf die zunehmende Wirkung der Meditation. Anfangs oder in angespannten Phasen

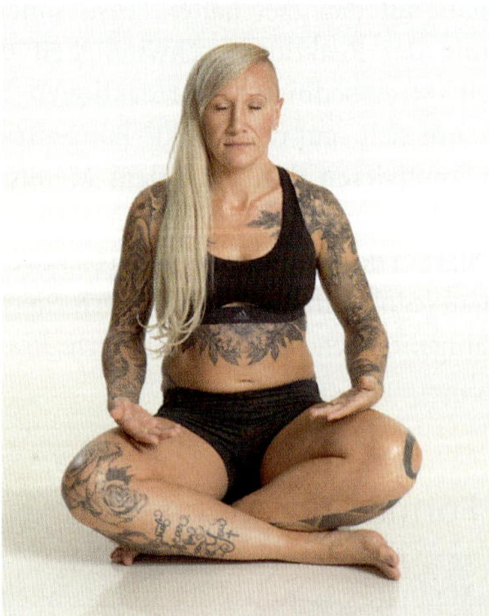

Abb. 6.18 Nehmen Sie einen aufrechten und bequemen Sitz ein, schließen Sie die Augen und beginnen Sie mit der Meditation. [K416]

werden Ihre Gedanken immer wieder abschweifen. Das ist normal, schenken Sie dem keine Aufmerksamkeit oder Emotion. Fahren Sie mit der Meditation fort und wenn Sie Ihre Konzentration verlieren, kehren Sie zum Atem oder zum Mantra zurück. Die Anleitung „an nichts zu denken" funktioniert nicht und ist nicht zielführend.

Stellen Sie sich anfangs eine Stoppuhr auf 20 Minuten, das ist eine passende Zeit für Anfänger. Achten Sie darauf, dass der Wecker nicht zu laut eingestellt ist. Schließen Sie die Augen und wandern Sie gedanklich mit einer kurzen Wahrnehmungsübung durch Ihren Körper. Beginnen Sie mit dem Kopf und dem Gesicht. Lösen Sie dabei die Spannung der Augenbrauen, der Augenlider, den Biss auf die Zähne, lösen Sie die Zunge und entspannen Sie den Unterkiefer. Fahren Sie mit den Schultern fort, lassen Sie diese herabsinken. Die Wirbelsäule bleibt währenddessen aufrecht, der Atem ruhig und gleichmäßig. Die Beine sollten ohne Spannung aufliegen können.

Probieren Sie aus, welche der Meditationsformen Ihnen am leichtesten gelingt. Wechseln Sie aber nicht innerhalb einer Meditationssitzung. Haben Sie nach drei bis zehn Meditationen die für Sie am besten geeignete Form gefunden, sollten Sie über die nächsten Wochen und Monate dabei bleiben.

Meditationsanfänger profitieren oft von einer vordergründig sinnlosen Silbenkombination wie in der Mantrameditation. Andere sind anfangs vom Mantra eher irritiert und finden einen leichteren Zugang mithilfe der Atemmeditation.

Vertrauen Sie auf das, was Sie begonnen haben, bezweifeln Sie es nicht und erwarten Sie keine unmittelbare, direkt erfahrbare Wirkung. Dies gilt für alle Meditationsformen. Es geht darum, den Kopf schrittweise und geduldig von Nebensächlichem zu befreien, bis nur das Wesentliche bleibt.

„Nicht nur Botenstoffe und chemische Komponenten sollen sich über die Körperflüssigkeiten richtig verteilen, sondern auch die Gefühle und Gedanken sollen frei in verschiedene Richtungen fließen können."
(Guido Meert, 2014)

Mit zunehmender Übung wird es im Kopf während der Meditation immer ruhiger und leiser. Sie müssen weniger Konzentration für den Vorgang des Meditierens an sich aufbringen. Das heißt, der Atem „läuft" fast wie von selbst, das Mantra tritt in den Hintergrund.

An manchen Tagen wird es Ihnen leichter fallen, sich auf die Meditation zu konzentrieren als an anderen. Das ist normal. Lassen Sie sich davon nicht irritieren, setzen Sie Ihre Meditationspraxis einfach fort, versuchen Sie, nichts zu erzwingen. Wenn Sie regelmäßig meditieren, wird die Wirkung sicherlich einsetzen.

6.2.4 Atemmeditation

Gerichtete Aufmerksamkeit

Nach den oben beschriebenen Vorbereitungen auf die Meditation richten Sie Ihre Aufmerksamkeit auf die Nasenspitze, genauer: auf den Bereich der ersten Zentimeter Schleimhaut in der Nase. Bleiben Sie mit Ihrer Wahrnehmung während der Ein- und Ausatmung genau dort. Spüren Sie der Kühle bei der Einatmung und bei der Ausatmung der Wärme auf den Schleimhäuten nach. Bleiben Sie mit Ihrer Aufmerksamkeit an dieser Stelle und an den Vorgängen und Empfindungen

Es werden sich stetig Gedanken einstellen. Kommen Sie mit Leichtigkeit und einem inneren Lächeln von der Ablenkung wieder zu Ihrem Beobachtungspunkt zurück. Beschränken Sie sich auf die Wahrnehmung der Atmung. Dies setzen Sie fort, bis der Wecker Sie aus der Meditation zurückruft. Brechen Sie nicht vorher ab.

Sie können Ihre Aufmerksamkeit auch auf den Verlauf Ihres Atemflusses richten. Verfolgen Sie den kühlen Atemfluss bei der Einatmung von der Nasenspitze, durch die Nase, in den Rachen, durch die Luftröhre, in die Lungen, weiter bis in den Bauch, den Beckenboden und die Beine. Vielleicht gelingt es Ihnen bald, die Ausweitung des Atemflusses bis in die Arme zu spüren.

Mit der Ausatmung begleitet Ihre Aufmerksamkeit den Atemfluss auf seinem Rückweg bis zur Nase hinaus. Fahren Sie mit der nächsten Einatmung wie oben beschrieben fort.

Wiederum: Bewerten Sie nichts, ärgern Sie sich nicht und bezweifeln Sie nicht, dass auch Sie meditieren können. Beschränken Sie sich auf die Wahrnehmung der Atmung. Wiederholen Sie die Übung, bis der Wecker Sie aus der Meditation zurückruft.

6.2.5 Mantrameditation

Mantrameditationen werden häufig von Meditationsschulen gegen viel Geld angeboten. Eigentlich benötigen Sie kein teures, geheimes Mantra von vermeintlicher Heilwirkung. Seien Sie kritisch gegenüber angepriesenen Vorhersagungen, die durch das verkaufte Mantra eingelöst werden sollen. Mit einer einfachen Internetsuche finden Sie sicher auch ein für Sie passendes, persönliches Mantra. Die Lehrer in diesen Mantra-Meditationsschulen sind in der Regel sehr gut ausgebildet, was meist einen erfolgreichen Einstieg in die Meditation gewährleistet. Einem unerfahrenen „Westler" kann die Mantrameditation den Zugang zum Meditieren erleichtern. Manch einem hilft schlichtweg die Zuwendung des Lehrers. Da das Mantra nicht wesentlich ist, sondern lediglich als Konzentrationspunkt dient, zu dem man immer wieder zurückkehrt, wirkt schon das Basismantra „SO – HAM". Komplexere Mantras mit mehreren Wörtern oder Silben erschweren dem Anfänger oft die Konzentration.

6

TIPP

Vorschläge für Mantras

So - Ham
Schi - Am
Na - mo
Na - mah

Nach den zuvor beschriebenen Vorbereitungen auf die Meditation konzentrieren Sie sich auf das Mantra. Beginnen Sie, das Mantra zu denken und wiederholen Sie es fortlaufend ohne Eile und ohne Anstrengung und in ihrem eigenen Rhythmus und Tempo. Sie müssen es nicht an die Atmung koppeln. Lassen Sie es leicht und leise ständig wie in Dauerschleife in Ihrem Kopf erklingen. Mit der Zeit wird es möglicherweise von allein „leiser". Schweifen Ihre Gedanken ab, kehren Sie bewusst zu Ihrem Mantra zurück, ohne jede Emotion und Bewertung und lassen Sie die Dauerschleife wieder ablaufen. Von den sich einstellenden Gedanken kommen Sie mit Leichtigkeit und innerem Lächeln zu Ihrem Mantra zurück. Üben Sie, bis der Wecker Sie aus der Meditation zurückruft.

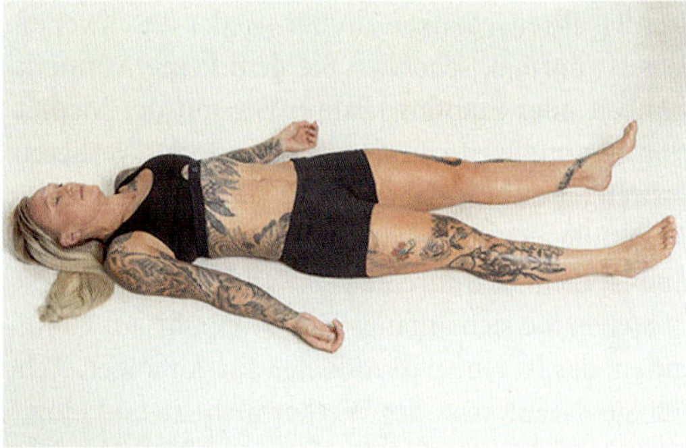

Abb. 6.19 Legen Sie sich nach der Meditation noch für zwei bis drei Minuten auf den Rücken. [K416]

6.2.6 Nachbereitung der Meditation

Lassen Sie nach dem Wecksignal die Augen noch einen Moment geschlossen. Hören Sie auf, den Atem zu beobachten oder Ihr Mantra zu denken. Sitzen Sie einfach ruhig und mit geschlossenen Augen. Wenn Sie schon Meditationserfahrung haben, werden Sie diesen Moment genießen. Reiben Sie nun mit geschlossenen Augen Ihre Handflächen aneinander, bis Sie eine leichte Wärme spüren und legen Sie sich die angewärmten Handflächen über die geschlossenen Augen. Atmen Sie ein- bis zweimal tief durch. Legen Sie sich nun auf die Seite oder in die Rückenlage und ruhen Sie drei bis fünf Minuten (➤ Abb. 6.19). Dann erst öffnen Sie die Augen und kommen ruhig und kontrolliert zurück zu Ihrem Tagwerk. Die Nachruhe ist wichtig, um dem Bewusstsein Zeit zu geben, aus dem Meditationszustand zurückzukommen, sodass sich die Gehirnaktivitäten wieder justieren können.

6.3 Entspannungstechniken

Alexander Rödiger

Es gibt mehrere Möglichkeiten, Spannungen sowie Stress abzubauen. Viele dieser Übungen eignen sich zudem sehr gut, um auf Ressourcen zurückzugreifen, welche im Unterbewusstsein abgespeichert sind.

Durch den großen Erwartungsdruck im Leistungssport spielt das Mentale Training eine immer größere Rolle, denn neben dem intensiven körperlichen Training wartet eine Vielzahl an psychischen Herausforderungen auf die Athleten: Erfolgsdruck, Existenzangst, Angst vor Kritik und schlechter Presse, Angst vor Mobbing in den sozialen Netzwerken – alle diese Ängste kreisen in den Köpfen der Sportler. Es gibt Athleten, die mit solchen Situationen instinktiv richtig umgehen. Diese motivieren sich selbst oder werden durch Familie und Freunde unterstützt. Aber es gibt auch Sportler, denen die Bewältigung psychischer Stresssituationen schwerfällt. Diese Athleten benötigen Hilfe, um Stress und Anspannungen aufzulösen.

Aus diesem Grund ist es enorm wichtig, eine Balance zwischen Körper und Geist herzustellen, um psychische Spannungen abzubauen. Im täglichen Leben vollzieht sich ein ständiger Wechsel zwischen Anspannung und Entspannung. Dieser Wechsel ist wichtig, da unser Körper nicht dauerhaft auf hundert Prozent laufen kann. Wir benötigen Ruhephasen, um unsere „Akkus" wieder aufzufüllen und um Kraft zu tanken. Stellt sich der natürliche Wechsel nicht von allein ein, sind wir auf Hilfe anderer angewiesen.

Anspannung wird benötigt, um schnell reagieren zu können. Der Sympathikus, welcher uns im Betazustand wach und aufmerksam bleiben lässt, sorgt für die Ausschüttung von Hormonen wie Adrenalin und Noradrenalin. Ist der Sympathikus aktiv, sind wir bereit, um reflexartig zu reagieren. Herzschlag und Atmung werden schneller, die Durchblutung in der Bewegungsmuskulatur wird erhöht, wir sind hellwach. Vermehren sich Stress und Spannung, ohne dass wir sie abbauen können, geraten wir sehr schnell in einen Strudel, der uns immer weiter nach unten zieht und im schlimmsten Fall sogar Depressionen auslösen kann.

Gerade im Sport begünstigen die physische Belastung durch Training und Wettkampf sowie die psychische Belastung durch mentalen Stress die Ausschüttung von Kortisol und anderen katabolen (abbauenden) Stoffen. Dies führt zum Abbau von Körpersubstanz und verstärkt den Open-Window-Effekt (➤ Kap. 3.2). Dadurch steigt bei Athleten unter anderem die Anfälligkeit für Infekte.

Während wir aktiv und unter Spannung unseren Alltag bestreiten, verbrauchen wir Energie und belasten unseren Körper mit vielen Reizen. Damit wir leistungsfähig bleiben können, versucht der Organismus sich anzupassen, um neuen Herausforderungen gewachsen zu sein. Um diese Anpassung zu gewährleisten, muss unser Körper, Muskulatur, Sehnen, Bänder, Nerven – also alles, was uns als Lebewesen ausmacht – regenerieren. Der Mensch benötigt die Phasen der Entspannung zur Reparatur der beschädigten organischen Struktur.

Vielleicht kennen Sie Personen, die oft gereizt sind, cholerisch reagieren, brüllen und toben. Ein Wutausbruch ist letztlich nur ein Ruf nach Entspannung.

Im entspannten Zustand können wir auf einen riesigen Erfahrungsschatz zurückgreifen und verfügen zudem über ein hohes Maß an Kreativität. Wir sind in der Lage, Situationen aus einer ganz anderen Position zu betrachten. Im Handumdrehen finden wir Lösungen für alle Arten von Problemen, da wir unterbewusst aus vorhandenen Ressourcen schöpfen. Der Spruch „In der Ruhe liegt die Kraft", kommt nicht von ungefähr.

Es gibt eine Vielzahl an Möglichkeiten, einen Entspannungszustand zu erzielen:

- Meditation
- Body Scan
- Autogenes Training
- Progressive Muskelrelaxation
- Visualisierung
- Stirn-Hinterkopf-Halten
- Starter Übung
- Liegende Acht
- Sehzentrum aktivieren
- Cook Übung

Neben den Klassikern wie Autogenes Training, Progressive Muskelrelaxation und Meditation gibt es noch die Integrationsübungen aus der Kinesiologie. Diese sind sehr effektiv und leicht umzusetzen. Hier drei Beispiele, die sich leicht allein umsetzen lassen.

Cook Übung

Bei dieser Übung legen Sie im Sitzen Ihren rechten Knöchel auf das linke Knie. Die linke Hand umfasst den Knöchel und die rechte Hand umfasst den Ballen des rechten Fußes. Drücken Sie nun die Spitze der Zunge an die Hinterseite ihrer Schneidezähne (Übergang von Zähnen zum Zahnfleisch). Verweilen Sie zwei Minuten so, danach wechseln Sie die Seiten.

Sie können diese Übung beliebig oft wiederholen, bis sie einen entspannten Zustand erreicht haben.

Ziel dieser Übung ist es, den Energiefluss in allen Meridianen zu steigern und Spannungen zu lösen. Des Weiteren erzielen Sie mit dieser Übung einen emotionalen Ausgleich.

Liegende Acht

Bei der liegenden Acht fahren Sie mit geöffneten Augen eine liegende Acht ab.

Sie beginnen links unten, fahren von dort nach links oben. Von links oben bewegen Sie Ihre Augen weiter nach rechts unten und danach nach rechts oben. Diesen Ablauf führen Sie einige Male durch. Achten Sie darauf, dass der Kopf ruhig bleibt und nur Ihre Augen die beschriebene Bewegung durchführen. Durch diese Technik werden verschiedene Gehirnbereiche verbunden und zur Zusammenarbeit angeregt.

Sobald Sie diese Übung durchführen, erlangen Sie innerhalb kurzer Zeit Ihr Gleichgewicht wieder und bauen Stress ab. Sie können diese Übung auch vor dem zu Bett gehen anwenden, dadurch unterstützen Sie ihr Gehirn dabei, zur Ruhe zu kommen.

Stirn-Hinterkopf-Halten

Das Stirn-Hinterkopf-Halten ist ebenfalls eine Technik aus der Kinesiologie. Diese Übung können Sie sowohl allein als auch mit einem Partner durchführen. Berühren Sie mit der rechten Hand ihre Stirn. Hinter der Stirn befindet sich der Stirnlappen, welcher für die Verarbeitung und das Filtern von Informationen zuständig ist. Durch die Wärme der Handfläche unterstützen Sie die Nervenzellen bei der Durchführung dieser Bearbeitungsprozesse und Sie senken Ihren Stresspegel. Mit der linken Hand berühren Sie Ihren Hinterkopf. Im hinteren Teil des Kopfes befindet sich der Hinterhauptlappen, dieser ist zuständig für visuelle Reize und bildhafte Vorstellung. Nachdem Sie beide Hände aufgelegt haben, versuchen Sie ruhig zu atmen und an nichts zu denken. Konzentrieren Sie sich voll und ganz auf die Atmung. Ziel ist es, gleichmäßig und ruhig in den unteren Bauch bzw. den unteren Rücken zu atmen. Nach etwa drei Minuten sollte sich eine deutliche Entspannung einstellen. Um keine Verspannung in der Schulter- bzw. Armmuskulatur zu provozieren, schütteln Sie die Arme nach einiger Zeit aus und tauschen ihre Position.

Mit Hilfe dieser Übung können Sie sich noch tiefer entspannen und finden einen schnellen Zugang zu inneren Bildern und Lösungsansätzen. Sie können diese im Sitzen, im Stehen und sogar im Gehen durchführen.

Jeder Mensch findet seine eigene, bevorzugte Variante, um zu entspannen. Dennoch kann es gerade für Athleten sehr hilfreich sein, geschultes Fachpersonal wie Sportpsychologen und Mentaltrainer zu konsultieren, um den Unterschied zwischen professionell geleiteter Entspannung und selbst herbeigeführter Entspannung kennenzulernen. Manche Sportler hindert die Angst, psychische Störungen zu entdecken davor, Kurse oder Therapien aufzusuchen. Doch das ist kontraproduktiv. Gerade Leistungssportler benötigen den Mut zur Entspannung. Denn ohne Entspannung werden sie krank – und das zählt nicht nur für Leistungssportler!

KAPITEL

7 Ergänzende Beiträge von Experten

7.1 Einleitung

In den voranstehenden Kapiteln waren Erkenntnisse, Anregungen und Anleitungen vorgestellt worden, die sich aus unterschiedlichen Therapieansätzen und -konzepten ableiten, zum Beispiel Osteopathie, Reflektorische Atemtherapie, Atem-Physiotherapie und Yoga. In den folgenden Beiträgen kommen namhafte Fachleute zu Wort, die aus ihrem spezifischen Blickwinkel bestimmte Aspekte der zuvor angesprochenen Thematik erweitern und für den fachlich interessierten Leser genauer beleuchten. Weiterhin haben in diesem Kapitel Spezialisten der Deutschen Sporthochschule Köln wertvolle Beiträge geschrieben, die alle Auswirkungen auf ein mögliches Infektgeschehen haben. Der Beitrag zum Thema Doping wurde von der Nationalen Anti Doping Agentur (NADA) beigesteuert.

7.2 Die Sicht der Osteopathie

Michael Lederle

Dem Paradigma „Atem ist Bewegung, Bewegung ist Atem" folgend, schenkt die Osteopathie der Funktion der Lunge hohe Beachtung. Es wird dabei zwischen innerer und äußerer Atmung unterschieden. Innere Atmung bezieht sich auf den Stoffaustausch in jeder Zelle des Körpers.

Dieser Stoffaustausch, die Versorgung mit Sauerstoff und Nährstoffen und die Entsorgung von Kohlendioxid und Stoffwechselabfallprodukten, ist ein zentraler Punkt zum Erhalt von Gesundheit und daher im Fokus des Osteopathen.

Räume im Körper müssen mobil sein, in ihrer Form und Dichte unauffällig, um jeder Gewebestruktur den für sie vorgesehenen Platz zukommen zu lassen. Eine Veränderung der inneren Atmung verändert zwangsläufig den Stoffwechsel, und die betroffene Struktur wird sich in ihrem Raum durch Mobilitätsverluste oder erhöhte Dichtegrade auffällig zeigen. Dadurch entsteht mit der Zeit ein Symptom.

Es ist von größter Wichtigkeit, die Gesundheit der einzelnen Zelle durch eine funktionierende innere Atmung aufrechtzuerhalten. Dies wird unterstützt durch die Zufuhr qualitativ hochwertiger Mikronährstoffe und Sauerstoff, den Schutz vor Giftstoffen, aber insbesondere durch einen optimalen Gasaustausch in der Lunge. Um diesen zu gewährleisten, sind die einwandfreie mechanische Aufhängung der Lunge und die Rotationsbewegung der einzelnen Lungensegmente gegeneinander von großer Bedeutung.

Für den Osteopathen stellt die freie Bewegung des Zwerchfells eine Grundvoraussetzung für die physiologische Bewegung des viszeralen Systems im Bauchraum dar. Das Zwerchfell besitzt viele Bandverbindungen zu verschiedenen Strukturen im Bauchraum, die es bei Mobilitätseinschränkungen negativ beeinflussen kann. Hier sei beispielhaft die direkte Verwachsung im Bereich der Area nuda mit der Leber erwähnt.

Die beiden Pfeiler des Zwerchfells reichen bis in den unteren Lendenwirbelsäulenbereich, wo sie Arkaden für den Musculus psoas major bilden, der an der Vorderseite der Wirbelkörper und der Bandscheiben ansetzt.

7.3 Die Sicht der Reflektorischen Atemtherapie

Susanne Wolf

Beruhend auf der Erkenntnis, dass die Atmung reflektorisch beeinflussbar ist, entwickelte der Arzt Dr. med. Johannes Ludwig Schmitt (1896–1963) eine Therapie, die wir heute als Reflektorische Atemtherapie (RAT) kennen.

Schmitts Lebenswerk war der Aufbau einer neuen Atemheilkunst mit dem Ziel der „Erneuerung des Menschen aus den innersten Kräften des Lebens, des Atems". Damit wurde er weit über Deutschlands Grenzen hinaus bekannt. Die heutige Therapieform geht aber vor allem auf die Krankengymnastin Liselotte Brüne (1916–2016) zurück, die Dr. Schmitt an seiner Klinik in München assistierte. Nach dessen plötzlichem Tod entwickelte sie das Konzept der „Reflektorischen Atemtherapie" (RAT) und etablierte es in der Physiotherapie, wofür sie im Jahre 2003 das Bundesverdienstkruz erhielt.

Die Bedeutung der Reflektorischen Atemtherapie

Der Schwerpunkt der RAT liegt neben der Behandlung von Atemwegserkrankungen und der Optimierung der Zellatmung vor allem auf der Optimierung der Aktivierung der Zwerchfelltätigkeit.

Dr. Schmitt hatte erkannt, dass durch das tiefe Lösen der myofaszialen Strukturen und das Aktivieren des Atemreflexbogens eine grundlegende Regeneration des gesamten Menschen möglich ist.

Durch unphysiologische Körperhaltung oder durch körperliche und seelische Beslatungen und Traumata wie Unfälle und Schocks können sich Atemfrequenz, Atemvolumen und auch die Bewegung des Zwerchfells verändern. Dies hat wiederum Auswirkungen auf die Stoffwechselvorgänge und neurovegetativen Reaktionen.

Da die Atmung auf physischer, psychischer und geistiger Ebene wirkt, kann man atemtherapeutisch die unterschiedlichsten Krankheitsbilder und deren Symptome behandeln. Die RAT lässt sich in allen medizinischen Bereichen einsetzen, zum Beispiel in der Orthopädie, Neurologie, der Inneren Medizin, Gynäkologie und Psychosomatik.

Bei Sportlern wird häufig eine Veränderung der Atembewegung in den Brustkorb (costosternal) hinein beobachtet, was schließlich zu einer Veränderung der Zwerchfellbewegung führen kann. Zeitdruck, starke Wettbewerbsorientiertheit und der Verlust an Entspannungsfähigkeit wirken sich deutlich auf die physiologische Atembewegung aus. Das Zwerchfell ist der Hauptatemmuskel. Verkrampfte Bauch- und Rückenmuskeln schränken es in seiner Tätigkeit ein. Daher wird in der RAT größter Wert auf seine Aktivierung gelegt.

Für den Bereich des Sports ist dieser therapeutische Ansatz von großer Bedeutung. Neben den Effekt der ‚Ganzkörperbelüftung' tritt noch die ‚Reinigung' der Gewebe von Giftstoffen.

Die starke Belastung von Muskeln, Sehnen, Faszien und Bändern im Sport führt zu einer Verschiebung des Gewebestoffwechsels in das saure Milieu, was sich ungünstig auf die Elastizität des Gewebes auswirkt. Dem wirkt die RAT mit ihren Griffen entgegen, die direkt im myofaszialen Bereich ansetzen und keine Körperzone auslassen. Dadurch wird die optimale Sauerstoffversorgung und Regulierung des Säure-Basen-Haushalts erreicht und es werden erhöhte Gewebewiderstände in den Faszien und der Muskulatur herabgesetzt.

Die wichtigsten Wirkungen der Reflektorischen Atemtherapie zusammengefasst:

1. Aktivierung des Diaphragmas und der Atemhilfsmuskeln durch neurophysiologische Stimulation des Atemzentrums.
2. Mobilisation von Faszien und Gelenken und optimierung der Wirbelsäulen- und Brustkorbbeweglichkeit, was einen ökonomischeren Atem-Bewegungsablauf zur Folge hat.
3. Verbesserung der Zellatmung durch Durchblutungsverbesserung.
4. Regulation des Säure-Basen-Haushalts und Förderung der Ausscheidung von Stoffwechselprodukten aus dem Gewebe.
5. Psychische Entspannung.

Ablauf der Behandlung

Für die erfolgreiche Anwendung der RAT sind drei Behandlungsschritte wichtig:

1. Heiße Kompressen
   Die sog. ‚Heißen Kompressen' sind zwei feucht-heiße Handtücher (ca.40 x 60 cm), die großflächig auf den gesamten Rücken aufgelegt werden. Die Anwendung dauert insg.ca. 5–10 Minuten. Dadurch wird die Atemfrequenz gesenkt, die Atmung vertieft und das Gewebe gut durchblutet und so für die manuelle Therapie mit der RAT vorbereitet.
2. Manuelle Reizsetzungen und Griffe an den Druck-, Schmerz- und Dehnungsrezeptoren
   Diese Rezeptoren liegen in der Haut, der Muskulatur und der Knochenhaut (Periost). Der Therapeut gibt durch den gezielten Griff einen Reiz,

worauf der Patient mit einer unwillkürlichen Änderung des Ablaufs seiner Atembewegung antwortet. Wichtig ist, dass er nicht bewusst in die Atemreaktion eingreift.
Auf nervös reflektorischem Weg werden durch Schmerzreize unterschiedlicher Dosierung unwillkürliche Atemwegsveränderungen hervorgerufen. Tiefe, unwillkürliche Atembewegungen erlauben es, dass sich fixierte Atemstellungen lösen können. Über die Behandlung von Reflexzonen, z. B. den sog. ‚Head'schen Zonen', wirkt man zusätzlich auf die unterschiedlichsten Organ- und Körperbereiche ein.
Der Körper des Patienten wird von Kopf bis Fuß aus verschiedenen Ausgangsstellungen bearbeitet. Durch den Lagewechsel wird jeder Lungenabschnitt belüftet und es erfolgt eine umfangreiche Versorgung des Körpers mit Sauerstoff. Diese manuelle Therapie schafft die Voraussetzungen für eine individuell optimierte Form des dreidimensionalen Atembewegungsablaufs.
3. Therapeutische Übungen/Yoga
Atemgymnastik ist von großer Bedeutung, um den vorher gelösten Zustand zu erhalten und weiter zu verbessern. Die Übungen geben dem Patienten die Möglichkeit, seinen neuen Atembewegungsspielraum selbst zu steigern.

Die Behandlungen werden von den in „Reflektorische Atemtherapie" ausgebildeten Therapeutinnen in Dosierung und Umfang individuell auf die Bedürfnisse der Patienten und deren Symptomatik abgestimmt.

7.4 Die Sicht der integrativen Physiotherapie und der Bewegungsentwicklung

Barbara Kaiser

Zu mir finden Menschen mit Sportsgeist, Menschen, die alles aus sich herausholen wollen und dabei über sich selbst hinauswachsen. Manchmal ist die Entwicklung der körperlichen, seelischen und geistigen Beweglichkeit und die Suche nach den Grenzen mit Lust verbunden, manchmal mit Schmerz.

Das Interesse an Weiterentwicklung und der engagierte Einsatz dafür ist bei Sportlern genauso zu finden wie bei Musikern und anderen Künstlern, aber auch bei Menschen, die große Verantwortung tragen oder bei denen, die körperliche Einschränkungen in ihr Leben integrieren wollen.

Der Physiker Moshe Feldenkrais hat aufgrund eigener Sportverletzungen vor fünfzig Jahren Methoden entwickelt und zu lehren begonnen, wie Zusammenhänge im Körper erfasst und Körperfunktionen besser begriffen werden können.

Die Kenntnisse aus der Arbeit mit der Feldenkraismethode und der Bewegungsentwicklung von Uta Klawitter sind vor 20 Jahren in meine Arbeit eingegangen. Sie sind mit meinem Wissen aus anderen physiotherapeutischen Ausbildungen und seit 10 Jahren mit der Osteopathie verbunden.

Aus Sicht dieser integrativen Physiotherapie wird im Folgenden die Atemphysiotherapie beleuchtet sowie die Herangehensweise an die Zusammenhänge von Körper und Atmung.

Jeder Einzelbehandlung geht die gründliche Anamnese aller bedeutenden Ereignisse im Leben des Klienten voran. Bewegungsapparat und Statik werden bobachtet, untersucht und protokolliert. Auch die gegebene Situation bei Atmung, Atembewegungen und Atemausbreitung in den Körperräumen wird erfasst.

Eine Einzelbehandlung beginnt im Stehen und Liegen. Der Klient wird angeleitet, seine Atmung, die Standfläche oder Auflagefläche differenziert wahrzunehmen, die beiden Körperseiten in ihrer Verschiedenheit zu erfassen, die Atemräume zu empfinden und sich Stimmung und Zustand bewusst zu machen.

Darauf folgt das osteopathische Lösen von mechanischer Unbeweglichkeit im Bewegungsapparat (parietal), in den Faszien, in der Verbindung zwischen Kopf und Becken (craniosacral) und zwischen den Organen (viszeral). Vor allem die Organe im Brustkorb (thorakales Viszerum), das heißt nicht nur Rippen, Brustwirbelsäule und Muskulatur des Brustkorbs, sondern die Verschieblichkeit der Lungenlappen gegen die umgebenden Hüllen wird getestet. Die Ausbreitung des Lungengewebes und der Brustfelle (Pleuren) bis in die schmalen Lungenspitzenräume (Recessi costo-diaphragmatici) sowie ins obere und untere Mediastinum (Raum unter dem

Brustbein) soll gewährleistet sein und damit auch eine bessere Beweglichkeit der großen Leitungsbahnen und des Herzbeutels (Pericard).

Alle horizontalen Strukturen (Diaphragmen), der Beckenboden, das Zwerchfell, der zervikothorakale Übergang mit Schlund und Kehlkopf und die Schädelbasis sollen mitschwingen, mitatmen können. Wenn eine Störung (Läsion) zum Beispiel am Magen behoben werden kann, hat das vielleicht überraschende Auswirkungen auf das Atemvolumen, werden Schutzspannungen im Nacken überflüssig und das Zwerchfell befreit sich aus seinem Hochstand.

Erst wenn die verschiedenen Gewebe ausbalanciert sind und es sowohl für den Physiotherapeuten wie für den Klienten spürbar geworden ist, dass das Gewebe entspannt ist, breitet sich die Luft im äußeren Atemvorgang ungehindert aus.

Der heilende Prozess dieser Arbeit erfolgt auf einer tieferen Ebene. In der Zelle findet die Sauerstoffaufnahme statt, mit der Durchblutung der feinsten Gewebestrukturen die Umwandlung in Energie und damit eine neue Belebung.

Mit gezielten Fragen wird die Achtsamkeit gelenkt auf das, was im Augenblick ist. So erfahren die Klienten genau, was sich in der gemeinsamen Zeit verändert hat. Das bewusste Wahrnehmen verändert das Körperbild und das Selbstbild. Es schließen sich Bewegungslektionen an, die auf die jeweilige Situation abgestimmt sind. Das Erstarken des Selbstbewusstseins ist ein wesentliches Ziel der Arbeit. Osteopathisches Nachtesten und Dokumentation beenden die Behandlung.

Nach den Einzelsitzungen gehen die Klienten mit veränderten Körperempfindungen in ihren Alltag zurück. Im Prozess der bewussten Integration klärt sich, welche Änderungen in Bewegungsabläufen zugänglich geworden sind. Daraus leitet sich ab, ob und wann eine weitere Behandlung wünschenswert ist.

Der zweite Ansatz für eine Veränderung des Körperbildes nutzt Gruppensitzungen. Durch verbale Anleitung finden die Klienten unterschiedliche Zugänge zu grundlegenden Bewegungsabläufen. Das Geschehen entspricht dem im direkten Kontakt. Am Anfang stehen wiederum Anleitungen, um sich der Lage auf dem Boden bewusst zu werden. Orientiert am elementaren Bewegungsrepertoire des ersten Lebensjahres entdecken die Klienten die eigenen Haltungs- und Verhaltensmuster. Mit achtsamem, reduziertem Variieren der einzelnen Bewegungsfolgen entfalten sich Möglichkeiten, die ökonomischste und leichteste Variante auszuwählen. Durch achtsame Wiederholungen werden so neue Muster auf unterschiedlichen Ebenen gebahnt. Bei einem sanften und spielerischen Lernen wächst das Zutrauen in die eigene Kompetenz und Autonomie.

Die Übungen werden zuerst mit der Körperseite ausgeführt, die sich angenehmer anfühlt, sodass die Klienten herausfinden, was für sie eine stimmige Bewegung ist. Erst dann folgen die gleichen Abläufe auf der schwächeren oder schmerzhaften Seite. Emotionale und vegetative Reaktionen ermöglichen das Integrieren von verletzten, ausgegrenzten oder nicht entwickelten Anteilen.

Die Methodik wird jeweils auf die Klienten abgestimmt. In der Einzelarbeit wird manchmal rein osteopathisch vorgegangen, manchmal nur mit Anleitungen zur Körperwahrnehmung, oder es werden Zugänge aus beiden Bereichen in einer Behandlungseinheit kombiniert. In Einzel- und Gruppenarbeit wird begleitend besprochen, was sich zeigt.

Mit großem Respekt seitens des Therapeuten wird die Entwicklung der Klienten begleitet. Ziel ist es, Ihnen durch freie Bewegung den bestmöglichen Umgang mit sich und der Schwerkraft zugänglich zu machen und zu erreichen, dass Körper und Seele sich aufrichten können.

7.5 Schilddrüse und Atmung – Einfluss der Schilddrüse auf Atmung und Leistungsfähigkeit

Everhard van de Flierdt

Erkrankungen der Schilddrüse sind einmal die Funktionsstörungen, also eine Überfunktion oder eine Unterfunktion. Weitgehend unabhängig von der Funktion kann die Schilddrüse vergrößert sein und Knoten bilden, umgangssprachlich kann sich also ein Kropf bilden.

Die häufigsten Ursachen für eine Überfunktion sind Autonomien der Schilddrüse und eine Autoimmunerkrankung, der Morbus Basedow. Autonomien können in Knoten auftreten oder auch diffus in der gesamten Schilddrüse verteilt sein. Ursache ist in beiden Fällen, dass sich die Hormonproduktion in diesen autonomen Zellen der Steuerung durch das übergeordnete Hormon TSH entzieht, dass also auch Schilddrüsenhormone gebildet werden, wenn der Körper sie gar nicht verlangt bzw. braucht. Beim Morbus Basedow wird die Schilddrüse durch Antikörper zu einer übermäßigen Produktion angetrieben. Hier liegt, wie bei allen Autoimmunerkrankungen (z. B. Rheuma, multiple Sklerose, Weißfleckenkrankheit), eine Fehlsteuerung des Immunsystems vor. Das Immunsystem erkennt in diesen Fällen nicht die Zugehörigkeit der angegriffenen Zellen zum Körper und versucht, diese Zellen zu eliminieren (wie bei Organtransplantationen). Eine ebenfalls nicht seltene Ursache für eine Überfunktion ist eine – unabsichtlich oder absichtlich – durchgeführte Überdosierung von Thyroxin.

Hauptursache der Unterfunktion ist eine Autoimmunerkrankung der Schilddrüse, die sog. Hashimoto-Thyreoiditis, eine chronische Entzündung der Schilddrüse. Sie ist erblich und kommt bei Frauen etwa viermal häufiger vor als bei Männern (ca. 12 % bei Frauen, 3 % bei Männern). Eine genetische Veranlagung führt nicht zwangsläufig auch zu einer behandlungsbedürftigen Unterfunktion. Allerdings nimmt die Zahl der behandlungsbedürftigen Erkrankungen zu (sicherlich zum großen Teil bedingt durch die bessere Jodversorgung, die der Struma-Vorbeugung hilft, jedoch die Hashimotoerkrankung verstärkt. Dennoch rate ich von strikter Jodvermeidung ab, da dies die Lebensqualität in einem meist nicht gerechtfertigten Maße verschlechtern kann). Des Weiteren treten Unterfunktionen bei nicht sachgemäßer Therapie nach Schilddrüsenoperation auf. Letztlich gibt es auch Fälle, wo keine Ursache der Funktionsschwäche zu erkennen ist.

Hauptursache für eine Kropfbildung (Struma) ist der Jodmangel, der in unterschiedlicher Ausprägung in ganz Mitteleuropa und auch in vielen anderen Teilen der Welt vorhanden ist. Zweiter Faktor ist eine (familiäre) Veranlagung. Bezüglich des Jodmangels haben wir in Europa in den letzten 20 Jahren eine deutliche Verbesserung durch Jodierung von Lebenmitteln erreicht, sodass die Strumahäufigkeit bereits in der jetzigen jungen Erwachsenengeneration abgenommen hat, jedoch noch nicht verschwunden ist (Veranlagung). Häufig (bei einer Studie vor ca. 15 Jahren bei über 20 % der Bevölkerung) kommt es zu Knotenbildungen in der Schilddrüse. Hier unterscheiden wir zwischen sog. warmen und kalten Knoten (die Definition kommt aus der Szintigraphie). Knoten können mechanisch stören, bösartig werden (kalte Knoten, Karzinomrisiko etwa 1–2 %) oder eine Überfunktion auslösen (warme Knoten, die dann in „heiß“ umbenannt werden).

Neben der sehr häufigen und bereits erwähnten Hashimoto-Thyreoiditis gibt es noch weitere entzündliche Erkrankungen der Schilddrüse.

Vergrößerungen der Schilddrüse mit und ohne Knotenbildungen können zu einer direkten Störung der Atmung führen. Schon eine mäßige Vergrößerung der Schilddrüse kann eine lokale Irritation im Halsbereich verursachen und somit bei körperlicher Anstrengung eine zumindest subjektiv empfundene Behinderung der Atmung auslösen. Dies gilt sicherlich besonders für Sportler mit ausgeprägter Halsmuskulatur, wodurch sich die Schilddrüsenloge bei Anspannung der Muskulatur etwas verkleinert und ein gewisser Druck in Richtung der Luftröhre entstehen kann. Eine Funktionsstörung braucht in diesen Fällen nicht vorzuliegen. In Abhängigkeit vom Ausprägungsgrad und der subjektiven Symptomatik kann hier – besonders im „Athletenalter“ – eine Operation erforderlich werden. In diesen Fällen ist nach der Operation dann eine individuelle Einstellung der Funktionslage wichtig.

Die vielfältigen Einflüsse, Aufgaben und Wirkungen der Schilddrüsenhormone sind bekannt. Überfunktionen werden in der Regel – besonders bei sportlich aktiven Menschen – früher erkannt: Die Herzfrequenz steigt bei Belastung schneller an, später ist sie auch in Ruhe erhöht. Es treten Schlafstörungen mit allen negativen Folgen auf, die Nervosität nimmt zu, Konzentrationsmangel entsteht. Symptome der erheblichen Überfunktion sind dann zusätzlich noch Gewichtsabnahme, vermehrtes Schwitzen, Zittern, Durchfall, Herzrhythmusstörungen, bei Frauen Menstruationsstörungen. Spätestens in dieser Phase ist Leistungssport gefährlich.

Die Unterfunktion ist dagegen meist ein langsamer, schleichender Prozess, der auch heute noch sehr häufig sehr spät erkannt wird. Führende Symptome sind Müdigkeit, allgemeine körperliche Erschöpfung, depressive Verstimmung, Kälteempfindlichkeit, Verstopfung, Gewichtszunahme, Veränderungen von Haut und Haaren.

7

Haarausfall, Konzentrationsschwäche und hoher Blutdruck werden sowohl bei Überfunktion als auch bei Unterfunktion (hier mit langsamem Puls) beobachtet, Muskelschwäche und Muskelschmerzen ebenfalls. Die vielfältige Symptomatik beider Funktionszustände wird jedoch auch bei anderen Erkrankungen beobachtet (z. B. Vitaminmangelzustände, Blutarmut usw.). Das kann zweifellos die Erkennung – besonders bei milder Symptomatik – erschweren.

7.6 Stress

Franzsika Lautenbach, Jens Freese, Silvia Achtzehn

Der Umgang mit Stress ist ein zentrales Thema unserer Zeit. Nicht nur Durchschnittsbürger berichten über erhöhtes subjektives Stresserleben (Lohmann-Haislah 2012), sondern auch Athleten können durch Wettkampfsituationen und vorweg durch den organisatorischen Aufwand von Wettkämpfen (z. B. An- und Abreise; Hanton, Fletcher, Coughlan 2005) stark gestresst sein.

Aus der psychologischen Perspektive kann Stress als Teil jeder Emotion verstanden werden – sowohl positiven Emotionen wie Liebe oder Freude, aber auch negativen Emotionen wie Angst oder Ärger (Lazarus, 2000). Eine Emotion ist eine Reaktion auf die sich ständig verändernden Beziehungen zwischen Individuum und Umwelt (Lazarus 2000, S. 230). Die psychologische, stark kognitiv geprägte Komponente der Stressreaktion beschreibt Lazaurs im Transaktionalen Stressmodell genauer (2000). Stress entsteht dann, wenn eine handelnde Person ihre Ressourcen als nicht ausreichend bewertet (Zweitbewertung), um eine für sie wichtige Situation (Erstbewertung) zu bewältigen. Aus biologischer Perspektive wird Stress als Anpassung des physiologischen Systems auf einen äußeren Reiz, einen sogenannten Stressor, beschrieben, die notwendig ist, um Energie zur Flucht oder zum Kampf freizusetzen (Selye 1975). Somit ist es das Ziel einer Stressreaktion, also einer biochemischen, funktionellen und strukturellen Veränderung, Homöostase (wieder) herzustellen. Mittlerweile ist ein breiter Konsens darüber entstanden, dass sowohl die psychologische, als auch die physiologische Komponente einer Stressreaktion relevant sind und sich gegenseitig durchaus beeinflussen, also bidirektional aufeinander wirken (Lazarus, 2000).

In einer akuten Stresssituation, z. B. bei einem sportlichen Wettkampf, kommt es nun zu psychophysiologischen Veränderungen. Eine der schnellsten physiologischen Veränderungen ist ein Anstieg von α-Amylase, ein Enzym, welches aufgrund einer Aktivierung des autonomen Nervensystems im Speichel freigesetzt wird (Strahler 2012). In einer darauf folgenden Stresswelle und durch die Aktivierung des sympathischen Nervensystems wird ein Anstieg des Stresshormones Cortisol als eine der wesentlichsten physiologischen Veränderungen verstanden (Gaab et al. 2005). Durch die Aktivierung des Hypothalamus werden CRH (corticotropin-releasing Hormone) freigesetzt, welche im Hypophysenvorderlappen zu einer Freisetzung von ACTH (adrenocorticotropes Hormon) führt. Dieses wiederum führt zu der Ausschüttung von Glukokortikoiden in der Nebennierenrinde, welche durch eine Reihe von weiteren chemischen Reaktionen zu Cortisol transformiert (Salvador, Costa 2009). Cortisol ist eines der am häufigsten beforschten Hormone und dessen Messung im Blut oder Speichel eine der zuverlässigsten Methoden zur objektiven Stressbeurteilung (Kirschbaum, Hellhammer 2000).

Vor einem Wettkampf kann ein Anstieg von Cortisol und α-Amylase bei Athleten verzeichnet werden (van Paridon et al. 2017). In Abhängigkeit der Relevanz des Wettkampfes variiert dieser allerdings. So konnte festgestellt werden, dass zum Beispiel der Anstieg von Cortisol bei internationalen Wettkämpfen höher ist als bei nationalen Wettkämpfen (Filaire et al. 2001). In Zusammenhang mit dieser physiologischen Veränderung geht eine psychische Veränderung einher. Ganz konkret geht ein Anstieg von Cortisol häufig mit einem Anstieg von somatischer und kognitiver Angst einher (z. B. Filaire et al. 2009; Lautenbach et al. 2014). Wird allerdings eine Stresssituation eher als Herausforderung statt als Bedrohung bewertet (in Anlehnung an Lazarus, 2000), zeigt sich, dass der Cortisolspiegel weniger stark ansteigt (Gaab et al. 2005).

Die rein physiologische Veränderunge (Anstieg von Cortisol) als Folge eines akuten Stressors scheinen darüber hinaus negativen Einfluss auf kognitive und sportliche Leistungsfähigkeit zu haben (Lautenbach 2017; siehe Modell von Lautenbach, Laborde, 2016) und somit ist es umso relevanter, Interventionen zur Reduktion von psychophysiologischen Stressreaktionen zu inspizieren (siehe u. a. Leis, Lautenbach 2020). Dabei ist auffällig, dass in den meisten Studien ausschließlich subjektives Stresserleben erfasst wird. In einer Metaanalyse zum Stressmanagement von Athleten konnte gezeigt werden, dass multimodale Interventionen die am häufigsten verwendeten Strategien zur subjektiven Stressreduktion und Leistungsoptimierung sind (Brown, Fletcher 2017). Vor allem Selbstgesprächsregulation und Vorstellungstraining als Teil einer kognitiven oder multimodalen Intervention scheinen dabei besonders effektiv zur Reduktion von Stress zu sein (Brown, Fletcher 2017). Einige Studien erfassen neben dem subjektiven auch das objektive Stresserleben und beschreiben einen Zusammenhang mit der sportlichen Leistung. In einer Studie mit Tennisspielern konnte durch die Verwendung einer Vorstartroutine beim Aufschlag keine Veränderung der Cortisolreaktion auf einen akuten Stressor festgestellt werden, obwohl die Leistung nach der Intervention konstant geblieben ist (Lautenbach et al. 2015). In eine ähnliche Richtung zeigt eine Studie mit Rugbyspielern. Positives Feedback hatte keinen Einfluss auf die Cortisolreaktion, wirkte allerdings positiv auf die Leistung (Cook, Crewther 2012). Ein für die Praxis relevantes Ergebnis dieser Studie war darüber hinaus, dass bei negativem Feedback des Trainers vor einem Spiel Cortisol signifikant anstieg und die schlechteste Leistung erbracht wurde. Abgesehen von akuten Stresssituationen, wie dem Wettkampf selbst, sind vor allem chronischer Stress und Übertraining für Athleten eine Gefahr für die Gesundheit (siehe z. B. Anderson et al. 2021).

Dass die akute neuroendokrinologische Stressreaktion eng mit einer temporären Dysfunktion des Immunsystems korreliert, ist hinlänglich belegt (McEwen 2000, Sapolsky 2000, Raison 2003). Sportliche Belastungen erhöhen die Aktivität der Hypothalamus-Hypophysen-Nebennierenrinden-Achse (HPA-Achse). Dabei steigt die Cortisolausschüttung linear zur Intensitäts- und Volumenerhöhung ab 40 % der maximalen Sauerstoffaufnahme an (Hill et al., 2008). In der anschließenden Regenerationsphase kann eine Neutrophilie, Lymphopenie und ein Abfall sowohl in Bildung als auch in Zytotoxizität der natürlichen Killerzellen und T-Lymphozyten nachgewiesen werden (Gleeson 2006). Zudem sinkt der Spiegel an Immunglobulin A (IgA) in den Schleimhäuten der Atemwege, der Augen, des Magen-Darm- und Urogenitaltraktes. Dieser Effekt als Reaktion auf körperliche Belastungen wird in der Sportimmunologie als Open-Window-Phänomen bezeichnet (Niemann 1995). Innerhalb dieses „offenen Fensters“ einer temporären Immunsuppression, das je nach Intensität und Umfang der Belastung zwischen 3 und 72 Stunden anhalten kann, ist die Gefahr eines viralen oder bakteriellen Infekts signifikant erhöht (Nieman, 2012). Diverse Studien konnten aufzeigen, dass Infektionen der oberen Atemwege (Upper Respiratory Tract Infection, URTI) intensitäts- und umfangsabhängig sind. So fanden Nieman, Peters et al. (2007) bei 56-Kilometer-Läufen eine signifikante Erhöhung von URTI. Die Infektrate stieg exponentiell mit der Laufgeschwindigkeit und mit dem Umfang der Belastung, denn nach einem Ultramarathon von 90 Kilometern analysierte die gleiche Gruppe bei 68 % der Sportler einen Atemwegsinfekt. In einer Kohorte von 2.300 Marathonläufern, die für den Los Angeles-Marathon trainierten, ermittelte Nieman (2007), dass die Prävalenz von URTI bis 10 Trainingskilometern pro Woche nicht signifikant ansteigt. Im Anschluss an den Marathon stieg die URTI-Rate jedoch um 14 % an. Hellard et al. (2015) fanden bei Elite-Schwimmern über einen Zeitraum von 4 Jahren ein um 10 % erhöhtes URTI-Risiko bei 10-prozentiger Erhöhung der Trainingsdichte.

Mittler des Links zwischen Stressachse und Immunsystem ist neben dem Katecholamin Noradrenalin vor allem das Glukokortikoid Cortisol, das gleichermaßen immunsuppressive wie antiinflammatorische Wirkungen entfaltet (Sapolsky, 2000). Im Laufe der vergangenen 15 Jahre wurde wissenschaftlich jedoch immer deutlicher, dass Glukokortikoide das Immunsystem nicht per se supprimieren, sondern sowohl hemmende als auch stimulierende Effekte auf bestimmte Arme des Immunsystems ausüben. Eine besondere Rolle in diesem Zusammenhang spielen die T-Helferzellen, die je nach Trigger (endogene oder exogene Stressoren) unterschiedliche Zytokine sezernieren. T-Helferzellen vom Typ 1 (Th-1) produzieren in der Hauptsache Interferon-gamma (INF-gamma), Tumor-Nekrose-Faktor-beta

(TNF-beta) und Interleukin-2 (Il-2), die die zelluläre Immunantwort stimulieren. Im Gegensatz dazu produzieren T-Helferzellen vom Typ 2 (Th-2) Interleukin-4 (IL-4), -10 und -13 zur Aktivierung der humoralen Immunreaktion (Elenkov 2000). Cortisol hemmt die Produktion von Th-1-Zytokinen und provoziert dadurch einen sogenannten Th2-Shift in Richtung humoraler Immunaktivität. Akuter, belastungsinduzierter Stress führt deshalb nicht zu einer generellen Immunsuppression, sondern zu einer Hemmung der zellulären bei gleichzeitiger Hochregulation der humoralen Immunität, die für den Schutz gegen multizelluläre Parasiten, exrazelluläre Viren, lösliche Toxine und Allergene aus Nahrung und Umwelt verantwortlich ist (Elenkov 2008).

Chronischer Stress infolge intensiver Trainings- und/oder Wettkampfbelastungen in Kombination mit psycho-emotionalen Stressoren wie innere Erwartungshaltung, äußerer Druck durch Trainer, Presse etc. aktiviert auf der Grundlage einer latent erhöhten Cortisolausschüttung die humorale Immunität über eine unverhältnismäßig lange Zeitspanne, wodurch sich die Cortisol produzierenden Nebennierenzellen erschöpfen und folglich eine schleichende Cortisoldefizienz entstehen könnte. Im Gegensatz dazu legen jüngste Publikationen nahe, dass chronischer Stress eher zu einer verminderten Cortisolsensitivität führt (Walsh, Oliver 2016; Alvarez-Curto 2016). Unabhängig von dieser Diskussion verliert Cortisol bei länger anhaltenden Stressperioden sukzessiv seine primäre Aufgabe als Unterdrücker bestimmter Gene, die für inflammatorische Zytokine, Enyzme und Rezeptoren kodieren, wodurch das inflammatorische Potential im Organismus insgesamt ansteigt (Dhabhar 2014).

Akute, intensive sportliche Belastungen sorgen nicht nur für Mikrotraumen in den beteiligten Geweben, sondern führen auch zu einer lokalen Entzündungsreaktion. Ohne adäquate Regeneration von Muskeln, Sehnen, Bändern und Knochen können lokale Entzündungen in eine systemische Inflammation übertreten, wodurch das Immunsysten chronisch aktiv bleiben muss (Carfagno, 2014). Im Sinne biologischer Prioritäten wird der Organismus hierdurch gezwungen, Energie in Richtung Immunsystem umzuverteilen. Infolgedessen werden für das akute Überleben unwichtige Systeme wie Nervensystem, Reproduktionssystem, Verdauungs- und Bewegungsapparat energetisch vernachlässigt (Staub 2014). Unter anderem die hohe Inzidenz von Asthma und Allergien (Moreira 2011), Amenorrhö (Brown et al. 2017), gastrointestinalen Störungen (Clarc, Mach 2016; Walsh, Oliver 2016) als auch Übertrainingssyndromen bei Leistungssportlern (Carfagno, Hendrix 2014; McKinnon 2000; Meeusen et al. 2013) belegen diese Tatsache.

Das Vorstadium eines Übertrainingssyndroms ist durch das sogenannte Overreaching gekennzeichnet. Bei diesem kurzzeitigen Erschöpfungszustand kommt es zu einer peripheren Ermüdung des Bewegungsapparates mit verminderter Leistungsfähigkeit, Gliederschwere, Schmerzen im Bewegungsapparat und Koordinationsstörungen, die bis zu 2 Wochen anhalten können (Gleeson, 2006). Ein Übertrainingssyndrom offenbart sich hingegen in einer zentralnervösen Erschöpfung, die neben den o.a. morphologischen Symptomen auch mit immunologischen (vermehrt leichte Infektionen), internistischen (Schlafqualität, Leistungsabfall, Appetitmangel) sowie psychischen Symptomen (Stimmungsschwankungen, Motivations- und Libidoverlust, Appetitmangel) einhergeht (Meeusen et al. 2013).

Neben intensiven und lange andauernden Trainings- und Wettkampfbelastungen können auch wiederholte Traumata, erhöhter Koffeinabusus, chronische Schlafstörungen, Mangel an Sonnenexposition (und daraufhin Mangel an Vitamin D), Fehlernährung etc. zu chronischem Stress beitragen und damit ein Übertrainingssyndrom mit einhergehender Entzündungsneigung fördern (Salgado-Delgado et al. 2011). Neben regenerationsfördernden Maßnahmen wie Kältebäder, Massagen oder Entspannungsverfahren wirken vor allem auch nutritive Einflussfaktoren hemmend auf das Stresssystem. So ist z. B. Magnesium für seine antidepressive Wirkung durch Modulation einer dysregulierten HPA-Achse bekannt (Sartori et al. 2012; Serefko et al. 2013). Omega 3-Fettsäuren hemmen in Form von negativem Feedback auf die Hypophyse die Cortisolbildung durch Unterdrückung der Synthese inflammatorischer Zytokine (Alvarez-Curto 2016; Zhang, Spite 2012). Auch verschiedene Adaptogene wie Hypericum perforatum (Johanniskraut), Valeriana officinalis (Baldrian), Griffonia simplicifolia (Schwarzbohne), Ginseng (asiatischer Ginseng), Ashwanda (Schlafbeere), Shiitake, Maitake, Curcumin (Gelbwurz) sind in der Lage, über verschiedene molekulare Wirkungsmechanismen hemmend auf lokale wie systemische Entzündungsprozesse und damit modulierend auf die neuroendokrine Stressachse einzuwirken (Panossian, 2017).

Zur Einschätzung des akuten oder chronischen psychophysischen Stresses und der Immunreaktion können die oben genannten und weitere Biomarker auf verschiedene Weise quantitativ erfasst werden (Born et al. 2016; Francavilla et al. 2018; Giacomello et al. 2020; Gomes et al. 2013; Lowe et al. 2020; Mariscal et al. 2019; Papacosta, Nassis 2011; Pero et al. 2021). Da sie aber physiologischen Schwankungen (z. B. zirkadiane Rhythmik) unterliegen, sollte von einer Einzelbestimmung abgesehen und Tagesprofile herangezogen werden. Außerdem unterliegt ein Athlet unterschiedlichen Belastungen (Trainings- vs. Wettkampfsaison), sodass phasenweise mehrere Messungen für aussagekräftige Ergebnisse notwendig sind. Neben der traditionellen Messung von Steroidhormonen und anderer Parameter im Blut hat sich auch deren Messung im Speichel etabliert. Von Vorteil ist hierbei die sogenannte non-invasive Probennahme im Vergleich zur invasiven Blutentnahme, wodurch zeitlich engmaschige Messungen erleichtert werden, ohne den Athleten durch mehrere Blutentnahmen zu belasten. Die Probennahme kann dabei von den zu untersuchenden Personen selbstständig und in jedem Setting durchgeführt werden. Die Analyten sind, wenn nötig, bis zu zwei Wochen bei Kühlschranktemperatur und im Gefrierfach noch länger stabil. Zu beachten ist außerdem, dass die Steroidhormone im Blut im hohen Maße an Proteine gebunden werden und biologisch inaktiv sind. Im Gegensatz dazu repräsentieren die im Speichel gemessenen Mengen ihren freien und momentan aktiven Anteil. Die Messung der Stressmarker im Speichel kann über einen Arzt, der die Proben in ein Zentrallabor schickt, in Auftrag gegeben werden. Mittlerweile können aber auch verschiedene Anbieter im Internet kontaktiert werden. Im Labor erfolgt die Analyse hoch standardisiert durch eine eher komplexe Analysemethode mittels ELISA (Enzyme-linked Immunosorbent Assay. Die Ergebnisse stehen im Idealfall am nächsten Tag oder erst mehrere Tage später (Internetanbieter) zur Verfügung. Je nach Fragestellung und Setting des Athleten ist jedoch eine zeitnahe Ergebnisermittlung notwendig. Auch in der Notfallmedizin werden zeitnahe Ergebnisse gefordert. Die Zentralisierung der Labore in den letzten 30 Jahren und die damit einhergehende Aufsummierung der Probenanzahl hat jedoch zu einer längeren Turn-around-Time (der Zeit, bis das Ergebnis vorliegt) geführt. Aus diesem Grund ist ein zweiter Sektor der Blutanalytik, das sogenannte Point-of-care-testing (POCT), entstanden. Der Begriff stammt aus der klinischen Diagnostik und steht für die „patientennahe Labordiagnostik“ bzw. die Anwendung laboratoriumsmedizinischer Verfahren in unmittelbarer Nähe des Patienten. Das POCT wird durch eine Miniaturisierung von Laborgeräten und -verfahren ermöglicht und zeichnet sich durch einfache Bedienbarkeit der Geräte, fehlender Probenvorbereitung, minimal-invasiver (kapillar) oder non-invasiver Probenanalysen und eine sofortige Verfügbarkeit des Ergebnisses aus. Auch die Sportmedizin, -wissenschaft und der Hochleistungssport profitieren aufgrund dieser Merkmale und des immer größer werdenden Parameterspektrums vom Einsatz des POCT (Achtzehn, Broich, Mester 2017). Ein einfaches Messverfahren des POCT stellen die Lateral-Flow-Tests dar. Hiermit können derzeit die Biomarker Cortisol, IgA und α-Amylase non-invasiv und innerhalb von 15 Minuten gemessen und Ableitungen auf den psycho-physischen Stress und die Immunreaktion durchgeführt werden (http://soma-bioscience.com). Unabhängig davon, welches Analyseverfahren gewählt wird, sei an dieser Stelle darauf hingewiesen, dass die Präanalytik (z. B. keine Nahrungsaufnahme 30 Minuten vor Probennahme, um die Probe nicht zu kontaminieren, Tageszeit u. a.) unbedingt beachtet werden muss.

7.7 Doping

Anja Scheiff

Das weltweit gültige Regelwerk zur Bekämpfung des Dopings im Sport wird von der Welt Anti-Doping Agentur WADA in Form des Welt Anti-Doping Codes WADC herausgegeben. Ergänzt wird der WADC durch die Internationalen Standards für „Code Compliance der Unterzeichner“, „Dopingkontrollen und Ermittlungen“, „Dopingprävention“, „Ergebnismanagement", „Labore", „Medizinische Ausnahmegenehmigungen", „Datenschutz" und durch die „Verbotsliste". Aktuell gilt der WADC aus dem Jahr 2021, den die einzelnen internationalen Sportfachverbände und Nationen umsetzen (World Anti-Doping Agency 2020). Für die nationale Umsetzung der WADA-Vorgaben in Deutschland wurde 2002 die Stiftung Nationale Anti Doping Agentur Deutschland, kurz NADA, mit Sitz in Bonn gegründet. Indem die NADA die Dopingkontrollen deutscher Athleten plant, Athleten, Betreuer, Trainer, Ärzte, Apotheker und weitere Beteiligte rund um das Thema Anti-Doping in Präsenzveranstaltungen, durch Print- und Onlinemedien, E-Learning-Programme und Datenbanken schult, Medizinische Ausnahmegenehmigungen erteilt, Verstöße gegen die Anti-Doping-Bestimmungen verfolgt, mit Anti Doping-Organisationen anderer Länder, internationalen Sportfachverbänden, dem internationalen Dachverband aller Nationalen Anti-Doping Organisationen iNADO und der WADA zusammenarbeitet, setzt sie den WADC in Form des Nationalen Anti-Doping Codes NADC für Deutschland um und sich für ehrliche Leistungen und einen dopingfreien Sport ein (Stiftung Nationale Anti-Doping Agentur Deutschland 2020).

Substanzen, d. h. vor allem Arzneimittel-Wirkstoffe, und Methoden, deren Anwendung im Sinne des WADC bzw. NADC im Sport verboten ist und die als Doping definiert werden, stehen auf der sogenannten Verbotsliste (Prohibited List) der WADA (World Anti-Doping Agency 2020). Ein Expertengremium der WADA aktualisiert die Verbotsliste auf Basis von Vorschlägen aller Nationen, die den WADC unterzeichnet haben, jährlich, so dass sie stets vom 1. Januar bis 31. Dezember eines Jahres gilt. Änderungen der Liste im laufenden Jahr sind eine Ausnahme. Sowohl die englische Originalfassung wie auch die deutsche informatorische Übersetzung der Verbotsliste können auf der Homepage der NADA unter www.nada.de heruntergeladen werden.

7.7.1 Welche Medikamente sind erlaubt

So unterschiedlich wie die Pathophysiologie der verschiedenen Arten von Atemwegserkrankungen sein kann, so divers ist auch die Fülle an synthetischen Arzneistoffen, Pflanzenextrakten und Homöopathika zu deren Behandlung. Damit Athleten verlässlich und schnell überprüfen können, ob die Inhalts- bzw. Wirkstoffe der vom Arzt verordneten oder im Rahmen der Selbstmedikation erworbenen Arzneimittel auf der Verbotsliste stehen, hat die NADA verschiedene Informationsmedien entwickelt, die insbesondere für medizinische Laien besser verständlich sind als die oben angesprochene Verbotsliste. Mehr als 3000 Handels- bzw. Wirkstoffnamen von Arzneimitteln sind in der Online-Medikamentendatenbank NADAmed der NADA zu finden. Die Medikamentendatenbank ist unter www.nadamed.de zu erreichen und ermöglicht die kosten- und anmeldungsfreie Abfrage der Dopingrelevanz eines Medikamentes oder Wirkstoffes. Sie ist auch in die App der NADA integriert und kann somit bequem von unterwegs per Smartphone oder Tablet genutzt werden. Erkrankt ein Athlet und wählt den Weg in die Apotheke oder zum Arzt, bietet ein Blick in die „Beispielliste zulässiger Medikamente" der NADA wertvolle Hilfe. Diese Broschüre beinhaltet namentlich Beispiele aus Dopingsicht erlaubter Medikamente und Wirkstoffe für mehr als 22 verschiedene Krankheiten bzw. Leitsymptome wie Erkältungskrankheiten, Magen-Darm-Beschwerden, Schmerzen und viele mehr. Die „Beispielliste zulässiger Medikamente" steht – wie die Verbotsliste – neben weiteren Broschüren zum Download unter www.nada.de bereit.

7.7.2 Welche Medikamente sind nicht erlaubt

Die Verbotsliste 2021 beinhaltet einige Kategorien, denen Wirkstoffe und Methoden angehören, die zur Behandlung diverser Atemwegserkrankungen eingesetzt werden. Auf diese soll im Folgenden kurz eingegangen werden (Stiftung Nationale Anti-Doping Agentur 2020):

S1. Anabole Substanzen

Aufgrund seiner ausgeprägten muskelaufbauenden Wirkung ist in dieser Kategorie der β_2-Agonist Clenbuterol zu finden, dessen Anwendung für Athleten innerhalb und außerhalb von Wettkämpfen verboten ist. Therapeutisch wird Clenbuterol aufgrund seiner bronchodilatatorischen Eigenschaften in Form von Tabletten, Tropfen und Saft zur Behandlung von chronisch obstruktiver Bronchitis und chronischem Asthma bronchiale eingesetzt.

S3. Beta-2-Agonisten

Beta-2-Agonisten (auch: β_2-Agonisten, β_2-Sympathomimetika, β_2-Mimetika) sind bronchodilatatorische Wirkstoffe, klassische „Asthma-Sprays". Lange Zeit waren alle Wirkstoffe dieser Kategorie für Athleten innerhalb und außerhalb von Wettkämpfen verboten. Untersuchungen zeigten jedoch, dass die Inhalation bestimmter β_2-Agonisten keinen relevanten leistungssteigernden Effekt auf lungengesunde Athleten hat (Wohlfarth, Wüstenfeld, Kindermann 2010). Daraufhin wurden die Anti-Doping-Regelungen für β_2-Agonisten im Laufe der letzten Jahre sukzessive gelockert. Derzeit ist die inhalative Anwendung der β_2-Agonisten Salbutamol, Salmeterol, Formoterol und Vilanterol ist unter Beachtung bestimmter Tageshöchstdosen erlaubt. Die Tageshöchstdosen sind auf der jeweils aktuellen Verbotsliste festgelegt und basieren auf den therapeutischen Dosierungen der einzelnen Wirkstoffe in entsprechenden Dosier-Aerosolen („Sprays") und Pulver Inhalatoren.Fertiginhalate für Ultraschallvernebler beinhalten jedoch meist höhere Dosierungen. Andere Verabreichungsarten der Wirkstoffe Salbutamol, Salmeterol, Formoterol und Vilanterol als die inhalative sind jederzeit verboten. Zudem sind alle anderen β_2-Agonisten in allen Verabreichungsarten jederzeit verboten.

M2. Chemische und physikalische Manipulation

Um Wirkstoffe schnell in hoher Konzentration in die Blutbahn des Patienten einzubringen, wie es beispielsweise bei medizinischen Notfallbehandlungen erforderlich ist, verabreichen Ärzte intravenöse Infusionen und intravenöse Injektionen. Auch wenn die enthaltenen Substanzen und Wirkstoffe erlaubt sind, zählen intravenöse Infusionen und/oder Injektionen von insgesamt mehr als 100 ml innerhalb eines Zeitraumes von zwölf Stunden zu den verbotenen Methoden der Verbotsliste und sind für Athleten innerhalb sowie außerhalb von Wettkämpfen verboten. Ausgenommen vom Verbot ist die Verabreichung einer intravenösen Infusion und/oder Injektion von mehr als 100 ml im Zuge von Krankenhausbehandlungen, chirurgischen Eingriffen oder klinischen diagnostischen Untersuchungen, sofern die enthaltenen Substanzen erlaubt sind. Ebenfalls erlaubt ist die intravenöse Injektion bzw. Infusion eines Volumens von weniger als 100 ml, sofern die enthaltenen Substanzen erlaubt sind.

S6. Stimulanzien

In dieser Kategorie sind – neben einigen illegalen Stimulanzien und Drogeninhaltsstoffen – unter anderem die Wirkstoffe Ephedrin und Pseudoephedrin zu finden, die in einigen apothekenpflichtigen, aber rezeptfrei erhältlichen Kombinationspräparaten in Form von Tabletten, Granulaten oder Säften zur Behandlung von Erkältungskrankheiten, Fieber, Schnupfen und Husten enthalten sind. Insbesondere im Rahmen der Selbstmedikation sollten Athleten hier wachsam sein, sich durch den Apotheker beraten lassen und die Medikation über die oben angesprochenen Informationsmedien auf ihre Dopingrelevanz hin überprüfen, denn Stimulanzien sind gemäß Verbotsliste innerhalb von Wettkämpfen verboten.

S9. Glucocorticoide

Neben den Regelungen für Beta-2-Agonisten wurde auch der Umgang mit den verschiedenen Applikationsarten von Glucocorticoiden, d. h. allen Kortison-Wirkstoffen, von der WADA diskutiert und ab dem Jahr 2011 deutlich vereinfacht. Aktuell ist lediglich die systemische Anwendung von Kortison, dies umfasst die orale, rektale, intravenöse und intramuskuläre Verabreichung, für Athleten innerhalb von Wettkämpfen verboten, da hierbei pharmakologisch wirksame Plasmakonzentrationen von Kortison erreicht werden. Zudem sollen Glucocorticoide ab dem Jahr 2022 innerhalb von Wettkämpfen verboten sein, wenn sie auf jeglichen injizierbaren Wegen verabreicht werden (World Anti-Doping Agency 2021). Alle anderen Verabreichungsarten wie beispielsweise die nasale oder bei Atemwegserkrankungen häufig verordnete inhalative Anwendung von Kortison sind für Athleten jederzeit erlaubt. Im Gegensatz zu den erlaubten Beta-2-Agonisten beinhaltet die Verbotsliste derzeit keine Tageshöchstdosen für erlaubte Verabreichungsarten von Glucocorticoiden. Zusammengefasst sind alle Inhalations- und Nasen-Sprays, die ausschließlich Kortison als Wirkstoff enthalten, sowie alle Inhalations-Sprays, die eine Kombination aus einem erlaubten Beta-2-Agonisten und einem Kortison-Wirkstoff enthalten, jederzeit erlaubt.

Grundsätzlich sollten Athleten alle angewendeten Medikamente bei Dopingkontrollen angeben.

7.7.3 Was ist bei verbotener Medikation zu tun

Athleten, die einem sogenannten Testpool angehören, d.h. die von der NADA auch außerhalb von Wettkämpfen Dopingkontrollen unterzogen werden, sowie Athleten, die im Eishockey, Fußball und Handball bestimmten hohen Ligen angehören, benötigen für die Anwendung verbotener Substanzen und verbotener Methoden eine Medizinische Ausnahmegenehmigung, die bei der NADA beantragt werden muss. Wird die Genehmigung von der NADA erteilt, darf der Athlet den verbotenen Wirkstoff in der erforderlichen Dosierung bzw. die verbotene Methode über eine festgelegte Zeit anwenden.

Athleten, die keinem Testpool angehören, aber möglicherweise in Wettkämpfen Dopingkontrollen unterzogen werden, benötigen für die Anwendung verbotener Substanzen und Methoden bei nationalen Wettkämpfen in Deutschland ein aktuelles fachärztliches Attest über die Medikation mit Wirkstoff, Dosierung, Verabreichungsart, Behandlungsbeginn und -ende, welches sie bei Dopingkontrollen als Kopie abgeben. Bei bestimmten Substanzen und Methoden muss zusätzlich zum vorgelegten Attest nach der Dopingkontrolle rückwirkend eine Medizinische Ausnahmegenehmigung bei der NADA beantragt werden. Die jeweils aktuellen Regelungen sind auf der Homepage der NADA unter www.nada.de im Bereich Medizin sowie im Standard für Medizinische Ausnahmegenehmigungen der NADA zu finden (Stiftung Nationale Anti-Doping Agentur 2021).

7

Anhang

Sportbiographien der Athleten

Andi Birnbacher

Andi ist ehemaliger Biathlet und heute als Trainer am Stützpunkt in Ruhpolding tätig. Zu seinen Hobbys gehören Triathlon und Golf. Von seinen 294 Starts fuhr er 8-mal auf Platz 1, 14-mal auf Platz 2 und gleichfalls 14-mal auf Platz 3. Er gehörte 123-mal unter die Top 10. Bei den Teilnahmen an den Olympischen Spielen 2010 in Vancouver erreichte er im Einzel Platz 12, im Sprint Platz 23, in der Verfolgung Platz 13, im Massenstart Platz 15 und in der Staffel Platz 5. Bei den Olympischen Spielen 2014 in Sotchi erreichte er im Einzel Platz 22.

Weltmeistertitel erreichte Andi 2007 mit Platz 2 im Massenstart, 2008 mit Platz 3 in der Staffel und Platz 1 in der Mixed Staffel, sowie 2012 Platz 3 jeweils in der Staffel wie in der Mixed Staffel, und 2013 Platz 3 in der Staffel.

Elena Czeschner

Elena ist Schwimmerin und startete sehr erfolgreich 2011–2012 bei den Junioren-Europameisterschaften, desgleichen 2012 auch bei den Deutschen Meisterschaften. Sie wurde 13-mal Deutsche Jahrgangsmeisterin.

Francesco Friedrich

Franz, wie ihn alle nennen, kam über die Leichtathletik zum Bobsport. Seit 2011 fuhr er bereits sehr erfolgreich im Weltcup-Team als Pilot. In der Saison 2012/2013 wurde er bei der Weltmeisterschaft in St. Moritz jüngster Weltmeister der Bob-Geschichte. Seine Stärke lag zunächst im Zweierbob, 2015/2016 gewann er neben dem Zweierbob auch erstmals den Viererbob. Neben 26 Weltcup-Siegen im Zweierbob und 11 Siegen im Viererbob gelang ihm 11-mal der Sieg der Weltmeistertitel im Bobfahren und zweimal eine 2. Platzierung. Er holte bisher fünfmal in Folge den Weltmeistertitel im Zweierbob. Seine erste Teilnahme an den Olympischen Spielen 2014 in Sotchi beendet er mit dem 8. Platz im Zweier- sowie Viererbob. Bei den Olympischen Spielen in Pyeongchang 2018 gewann er Doppelgold. Im Zweierbob war er nach einer aufregenden Aufholjagd sogar zeitgleich mit dem kanadischen Piloten Justin Kripps. Er ist der erste Pilot, dem der Double Hattrick gelang. Franz stellte zudem mit 157,06 km/h einen neuen Geschwindigkeitsrekord im Bobfahren, auf.

Michael Greis

Michael ist ehemaliger Biathlet und heute als Trainer tätig. Bei seinen 280 Weltcupstarts gelang ihm 21-mal Platz 1, 20-mal Platz 2, 23-mal Platz 3, und 153- mal gehorte er unter die Top 10. Ebenso erfolgreich war Michael bei Weltmeisterschaften: 6-mal errang er Gold, 3-mal Silber und 6-mal Bronze. Der Höhepunkt seiner Karriere dürften die Olympischen Winterspiele 2006 in Turin gewesen sein: Dort gelang ihm 3-mal Gold! Auch 2002 nahm er an den Olympischen Spielen in Salt Lake City teil, und bei den Olympischen Spielen 2010 in Vancouver holte er im Einzel- und Massenstart Platz 10 und in der Verfolgung wie auch mit der Staffel Platz 5. Michael wurde 2006 mit dem Bayerischen Sportpreis, Kategorie: „Persönlicher Preis des Bayerischen Ministerpräsidenten“ ausgezeichnet. Im Jahr 2006 wurde er außerdem Sportler des Jahres und kam auf den 3. Platz bei „Europas Sportler des Jahres“, und 2011 wurde ihm die Holmenkollen-Medaille verliehen, die als höchste norwegische Auszeichnung im Skisport gilt.

Anne Herr

Anne ist Biathletin und hatte 2012 ihre ersten hohen Platzierungen im Deutschlandpokal. Neben diesem hat sie 2013 in Altenberg bei der Deutschen Meisterschaft im Sprint Platz 6 belegt. 2015 und 2016 setzte sie Erfolge im Deutschlandpokal fort und konnte 2017 auch hohe Platzierungen bei der Deutschen Meisterschaft im Einzel, Sprint und Staffel holen.

Karolin Horchler

Karolin ist Biathletin und bestritt bereits 2007 ihre ersten Europacups. Seit 2014 ist sie Mitglied im Weltcupteam. Durch einen Unfall 2017, wobei sie von einem LKW gestreift wurde, brach sie sich die Schulter. Dennoch erreichte sie im September in Ruhpolding im Massenstart Bronze. Zu ihrem größten Erfolg gehört die Silbermedaille mit der Staffel bei der Weltmeisterschaft 2020 in Antholz. Bei Europameisterschaften errang sie einmal Gold, viermal Silber und einmal Bronze. Bei den deutschen Meisterschaften gewann Karo achtmal Gold, neunmal Silber und zweimal Bronze. Ihre Weltcupplatzierungen sind: dreimal Platz 2 und einmal Platz 3. Vierzehnmal kam sie unter die Top 10.

Kaillie Humphries

Kaillie ist Kanadierin und wechselte 2002 vom Skifahren zum Bobsport. Sie begann als Bremserin, wechselte aber drei Jahre später als Pilotin an die Lenkseile. Bereits 2006 startete Kaillie im Europacup-Team, 2007 bestritt sie bereits erste Weltcup-Rennen. In den nächsten Jahren fuhr sie mit gleichbleibender Leistung im Weltcup-Team an die internationale Spitze. Bei den Olympischen Spielen 2010 in Vancouver gewann sie die Goldmedaille. Diesen Erfolg festigte sie in den folgenden Jahren mit vielen Weltcup-Platzierungen und 26 Siegen. Sie gewann bei Weltmeisterschaften zweimal Gold, dreimal Silber und viermal Bronze. Auch konnte sie 2014 bei den Olympischen Winterspielen in Sotchi die Goldmedaille wieder gewinnen. Den Sieg und Gold verpasste sie 2018 bei den Olympischen Spielen in Korea an Tag 1 und den Läufen 1 und 2, da der Cheftrainer sich für Kufen entschieden hatte, mit denen sie trotz einer perfekten Fahrt zu viel Zeit auf der Bahn verlor. Es gelang ihr dennoch an Tag 2 mit dem 3. und 4. Lauf mit den von ihr gewählten Kufen die Bronzemedaille einzufahren. Seit 2019 ist Kaillie mit einem US-Amerikaner verheiratet und entschied sich aufgrund langer Querelen mit dem Kanadischen Bobverband, für die USA zu starten.

Sebastian Kienle

Sebastian, oder Sebi, wie ihn alle nennen, startet seit seinem 12. Lebensjahr bei Triathlon-Rennen. Sein großes Vorbild war Thomas Hellriegel. Ebenso wie bei „Helle" liegt seine Stärke auf dem Rad. Sein Langstreckendebüt feierte er 2010 in Roth. Er wurde direkt Zweiter und schrieb sich mit einer Rookie-Zeit von 7:59:06 in die Triathlon-Geschichtsbücher ein. Mit Erfolg startete er bei vielen Mittel- und Langdistanzrennen. Neben seinem Sieg 2014 auf Hawaii, Ironman Weltmeister, belegte er zweimal den 4. Platz, zweimal den 3. Platz und einmal den 2. Platz. 2012 und 2013 errang er den Weltmeistertitel Ironman 70.3, Las Vegas. Europameister Ironman gelang ihm 2014, 2016 und 2017. Die Langdistanz in Roth beschloss er zweimal mit dem 2. Platz. Aufgrund von Reglementierungsänderungen und um auf Hawaii starten zu können, verlegte er seine Starts vermehrt auf das „Format" Ironman. Sebi gehört zu den erfolgreichsten deutschen Triathleten. Er ist bekannt für seine Technikverliebtheit, seine Diszipin und Zielstrebigkeit und er ist engagierter Verfechter der Null-Toleranz-Haltung gegenüber Doping. Bei der Wahl zum Sportler des Jahres kam er 2014 auf den 5. Platz.

Christoph Langen

Christoph gehört zu den erfolgreichsten deutschen Bobfahrern. Vor seiner Karriere als Bobfahrer war er in der Leichtathletik Zehnkämpfer und Hochspringer. Mit dem Bobfahren begann er 1985 als Anschieber und konnte 1991 mit Wolfgang Hoppe an den Lenkseilen die Weltmeisterschaft im Zweierbob gewinnen. Wolfgang ermutigte ihn, selbst Pilot zu werden. So errang er bereits 1992 bei den Olympischen Spielen in Albertville die Bronzemedaille im Zweierbob. Bronze gelang ihm noch einmal bei den Olympischen Spielen 1998 im Zweierbob und sogar Olympisches Gold im Viererbob. Sein zweites Olympisches Gold holte er 2002 im Zweierbob. Neben zahlreichen Weltcup-Siegen und Platzierungen holte er siebenmal Gold im Zweierbob, zweimal Gold im Viererbob und viermal Silber bei Weltmeisterschaften. Christoph war von 2010–2016 Cheftrainer der Deutschen Bob-Nationalmannschaft. Seit 2016 ist er Trainer des Schweizer Nachwuchskaders im Bobfahen.

Thorsten Margis

Thorsten war vor seiner Karriere als Bob-Anschieber erfolgreicher Zehnkämpfer. Er startete 2013 zunächst mit dem Piloten Thomas Florschütz, im selben Jahr aber bereits bei der Junioren-WM in St. Moritz mit dem jungen Piloten Francesco Friedrich. Seit der Saison 2013/2014 ist Thorsten fest im Team Friedrich. Besonders hervorzuheben ist neben all den Erfolgen, die er mit seinem Piloten Friedrich als Anschieber, Bremser eingefahren hat, seine mentale Stärke und Stabilität, mit der er Francesco selbst in schwierigen Situationen immer zur Seite gestanden hat. Mit Franz errang er bei Weltcup-Rennen im Zweierbob siebzehnmal Gold und viermal Silber. Im Viererbob gelang ihnen, u.a. mit den Anschiebern Candy Bauer und Martin Grothkopp sowie Alexander Schüller, je achtmal Gold, Silber und Bronze. Von 2015–2020 gewann er mit Franz jedes Jahr Gold bei der Weltmeisterschaft im Zweierbob, 2017 und 2019 auch Gold im Viererbob. Die beiden errangen 2016 in Igls bei der WM im Viererbob Silber. Bei den Olympischen Winterspielen 2018 in Pyeongchang gelang ihm mit Franz Doppel-Gold: im Zweier- und Viererbob. Hierfür wurde er von Bundespräsident Steinmeier mit dem Silbernen Lorbeerblatt ausgezeichnet. Thorsten schloss 2021 sein Ingenieurstudium erfolgreich ab.

Alexander Rödiger

Rödi ist seit 2005 Anschieber. Mit André Lange konnte er 2009 bei der Weltmeisterschaft im Viererbob die Silbermedaille gewinnen und mit ihm auch 2010 bei den Olympischen Spielen Silber wiederholen. Mit Maximilian Arndt erreichte er 2012 im Viererbob ebenso die Silbermedaille. 2013 und 2015 konnte er mit Max den Weltmeistertitel im Viererbob erringen. Bei den Olympischen Spielen 2014 in Sotchi rutschten sie durch russische Doping-Korrekturen nachträglich vom 6. auf den 4. Platz hoch. Mit Nico Walther gewann er 2018 in Korea bei den Olympischen Spielen die Silbermedaille. Neben dem Bobfahren hat Alexander eine Ausbildung zum psychologischen Berater, Mentaltrainer und Sport- und Fitnesskaufmann wie Ernährungsberater gemacht und ist in diesem Berufsfeld auch aktiv.

Literatur

BÜCHER

Barral JP, Mercier P. Lehrbuch der Viszeralen Osteopathie, Bd. 1 und 2. 2. Auflage. Elsevier; 2005.
Barral JP, Croibier A. Gelenke – ein neuer osteopathischer Behandlungsansatz Elsevier; 2013.
Barral JP. Manuelle Thermodiagnose. Elsevier, 2004.
Berg F van den. Angewandte Physiologie 2. 2. Auflage. Thieme; 2000.
Brügger A. Die Erkrankungen des Bewegungsapparates und seines Nervensystems. 2. Auflage. G. Fischer; 1986.
Brügger A. Lehrbuch der funktionellen Störungen des Bewegungsapparates. Bürger; 2000.
Brüne L. Reflektorische Atemtherapie. 2. Auflage. Pflaum; 2012.
Dalmann I, Soder M. Heilkunst Yoga, Yogatherapie heute. Viveka; 2013.
Fischer K, Kemmann-Huber E. Der bewusste zugelassene Atem. Urban und Fischer; 1999.
Freiwald J. Optimales Dehnen. Spitta; 2009.
Fulford R. Das venöse und lymphatische System aus osteopathischer Sicht. 2. Auflage. Elsevier; 2005.
Gannon Sh, Life D. Yoga der Befreiung. Vianova; 2010.
Garten H, Weiss G. Systemische Störungen. Problemfälle lösen mit Applied Kinesiology. 2017.
Garzorz N. Neuroanatomie. Elsevier; 2009.
Gressmann M., Fahrradphysik und Biomechanik Delius Klasing; 2009.
Gröbler U. Arzneimittel und Mikronährstoffe. 3. Auflage. Waag; 2018.
Hamsch D. Physiologie. Elsevier; 2009.
Hofbauer L. Atmungs-Pathologie und Theorie. Julius Springer; 1921.
Hohmann E, Imhoff A. Der Fuß des Läufers. Steinkopff; 2007.
Hilbert H. Meditation und Gehirn. 3. Auflage. Schattauer; 2010.
Huss S, Wentzel B. Diaphragmen und die Zirkulation. Haug Verlag; 2015.
Janda V. Manuelle Muskelfunktionsdiagnostik. 4. Auflage. Urban und Fischer; 2000.
Jäger L, Wüthrich B, Ballmer-Weber B, Vieth St. Nahrungsmittelallergien und -intoleranzen. 3. Auflage. Elsevier; 2008.
Keleman St., Verkörperte Gefühle. Kösel; 1999.
Keleman St. Formen der Liebe. Ulrich Leutner; 1994.
Kruse E. Funktionelle Laryngologie. Elsevier; 2012.
Marees H de. Sportphysiologie. 9. Auflage. Sportverlag Strauß; 2003.
Lewit K. Manuelle Medizin. 8. Auflage. Elsevier; 2007.
Meert G. Das venöse und lymphatische System aus osteopathischer Sicht. 2. Auflage. Elsevier; 2014.
Meert G. Das Becken aus osteopathischer Sicht. 3. Auflage. Elsevier, 2014.
Mitsingen D. Yoga in der Prävention und Therapie, Deutscher Ärzte-Verlag; 2009.
Mittendorf I. Der erfahrbare Atem. Junfermann; 1985.
Münch G. Manuelle Stimmtherapie MST. Schulz Kirchner; 2011.
Müller-Wohlfahrt HW, Übelacker P, Hänsel L. Muskelverletzungen im Sport. 2. Auflage. Thieme; 2014.
Myers ThW. Anatomy Trains. 2. Auflage. Elsevier; 2010.
Netter F. Atlas der Anatomie. 6. Auflage. Elsevier; 2015.
Ott U. Yoga für Skeptiker. O.W. Barth; 2013.
Ricard M, Singer W. Hirnforschung und Meditation. Ein Dialog. Edition Unseld; 2015.
Rost R. Lehrbuch der Sportmedizin. Deutscher Ärzte Verlag; 2002.
Schenker M. Analytische Atemtherapie. Edition; 2002.
Schilcher H. Leitfaden Phytotherapie. 4. Auflage. Elsevier; 2010.
Schildt-Rudloff K. Thoraxschmerz. Ullstein Mosby; 1994.
Schleip R, Findley TW, Chaitow L, Huijng PA. Lehrbuch Faszien. Elsevier; 2014.
Schmitt JL. Atemheilkunst. 8. Auflage. Humata; 1986.
Schünke M, Schulte E, Schumacher U. Prometheus. Lernatlas der Anatomie. Innere Organe. 3. Auflage. Thieme; 2005.
Schweitzer R. Endokrinologie mit Stoffwechsel. 2. Auflage. Elsevier; 2014.
Sobotta J. Der komplette Atlas der Anatomie des Menschen in einem Band. 22. Auflage. Elsevier; 2007.
Stengel I, Strauch Th. Stimme und Person. Konzepte der Humanwissenschaften. 5. Auflage. Klett-Cotta; 2005.
Taeger K. Die Lunge. 3. Auflage. Spitta; 1994
Thiel M, Ewerbeck C. Stimmtherapie mit Erwachsenen. 4. Auflage. Springer; 2009.
Thews G, Mutschler E, Vaupel P. Anatomie, Physiologie, Pathophysiologie des Menschen. 5. Auflage. Wissenschaftliche Verlagsgesellschaft; 1980.
Trögen A, Knothe B. Neuro-Yoga. Wie die alte Weisheitspraxis auf unser Gehirn wirkt. O.W.Barth; 2014.
Tybaldos St. Das Fasziendistorsionsmodell (FDM). Die Tybaldos-Methode. 3. Auflage. European FDM Association; 2012.
Wick D. Biomechanik im Sport. 3. Auflage. Spitta: 2009.
Zenz M, Jurna L. Lehrbuch der Schmerztherapie. 2. Auflage. Waag; 2001.
Zimmerer R. Szenische Emotionszentrierte Stimmtherapie. Edition Sirus; 2010.

ZEITSCHRIFTENARTIKEL

[Position Paper for the State of the Art Application of Respiratory Support in Patients with COVID-19 – German Respiratory Society]. Pneumologie 2020; 74 (6): 337–357
Br J Sports Med. 2015 Apr; 49(7):441-7. doi: 10.1136/bjsports-2014-094538. Epub 2015 Jan 28

Edwards DA, Man JC, Brand P et al. Inhaling to mitigate exhaled bioaerosols. Proc Natl Acad Sci USA 2004; 101 (50): 17 383–17 388.

Fiegel J, Clarke R, Edwards DA. Airborne Infectious Disease and the Suppression of Pulmonary Bioaerosols. Drug Discovery Today. Jan 2006; (1–2): 51–57. https://doi.org/10.1016/S1359-6446(05)03687-1.

Gmünder Ersatzkasse. Die GEK-Nasendusche. Forschungsergebnisse zu ihrer physiologischen Wirkung und zu ihrer gesundheitsökonomischen Bewertung (GEK-Edition; Bd. XXVII). GEK, Gmünder Ersatzkasse, Hrsg. Sankt Augustin: Asgard-Verl. Hippe; 2003

Lunardi AC1, Marques da Silva CC, Rodrigues Mendes FA, Marques AP, Stelmach R, Fernandes Carvalho CR. Effects of aerobic training combined with respiratory muscle stretching on the functional exercise capacity and thoracoabdominal kinematics in patients with COPD: a randomized and controlled trial. Int.J.Chron.Obstruct.Pulmon Dis. 2016 Oct 288; 11:2691-2700.

Merskey H et al. (1979) Die Definition von Schmerz. International Association for the Study of Pain. Journals.lww.com (2018).

Niemann D. Risk of upper respiratory tract infections in athletes: An epidemiologic and immunologic perspective. Journal of Athletic Training 1997; Okt-Dez 32(4):344-349.

Scheuch G. Breathing Is enough: For the spread of influenza virus and SARS-CoV-2 by breathing only. Journal of Aerosol Medicine and Pulmonary Drug Delivery.2020;33(4): 1-5., Mary Ann Liebert, Inc.; doi: 10.1089/jamp.2020.1616.

Schmidt T, Bitzer EM, Dörning H et al. Tägliches Nasespülen mit isotonischer Kochsalzlösung – eine einfache und angenehme Strategie zur Gesunderhaltung der Atemwege für jedermann. Ergebnisse einer randomisierten kontrollierten Crossover-Studie. Physikalische Medizin, Rehabilitationsmedizin. Kurortmedizin 2006; (16): A78. doi:10.1055/s-2006-954380.

Schmidt T, Bitzer EM, Dörning H et al. Tägliches Nasespülen reduziert Atemwegsbeschwerden – eine randomisierte Crossover-Studie. Gesundheitswesen. 2004; 66–124. doi: 10.1055/s-2004-833862.

Schumacher B. Chronische Rhinosinusitis: Spülen ja, Dampf nein. HNO Nachrichten 2016; (46):18.

Talasz H, Kremser Ch, Kofler M, Kalchschmid E, Lechleitner M, Rudisch A. Proof of concept: differential effects of Valsalva and straining maneuvers on the pelvic floor. Eur J Obstet Gynecol Reprod Biol. 2012 Oct,164(2).227-33. doi: 10.1016/j.ejogrb.2012.06.019. Epub 2012 Jul 5. (Diaphragma: Beckenboden).

Wolfarth B, Schneider C, Eder K, Spahl O. Sportmedizinische Betreuung bei den Olympischen Winterspielen 2014. Leistungssport 2014; 44 (4): 20–24.

Wolfahrt B, Wuestenfeld JC, Kindermann W. Ergogenic effects of inhaled β_2-agonists in non-asthmatic athletes. Endocrinol.Metab.Clin.N.Am 39 (2020):75-87.

LEITLINIEN UND POSITIONSPAPIERE

Deutsche Gesellschaft für Allgemeinmedizin und Familienmedizin e.V.: https://www.awmf.org/uploads/tx_szleitlinien/053-0131_S3_akuter-und-chronischer-Husten_2021-06pdf

Deutsche Gesellschaft für Hals-Nasen-Ohren-Heilkunde, Kopf- und Hals-Chirurgie e. V. (DGHNO-KHC), Deutsche Gesellschaft für Allgemeinmedizin und Familienmedizin (DEGAM), Berlin. Rhinosinusitis. S2k-Leitlinie (Langfassung). AWMF-Register-Nr. 017/049 und 053–012: https://www.awmf.org/uploads/tx_szleitlinien/017-049_und_053-012l_S2k_Rhinosinusitis_2019-04.pdf; Stand: 26.8.2020.

Deutsche Gesellschaft für Hals-Nasen-Ohren-Heilkunde. Rhinosinusitis Leitlinien: https://www.awmf.org/uploads/tx_szleitlinien/017-049_und_053-012l_S2k_Rhinosinusitis_2019-04.pdf

Deutsche Gesellschaft für Pneumologie. Positionspapier zur praktischen Umsetzung der apparativen Differenzialtherapie der akuten respiratorischen Insuffizienz bei Covid-19: https://www.thieme-connect.com/products/ejournals/pdf/10.1055/a-1157-9976.pdf

Husten Leitlinien: http://www.medical-tribune.de/fileadmin/PDF/Leitlinie_Husten.pdf

Koop H, Fuchs KH, Labenz J, Lynen Jansen P, Messmann H, Mielke S, Schepp W, Wenzel T. Refluxkrankheiten Leitlinien: http://www.awmf.org/uploads/tx_szleitlinien/021-013l_S2k_Refluxkrankheit_2014-05-abgelaufen

Leitlinie S2 zu Covid-19: https://www.awmf.org/uploads/tx_szleitlinien/080-008l_S2k_SARS-CoV-2_COVID-19_und__Früh-Rehabilitation_2020-11.pdf

Pfeifer M, Ewig S, Voshaar T et al. Positionspapier zur praktischen Umsetzung der apparativen Differenzialtherapie der akuten respiratorischen Insuffizienz bei COVID-19. Pneumologie 2020; 74 (6): 337–357.

INTERNETQUELLEN

Banez G, Culbert T. An integrative approach to Vocal Cord Dysfunction: https://search.proquest.com/openview/677bcc6f0e33b9ddd5899bd529b043b8/1?pq-origsite=gscholar&cbl=39806

Deutsche Lungenstiftung e. V. Einfaches Inhalieren kann Tröpfcheninfektion effektiv eindammen: https://www.lungenaerzte-im-netz.de/news-archiv/meldung/article/einfaches-inhalieren-kann-troepfcheninfektion-effektiv-ein daemmen/; Stand: 26.8.2020.

Fuchs H. Coronavirus: Die sieben unterschiedlichen Symptomgruppen: https://www.dw.com/de/coronavirus-die-sieben-unterschiedlichen-symptomgruppen/a-55482630

Kapreli E, Vourazanis E, Billis E, Oldham JA, Strimpakos N. Atemwegserkrankungen und chronischer Nackenschmerz. http://www.ncbi.nlm.nih.gov/pubmed/19187335?dopt=Abstract

Lednicky JA et. al. Viable SARS-CoV-2 in the air of a hospital room with COVID 19 patients. Preprint August 2020. https://doi.org/10.1101/2020.08.03.20167395

Lunardi AC, Marques da Silva CC, Mendes FAR, Marques AP, Stelmach R, Carvalho CRF. Musculoskeletal dysfunction and pain in adults with asthma. http://www.ncbi.nlm.nih.gov/pubmed/21189115?dopt=Abstract

NewshamK, Klaben B, Miller V, Saunders J. Paradoxical Vocal-Cord Dysfunction: Management in athletes: http://www.ncbi.nlm.nih.gov/pmc/articles/PMC164364/pdf/attr_37_03_0325.pdf

Plümer H. Die tägliche Nasenspülung mit physiologischer Kochsalzlösung zur Vorbeugung von Erkältungskrankheiten bei Bundeswehrrekruten: http://www.nasespuelen.de/pdf/dissertation_herbert_ pluemer.pdf; Stand: 7.10.2020.

Return to Sport nach Covid: https://physiotherapeuten.de/artikel/leitfaden-fuer-athleten-zum-return-to-sport-nach-covid-19-infektion/©rme/aerzteblatt.de

RKI. Saisonbericht Influenza. https://influenza.rki.de/Saisonberichte

Robert Koch Institut. Epidemiologischer Steckbrief zu SARS-CoV-2 und COVID-19, Stand 14.7.2021: https://www.rki.de/DE/Content/InfAZ/N/Neuartiges_Coronavirus/Steckbrief.html#doc13776792bodyText1

Robert Koch Institut. Mögliche Maßnahmen zum Ressourcen-schonenden Einsatz von Mund-Nasen-Schutz (MNS) und FFP-Masken in Einrichtungen des Gesundheitswesens bei Lieferengpässen im Zusammenhang mit der neuartigen Coronavirus-Erkrankung COVID-19: https://www.rki.de/DE/Content/InfAZ/N/Neuartiges_Coronavirus/Ressourcen_schonen_Masken.pdf?__blob= publicationFile; Stand: 26.8.2020

Robert Koch Institut. Ressourcen schonen, Masken: https://www.rki.de/DE/Content/InfAZ/N/Neuartiges_Coronavirus/Ressourcen_schonen_Masken.pdf?__blob=publicationFile

Rudnick SN, Milton DK. Risk of indoor airborne infection transmission estimated from carbon dioxide concentrations: https://pubmed.ncbi.nlm.nih.gov/12950586/

SARS-CoV-2: Wie lange das Virus in der Luft und auf Oberflächen nachweisbar bleibt: https://www. aerzteblatt.de/nachrichten/111039/SARS-CoV-2-Wie-lange- das-Virus-in-der-Luft-und-auf-Oberflaechen-nachweisbar- bleibt; Stand: 26.8.2020

Schmidt Th, Bitzer EM, Dörning H, Lüpsen H, Schwartz FW, Robra BP. Tägliches Nasespülen reduziert Atemwegsbeschwerden: https://www.thieme-connect.com/products/ejournals/abstract/10.1055/s-2004-833862

Stiftung Nationale Anti Doping Agentur Deutschland, Bonn (Hrsg.) (2020) Nationaler Anti-Doping Code 2021. https://www.nada.de/fileadmin/user_upload/nada/Recht/Regelwerke/2021_NADC21.pdf, Zugriff: 19.10.2021

Stiftung Nationale Anti Doping Agentur Deutschland, Bonn (Hrsg.) (2020) Verbotsliste 2021. https://www.nada.de/fileadmin/4-Medizin/201214_Informatorische_Uebersetzung__Verbotsliste_2021.pdf. Zugriff 19.10.2021.

Stiftung Nationale Anti Doping Agentur Deutschland, Bonn (Hrsg.) (2021) Standard für Medizinische Ausnahmegenehmigungen Version 7.0, 1. Januar 2021.https://www.nada.de/fileadmin/user_upöoad/nada/Downloads/Regelwerke/20201229_SfMA21.pdf. Zugriff: 19.10.2021

Vostatek P, Novak D, Rychnovsky T, Rychnovska S. Diaphragma postural function analysis using magnetic resonance imaging. PLoS One. 2013;8(3):e56724. doi: 10.1371/journal.pone.0056724. Epub 2013 Mar 14. (LWS: Diaphragma)

Wie lange das Virus in der Luft und auf Oberflächen nachweisbar bleibt: https://www.aerzteblatt.de/nachrichten/111039/SARS-CoV-2-Wie-lange-das-Virus-in-der-Luft-und-auf-Oberflaechen-nachweisbar-bleibt

Wirth B, Amstalden M, Boutellier U, Humphreys BK. Respiratory dysfunction in patients with chronic neck pain – Influence of thoracic spine and chest mobility: https://pubmed.ncbi.nlm.nih.gov/24835338/

Wolfarth B, Schneider Ch, Eder K, Spahl O. Sportmedizinische Betreuung bei den Olympischen Winterspielen 2014: https://de.surgical-tribune.com/news/sportmedizinische-betreuung-bei-den-olympischen-winterspielen-2014/)

World Anti-Doping Agency, Montreal /Canada (Hrsg.) (2021) International Standard Prohibited List 2022. https://www.wada-ama-org/sites/default/files/resources/files/2022list_final_en.pdf. Zugriff: 19.10,2021.

World Anti-Doping Agency. Montreal /Canada (Hrsg.) (2020). International Standard Prohibited List 2021. https://www.wada-ama.org/en/resources/science-medicine/prohibited-list-documents. Zugriff: 19.10.2021.

World Anti-Doping Agency. Montreal /Canada (Hrsg.) (2020). World Anti-Doping Code. https://www.wada-ama.org/sites/default/files/resources/files/2021_wada_code.pdf. Zugriff: 19.10.2021

QUELLEN ZUM KAPITEL 7.6 STRESS

Achtzehn S, Broich H, Mester, J. Hochleistungs- und Spitzensport. In: Luppa, Peter B, Junker R (Hrsg.): POCT – Patientennahe Labordiagnostik. 3. Aufl. Berlin: Springer; 2017.

Alvarez-Curto E, Milligan G. Metabolism meets immunity: The role of free fatty acid receptors in the immune system. Biochemical Pharmacology 2016, 114: 3–13.

Bishop N C, Gleeson M. Acute and chronic effects of exercise on markers of mucosal immunity. Frontiers in Bioscience: A Journal and Virtual Library 2009, 14:4444–56.

Born D P, Faiss R, Willis S J, Strahler J, Millet G P, Holmberg HC, Sperlich B. Circadian variation of salivary immunoglobin A, alpha-amylase activity and mood in response to repeated double-poling sprints in hypoxia. European journal of applied physiology 2016; 116 (1):1–10.

Brown KA, Dewoolkar AV, Baker N, Dodich C. The female athlete triad: Special considerations for adolescent female athletes. Translational Pediatrics 2017, 6(3):144–149.

Brown DJ, Fletcher D. Effects of psychological and psychosocial interventions on sport performance: A meta-analysis. Sports Medicine 2017; 47(1): 77–99.

Chrousos GP. Stress and disorders of the stress system. Nature Reviews. Endocrinology 2009; 5(7): 374–81.

Clark A, Mach N. Exercise-induced stress behavior, gut-microbiota-brain axis and diet: A systematic review for athletes. Journal of the International Society of Sports Nutrition 2016; 13: 43.

Cook C J, Crewther BT. The effects of different pre-game motivational interventions on athletes' free hormonal state and subsequent performance in professional rugby union matches. Physiology & Behavior 2012; 106: 683–688.

Dhabhar FS. Effects of stress on immune function: The good, the bad, and the beautiful. Immunologic Research 2014; 58(2–3):193–210.

Elenkov I. J. (2008). Neurohormonal-cytokine interactions: Implications for inflammation, common human diseases and well-being. Neurochemistry International, 52(1–2): 40–51.

Elenkov I J, Wilder R L, Chrousos G P, Vizi ES. (2000). The sympathetic nervean integrative interface between two supersystems: The brain and the immune system. Pharmacological Reviews 2000; 52(4): 595.

Filaire E, Alix D, Ferrand C, Verger M. Psychophysiological stress in tennis players during the first single match of a tournament. Psychoneuroendocrinology 2009; 34(1): 150–157.

Filaire E, Maso F, Sagnol M, Ferrand C, Lac G. (2001). Anxiety, hormonal responses, and coping during a judo competition. Aggressive Behavior 2001; 27(1): 55–63.

Francavilla VC, Vitale F, Marcello Ciaccio M, Bongiovanni T, Marotta C, Caldarella R, Todaro L,

Zarcone M, Muratore R, Bellia C, Francavilla G, Mazzucco W (2018). Use of Saliva in Alternative to Serum

Sampling to Monitor Biomarkers Modifications in Professional Soccer Players. Frontiers in Physiology 2018; (9): 1828

Gaab J, Rohleder N, Nater UM, Ehlert U. Psychological determinants of the cortisol stress response: The role of anticipatory cognitive appraisal. Psychoneuroendocrinology 2005; 30(6): 599–610.

Giacomello G, Scholten A, Parr MK. Current methods for stress marker detection in saliva. Journal of pharmaceutical and biomedical analysis 2020; 191:113604.

Gleeson, M. Immune system adaptation in elite athletes. Current Opinion in Clinical Nutrition & Metabolic Care 2006b; 9(6): 659.

Gomes RV, Moreira A, Lodo L, Nosaka K, Coutts A J, Aoki MS. Monitoring training loads, stress, immune-endocrine responses and performance in tennis players. Biology of sport 2013; 30 (3): 173–180.

Hanton S, Fletcher D, Coughlan G. Stress in elite sport performers: A comparative study of competitive and organizational stressors. Journal of sports sciences 2005; 23(10): 1129–1141

Hellard P, Avalos M, Guimaraes F, Toussaint JF, Pyne DB. Training-related risk of common illnesses in elite swimmers over a 4-yr period. Med Sci Sports Exerc. 2015 Apr; 47(4):698–707. doi: 10.1249/MSS.0000000000000461. PMID: 25100341.

Hill EE, Zack E, Battaglini C, Viru M, Viru A, Hackney AC. Exercise and circulating cortisol levels: The intensity threshold effect. Journal of Endocrinological Investigation 2008; 31(7): 587–91.

Kirschbaum C, Hellhammer DH. Salivary cortisol. In: G. Fink (Ed.), Encyclopedia of Stress 2000 (3): 379–383.

Lagranha CJ, Levada-Pires AC, Sellitti DF, Procopio J, Curi R, Pithon-Curi TC. The effect of glutamine supplementation and physical exercise on neutrophil function. Amino Acids 2008; 34(3): 337–46.

Lautenbach F. A laboratory study on attentional bias as an underlying mechanism affecting the link between cortisol and performance, leading to a discussion on the nature of the stressor (artificial vs. psychosocial), Physiology & Behavior 2027; 175: 9–15.

Lautenbach F, Laborde S, Achtzehn S, Raab M. Preliminary evidence of salivary cortisol predicting performance in a controlled setting, Psychoneuroendocrinology 2014; 42: 218–224.

Lautenbach F, Laborde S. The influence of hormonal stress on performance. In: Raab M, Lobinger BS, Hoffmann A, Pizzera, Labode S (Eds). Performance Psychology–Perception, Action, Cognition and Emotion (pp. 315–328) Amsterdam, Netherlands: Academic Press Elsevier; 2016.

Lautenbach F, Laborde S, Mesagno C, Lobinger B H, Achtzehn S, Arimond F. Non-automated pre-performance routine in tennis – An intervention study. Journal of Applied Sport Psychology 2015; 27: 123–131.

Leis O, LautenbachF. Psychological and physiological stress in noncompetitive and competitive esport settings: A systematic review. Psychology of Sport and Exercise 2020; 51:101738

Lazarus RS. How emotions influence performance in competitive sports. The Sport Psychologist 2000; 14: 229–252.

Lohmann-Haislah A. Stressreport Deutschland. Psychische Anforderungen, Ressourcen und Befinden. Dortmund/Berlin/Dresden; 2012.

Lowe A, Spielmann G, Reed I, Marucci J, Mullenix S, Lind E, Johannsen N, Harris M. Sampling Salivary Cortisol from the Sidelines: Considerations for Applied Athletic Research. 1 Oliver's Yard, 55 City Road, London EC1Y 1SP United Kingdom: SAGE Publications Ltd.; 2020

MacKinnon LT. Overtraining effects on immunity and performance in athletes. Immunology and Cell Biology 2000; 78(5): 502–509.

Mariscal G, Vera P, Platero JL, Bodí F, La Rubia Ortí JE de, Barrios C. Changes in different salivary biomarkers related to physiologic stress in elite handball players: the case of females. Scientific reports 2019; 9:19554.

McEwen BS. (2000). The neurobiology of stress: From serendipity to clinical relevance. Brain Research 2000, 886(1–2). 172–189.

Meeusen R, Duclos M, Foster C, Fry A, Gleeson M, Nieman D, Urhausen A. (2013). Prevention, diagnosis, and treatment of the overtraining syndrome: Joint consensus statement of the european college of sport science and the american college of sports medicine. Medicine and Science in Sports and Exercise 2013; 45(1): 186–205.

Moreira A, Delgado L, Carlsen K H. Exercise-induced asthma: Why is it so frequent in olympic athletes? Expert Review of Respiratory Medicine 2011; 5(1): 1–3. doi:10.1586/ers.10.88

Gleeson M. Immune system adaptation in elite athletes. Current Opinion in Clinical Nutrition and Metabolic Care 2006a; 9(6): 659–65.

Moreira A, Delgado L, Moreira P, Haahtela T. Does exercise increase the risk of upper respiratory tract infections? British Medical Bulletin 2009; 90: 111–31.

Nielsen S,Pedersen BK. Skeletal muscle as an immunogenic organ. Current Opinion in Pharmacology 2008; 8(3): 346–51.

Nieman DC. Marathon training and immune function. Sports Med. 2007; 37(4–5):412–5. doi: 10.2165/00007256-200737040-00036. PMID: 17465622.

Nieman DC. Upper respiratory tract infections and exercise. Thorax 1995; 50(12): 1229.

Nieman DC. (2012). Marathon training and immune function. Sports Medicine 2012; (Auckland, N.Z.), 37(4–5), 412–415.

Novas AMP, Rowbottom DG, Jenkins DG. Tennis, incidence of URTI and salivary iga. International Journal of Sports Medicine 2003; 24(03): 223–229.

Orysiak J, Witek K, Zembron-Lacny A, Morawin B, Malczewska-Lenczowska J, Sitkowski D. Mucosal immunity and upper respiratory tract infections during a 24-week competitive season in young ice hockey players. Journal of Sports Sciences 2017; 35(13): 1255–1263.

Panossian A. Understanding adaptogenic activity: Specificity of the pharmacological action of adaptogens and other phytochemicals. Annals of the New York Academy of Sciences 2017; 1401(1): 49–64.

Papacosta E, Nassis GP. Saliva as a tool for monitoring steroid, peptide and immune markers in sport and exercise science. Journal of science and medicine in sport 2011; 14 (5): 424–434.

Pero R de, Minganti C, Cibelli G, Cortis C, Piacentini MF. The Stress of Competing: Cortisol and Amylase Response to Training and Competition. Journal of Functional Morphology and Kinesiology 2021; 6.

Raison. When not enough is too much: The role of insufficient glucocorticoid signaling in the pathophysiology of stress-related disorders. American Journal of Psychiatry 2003; 160: 1554–1565.

Salgado-Delgado R, Tapia Osorio A, Saderi N, Escobar C. Disruption of circadian rhythms: A crucial factor in the etiology of depression. Depression Research and Treatment 2011; 839743.

Salvador A, Costa R. Coping with competition: neuroendocrine responses and cognitive variables. Neuroscience & Biobehavioral Reviews 2009; 33(2): 160–170.

Sapolsky RM, Romero LM, Munck AU. How do glucocorticoids influence stress responses? Integrating permissive, suppressive, stimulatory, and preparative actions. Endocrine Reviews 2000; 21(1): 55–89.

Sartori SB, Whittle N, Hetzenauer A, Singewald N. Magnesium deficiency induces anxiety and HPA axis dysregulation: Modulation by therapeutic drug treatment. Neuropharmacology 2012; 62(1): 304–12.

Selye H. (1975). Confusion and controversy in the stress field. Journal of Human Stress 1975; 1: 37–44.

Serefko A, Szopa A, Wlaź P, Nowak G, Radziwoń-Zaleska M, Skalski M, Poleszak E. Magnesium in depression. Pharmacological Reports: PR 2013; 65(3): 547–54.

Silverman MN, Sternberg EM. Glucocorticoid regulation of inflammation and its functional correlates: From HPA axis to glucocorticoid receptor dysfunction. Annals of the New York Academy of Sciences 2012; 1261: 55–63.

Strahler J. Cortisol. In: Ehrlenspiel F, Strahler K (Eds.), Psychoneuroendocrinology of sport and exercise: Foundations, markers, trends 2012; 112–138.

Strasser B, Geiger D, Schauer M, Gostner JM, Gatterer H, Burtscher M, Fuchs D. Probiotic supplements beneficially affect tryptophan-kynurenine metabolism and reduce the incidence of upper respiratory tract infections in trained athletes: A randomized, double-blinded, placebo-controlled trial. Nutrients 2016; 8(11).

Straub RH. Insulin resistance, selfish brain, and selfish immune system: An evolutionarily positively selected program used in chronic inflammatory diseases. Arthritis Research & Therapy 2014; 16 Suppl 2: 4.

van Paridon KN, Timmis MA, Nevison CM, Bristow M. The anticipatory stress response to sport competition: A systematic review with meta-analysis of cortisol reactivity. BMJ Open Sport & Exercise Medicine 2017; 3(1); e000261.

Walsh NP, Oliver SJ Exercise, immune function and respiratory infection: An update on the influence of training and environmental stress. Immunology and Cell Biology 2016; 94(2): 132–139.

West NP, Pyne DB, Kyd JM, Renshaw GM, Fricker PA, Cripps AW. The effect of exercise on innate mucosal immunity. British Journal of Sports Medicine 2010; 44(4): 227–31.

West NP, Pyne DB, Peake JM, Cripps AW. (2009). Probiotics, immunity and exercise: A review. Exercise Immunology Review 2009; 15: 107–26.

Zhang MJ, Spite M. Resolvins: Anti-inflammatory and proresolving mediators derived from omega-3 polyunsaturated fatty acids. Annual Review of Nutrition 2012; 32: 203–27.

Register